住院患者血糖管理

Blood Glucose Management of Inpatients

U0284248

主　编 高　鑫　刘　军

编　者 （以姓氏笔画为序）

卞　华（复旦大学附属中山医院）

刘　军（复旦大学附属上海市第五人民医院）

刘　琳（复旦大学附属中山医院）

孙田歌（复旦大学附属上海市第五人民医院）

李晓牧（复旦大学附属中山医院）

杨孟雪（复旦大学附属上海市第五人民医院）

吴跃跃（复旦大学附属上海市第五人民医院）

查兵兵（复旦大学附属上海市第五人民医院）

钟　鸣（复旦大学附属中山医院）

凌　雁（复旦大学附属中山医院）

高　鑫（复旦大学附属中山医院）

黄新梅（复旦大学附属上海市第五人民医院）

黄慧群（复旦大学附属中山医院）

臧淑妃（复旦大学附属上海市第五人民医院）

颜红梅（复旦大学附属中山医院）

秘　书 刘　琳

人民卫生出版社

·北　京·

图书在版编目（CIP）数据

住院患者血糖管理 / 高鑫，刘军主编. — 北京：
人民卫生出版社，2023.1（2023.6 重印）

ISBN 978-7-117-33734-2

Ⅰ.①住… Ⅱ.①高… ②刘… Ⅲ.①住院病人 – 高
血糖病 – 防治 Ⅳ.①R587.1

中国版本图书馆 CIP 数据核字（2022）第 188792 号

人卫智网	www.ipmph.com	医学教育、学术、考试、健康， 购书智慧智能综合服务平台
人卫官网	www.pmph.com	人卫官方资讯发布平台

住院患者血糖管理
Zhuyuan Huanzhe Xuetang Guanli

主 编：高 鑫 刘 军
出版发行：人民卫生出版社（中继线 010-59780011）
地 址：北京市朝阳区潘家园南里 19 号
邮 编：100021
E - mail：pmph @ pmph.com
购书热线：010-59787592 010-59787584 010-65264830
印 刷：北京盛通印刷股份有限公司
经 销：新华书店
开 本：787×1092 1/16 印张：12 插页：2
字 数：247 千字
版 次：2023 年 1 月第 1 版
印 次：2023 年 6 月第 2 次印刷
标准书号：ISBN 978-7-117-33734-2
定 价：72.00 元
打击盗版举报电话：010-59787491 E-mail：WQ @ pmph.com
质量问题联系电话：010-59787234 E-mail：zhiliang @ pmph.com
数字融合服务电话：4001118166 E-mail：zengzhi @ pmph.com

主编简介

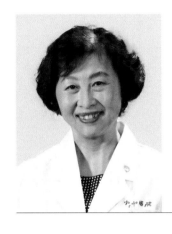

高 鑫

复旦大学附属中山医院内分泌科主任医师，教授，博士研究生导师

复旦大学慢性代谢性疾病研究所所长

中国女医师协会糖尿病专业委员会副主任委员

中国健康管理协会糖尿病防治与管理专业委员会副主任委员

复旦大学附属中山医院内分泌科前任主任

复旦大学附属中山医院前任副院长

中华医学会内分泌学分会第八届至第十届常务委员

中国医师协会内分泌代谢科医师分会第一届至第四届副会长

中华医学会内分泌学分会肝病与代谢学组前任组长

上海市医学会内分泌专科分会前任主任委员

研究方向：内分泌代谢、肥胖、糖尿病、脂肪肝临床与基础研究

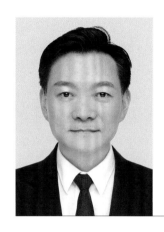

刘 军

复旦大学附属上海市第五人民医院副院长，主任医师，教授，硕士研究生导师

上海市内分泌重点专科负责人

上海市闵行领军人才

上海市闵行区学科带头人

上海市医学会糖尿病专科分会委员

中国卫生信息与健康医疗大数据学会糖尿病专业委员会常委

序言

随着我国成人糖尿病患病率的升高，综合医院住院患者中血糖异常比例明显增高，由于这些患者分布在各个科室，如果诊疗不当或未及时处理可导致围手术期感染和各种并发症增加，从而使住院天数延长、死亡风险增加等，直接影响医疗质量以及患者的康复。

住院患者病情复杂、治疗程序多变、非内分泌科医护人员血糖管理能力不足是全院血糖管理的难点，传统的内分泌科会诊模式远远不能满足大型综合医院住院患者血糖管理的需求。因此，必须建立跨学科、跨专业、全覆盖的住院患者血糖管理模式。高鑫教授带领的团队在 2016 年成立全院血糖管理小组，由医务处牵头形成以内分泌科、外科、护理部、营养科、检验科、信息科、设备科等相关科室组成的多学科团队，形成院内互联网系统管理模式，也称为中心化的管理模式。这一模式在复旦大学附属上海市第五人民医院得以复制并延伸至社区糖尿病管理。

我有幸审阅了高鑫教授主编的《住院患者血糖管理》一书，这是我国第一部关于全院血糖管理的专著，本书尤其强调了建立全院血糖管理模式是医院医疗质量管理的重要组成部分，提出综合医院院内基于互联网的中心化血糖管理应与医院医疗质控结合，提升全院血糖管理水平，并由院内管理向院外管理延伸，为实现全生命周期健康管理的目标提供了宝贵经验和典型案例。

全院血糖管理模式在我国部分医院已有开展，但普及程度远远不够，实施质量还有很大的提升空间。毋庸置疑，《住院患者血糖管理》一书面世后，将会推动更多的医院加入这一管理行列中，从而不断探索、完善、再创新，终将形成具有我国管理特色的综合医院院内 - 院外血糖管理新体系。

贾伟平

上海交通大学医学院附属第六人民医院

2022 年 10 月

前言

近年来，我国糖尿病的患病率显著上升，在 1980 年，糖尿病在我国人口中的患病率不到 1%。在随后的 1994 年和 2000—2001 年的全国调查中，糖尿病患病率分别为 2.5% 和 5.5%。2007 年的全国调查显示，中国糖尿病患病率为 9.7%，2010 年我国成年人糖尿病患病率为 11.6%，糖尿病前期患病率为 50.1%。这些数据表明糖尿病作为一个公共卫生问题在中国的重要性。糖尿病患者的数量，无论是确诊的，还是尚未确诊的，每年都在增加，因此住院的糖尿病患者数量也在增加。在 60 岁及以上的人群中，糖尿病的患病率估计超过 30%。由于这个年龄段的患者占住院患者数量的很大一部分，保守估计，在综合医院所有住院患者中有 25%～30% 患有糖尿病或糖代谢异常。

随着近 20 年来我国医疗卫生事业的发展，综合医院的规模逐步扩大，全国三级综合医院达到近 700 所，每家医院床位数均在 1 000 张以上，甚至出现 5 000 张床位以上的超大规模综合医院，每日有 25%～30% 的糖尿病或糖代谢异常患者分布在医院非内分泌科的各个科室。仅有很小比例的糖尿病患者可能会因糖尿病的急性或慢性并发症入院治疗，但大多数情况下，他们会因为冠心病、脑血管疾病，更多因为外科问题住院治疗。糖尿病或高血糖往往是这些患者的伴发疾病，如果不能早期识别和良好控制，将导致原发疾病的恶化和手术预后不良。此外，糖尿病前期或未确诊的患者在入院或住院期间经常出现高血糖，增加了其医疗或外科问题的复杂性，是术后并发症、院内感染、住院天数延长的重要原因之一。除了院内高血糖的识别与处理，院内任何病房、任何时间发生的低血糖同样带来了严重的不良结局。因此，管理血糖，包括对高血糖与低血糖的监测、预警、处理、评估和反馈等重要环节。

随着糖尿病与糖尿病前期患病率的升高、相关低血糖发生率的升高以及医院规模的扩大，住院患者中血糖异常的比例大大增高，然而住院天数却进一步缩短，这使得传统的内分泌科会诊模式远远不能满足临床需求，推进全院血糖管理成为当今医院发展中提升医疗质量的必然模式。

2013 年中华医学会内分泌学分会发表了《中国成人住院患者高血糖管理目标专家共识》，2017 年中国医师协会内分泌代谢科医师分会等发表了《中国住院患者血糖管理专家共识》。我国各级综合医院在全院血糖管理的理念、人才和设备方面存在很大差异，目前仅有少数医院实施了全院血糖管理模式并积累了较好的经验。为了推进这一模式的普及和提高，我们编写了《住院患者血糖管理》一书，希望能在国内外住院患者血糖管理指南和共识的基础上，结合我国综合医院特点，强调院内血糖管理是医疗质量改进的重要部分，形成由医疗质量管理为基础的多学科合作团队，推进医疗安全和质量方面的培训、实践和研究。通过逐步建立全国综合医院住院患者血糖管理模式，形成标准化数据库，总结我国院内血糖管理的循证依据，完善我国院内血糖管理的方案，最终达到减少住院患者血糖异常导致不良结局的目的。

在本书的编写过程中，得到了复旦大学附属中山医院和复旦大学附属上海市第五人民医院内分泌科、外科、检验科、信息科、营养科等相关科室专家的大力支持，在此向各位编者致以诚挚的谢意。同时也希望各位同行和读者批评指正，以便今后再版时修正。

高 鑫

复旦大学附属中山医院

2022 年 10 月

目录

第一章

住院患者血糖
管理概论

BLOOD GLUCOSE
MANAGEMENT
OF INPATIENTS

第一节　综合医院内血糖管理

近几十年来，我国糖尿病的患病率显著上升，保守估计在综合医院所有住院患者中有25%～30%患有糖尿病或糖代谢异常。如果不能早期识别住院患者的血糖异常，将导致原发疾病的恶化和预后不良。糖尿病或高血糖患者住院期间可能进入外科准备择期手术，或者进入重症监护病房（intensive care unit，ICU）进行紧急手术或对原发疾病进行紧急处理。许多患者需要小剂量静脉胰岛素输注、类固醇激素治疗或肠内/肠外营养支持，这部分患者的低血糖风险将大大增加，需要对其血糖水平进行严密监测，不仅要将较高的血糖水平控制在合理范围，而且需要早期预警低血糖的发生并及时处理。随着肿瘤免疫治疗的开展，免疫检查点抑制剂（immune checkpoint inhibitor，ICPi）的应用取得了很好的抗肿瘤效果，然而ICPi治疗的同时增加了患自身免疫内分泌疾病的风险（尤其是自身免疫性糖尿病及相关酮症酸中毒），增加肿瘤患者的死亡风险。医务人员对这一副作用认识不足，往往导致对患者诊断和治疗的延迟。建议正在使用ICPi治疗的肿瘤患者，应该重点监测和评估血糖变化。非内分泌科住院患者，无论是否已诊断为糖尿病、既往是否有糖尿病病史，都应该全面采集有关糖尿病的病史和目前的用药情况，实施住院期间全程血糖监测，并且正确及时地处理高血糖和低血糖。掌握这些知识和技能，对于非内分泌科医护人员是个很大的挑战，但这也是实施院内血糖管理的重要环节。

良好的血糖管理对患者在住院期间的医疗安全十分重要，因此，院内血糖管理水平也代表了医院医疗质量管理水平。住院患者发生的高血糖和低血糖与住院期间不良结局密切相关。精细的住院患者血糖管理可以减少院内感染、降低手术并发症、防止原发疾病恶化、减少死亡风险、缩短住院天数、减少再住院。为了实现这一目标，应该在医院管理层面建立住院患者血糖管理制度和处理流程。

2006年，美国临床内分泌医师协会（AACE）和美国糖尿病协会（ADA）首次发表了改善住院糖尿病患者血糖管理的相关文件，并提出了成功实施医院范围内血糖控制的总体策略——以约翰·霍普金斯医院的经验为基础，提出医疗机构住院患者血糖管理的模式和程序。该模式包括建立血糖管理项目的核心原则，在项目实施基础上逐步发展和实施医院范围内血糖管理制度。该模式具有一定的灵活性，以满足不同医院的需要和环境。为保证项目顺利实施，会提供针对医护人员及相关人员的教育以及临床决策支持，以促进对项目的认同与推进。医院范围内血糖管理是一个质量持续改进的过程，这就要求实施过程中不断总结证据，确定实施过程的障碍，制订绩效衡量标准，然后进行教育、执行和评估，以确保所有糖尿病患者的医疗安全。

一、院内血糖管理的模式

我国综合医院开展院内血糖管理的工作刚刚起步，并没有硬性规定的统一模式。2017年由中国医师协会内分泌代谢科医师分会提出的《中国住院患者血糖管理专家共识》中推荐了三种管理模式。大部分综合医院采用第一种模式，即内分泌科专科医生会诊模式，如果非内分泌科住院患者发生高血糖或低血糖问题，往往通过内分泌科会诊解决。这种模式的优点是针对性强、专业性好，但是受到内分泌科人力不足的限制，会诊往往不及时。第二种模式是科室自我管理模式，即由患者所在科室的医护人员、健康教育工作者、营养师、患者等共同参与的血糖管理模式。这种模式的优点是患者能第一时间得到所在科室医护人员的指导及治疗，但是由于非内分泌科医护人员糖尿病知识的非专业性及患者健康教育不到位，非内分泌科住院患者血糖达标率较低，纠正高血糖或低血糖的时程较长，同样不能满足病房高速周转的需要。实际上，目前最理想的管理模式是依托互联网系统的中心化的院内血糖管理模式，即第三种模式。随着互联网技术的发展、医疗软件的开发利用、智能血糖监测设备的更新、医院信息系统的完善以及智能手机等移动终端的普及，基于互联网的系统管理模式正逐渐应用于住院患者的血糖管理，通过信息技术合理配置医疗资源，提高医疗资源的利用率。

二、中心化的院内血糖管理模式的基本要素

（一）成立院内血糖管理领导小组

院内血糖管理是一个管理方面的概念，不限于糖尿病专业知识。实现院内血糖管理涉及多科室、多病房，需要不同专业的医生、护士密切合作，需要检验科、信息科、设备科等部门的协调与支持。协调诸多部门的工作非一个临床科室可以承担。首先从组织形式上落实，从医院领导的层面成立院内血糖管理领导小组，医务处牵头协调各个部门的工作，发出指令性计划。这项工作是医疗安全的重要组成部分，应将其作为医疗质量控制的抓手。这一模式是在医院管理层面建立一个多学科血糖管理指导小组或院内血糖管理持续改进项目。项目的核心应该包括所有参与治疗高血糖住院患者的科室及医生、护士、药剂师、营养师，以及检验科、数据处理中心、信息化中心的相关人员。医院主要行政领导、医务处负责人、护理部主任共同担任负责人，以内分泌科医生为专业指导的行政领导小组是实现中心化的院内血糖管理模式的重要保证。中心化的院内血糖管理模式成功与否取决于机构的支持程度、所提供的财政和行政资源。不同病房和医疗单元患者的特点不同，应该成立各病房的血糖管理小组，并制订适合本医疗单元特点的诊疗护理常规。

（二）制订院内血糖管理的制度与流程

实现中心化的院内血糖管理模式需要制订统一的院内血糖管理内容与流程。建立院内血糖管理的医疗和护理标准应将确保患者的安全作为首要任务。在这个过程中，有必要采用结构化医嘱，同时制订该标准实施过程的质控标准、评估机制、改进流程，以不断达到"最佳方案"。我国院内血糖管理质控标准尚未建立，缺乏评估机制，随着近年来国家对医院建设投入的增加、大数据建设步伐的加快，结构化病史和护理记录正在被不断推进，实现院内血糖标准化管理指日可待。

结构化医疗和护理记录应包括：初始信息、诊疗护理记录、出院评估和指导三个方面。

1. 初始信息　最基本的信息应该包括：①是否有糖尿病病史；②糖尿病分型，如1型、2型、妊娠糖尿病、其他类型、是否有胰腺炎病史及胰腺手术史；③对有糖尿病病史的患者应记录本次住院前最近一次血糖记录（空腹或随机血糖）、糖化血红蛋白；④正在应用的降糖治疗方案，如口服药物治疗、胰岛素治疗；⑤正在服用或注射药物的名称、剂量、用法；⑥是否有低血糖病史；⑦评估糖尿病自我管理能力（自我监测血糖、如果经历过低血糖是否能自我处理等）。在医护人员书写的首次病程记录和首次护理记录中应该完整记录上述基础信息，需要注意的是，医生、护士记录的结构化病史的基本信息部分应该保持统一。

2. 诊疗护理记录　①糖尿病治疗方案；②血糖监测记录；③饮食医嘱，如总热量、营养成分比例；④饮食种类与进餐方式，如普通饮食、流质饮食、半流质饮食及是否采用肠外营养；⑤低血糖记录，如发生时间、血糖记录（便携式血糖仪测量结果或者静脉血糖）、症状与体征；⑥发生低血糖后的救治措施，如进餐、饮用含糖饮料及进餐量，是否静脉推注葡萄糖溶液（浓度、剂量）；⑦救治措施实施后症状、体征变化，复测血糖时间，低血糖纠正时间。

3. 出院评估和指导　①出院时前一天血糖记录；②正在应用的降糖方案，药品名称与剂量、用法；③出院后定期到内分泌科门诊随访，及时调整治疗方案。

（三）全院教育与培训

针对住院患者的血糖管理工作的开展，很大程度上依靠全院医护人员对住院患者血糖管理的认知水平和处理能力，开展全院的血糖管理培训是实现院内血糖管理的关键。很多伴随糖代谢异常的患者分布在不同科室，这就需要非内分泌科医护人员学习识别血糖异常的知识与技术，掌握基本的高血糖和低血糖预警、识别和处理方法。培训内容包括高血糖和低血糖的定义、监测方法、危急值警示、处理规范、处理文件的格式、书写规范、信息传递流程等专业知识。在医院血糖管理领导小组的领导下，内分泌科医生编写院内血糖管理培训教材（针对医生和护理人员编写不同的教材）并设计相应的课程，制订学习模块，定期举办糖尿病护理相关知识的培训课程，建立适合不同专业病房的血糖管理流程（如外科 ICU、器官移植病房、心脏外科病房等）。

（四）完善的医院信息系统

血糖监测设备和全院信息网络建设是重要的技术支撑。对于一家综合医院，住院患者的全面血糖管理并非易事。面对每天大量的新住院患者、已经住院患者可能的血糖变化的风险，如何及时发现这些患者的血糖异常、如何掌握患者血糖变化的规律、如何判断血糖的控制效果，这就需要有较为完善的院内血糖监测系统。医院生化检测报告的优点为静脉血糖测定是诊断的依据，但是不能满足及时检测、及时处理的需求；采用血糖仪进行床边血糖监测的方法相对来说提供了更多便利。床边血糖监测方法在我国已经有近 40 年的使用历史，拥有便携式血糖仪的患者越来越多，懂得自我血糖监测的人群在扩大。在大多数综合医院的内分泌科病房中，血糖仪的使用十分普遍，持续血糖监测技术也在逐渐普及。但是在非内分泌科病房，血糖仪的应用却不尽如人意，不能及时发现和处理异常血糖是医疗安全的极大隐患。如何在全院范围内进行血糖监测、如何及时发现检测结果的异常，这就需要足够的技术支撑。

完善的医院信息系统（hospital information system，HIS）是实现院内血糖管理的关键。目前，我国二级以上医院已经具备相对成熟的 HIS，保守估计正在建设院内血糖管理系统的综合医院已达到 300 家。便携式血糖仪正不断改进，结合智能手机的应用实现数据自动上传，这些使院内血糖监测和管理成为可能。数据上传之后，如何让医生和护士及时发现血糖危急值、如何及时处理、怎样处理，都是医院管理者面临的新问题。这就需要建立完善的监测和反馈系统，当任何一间病房的监测系统发现血糖异常的患者，可即刻测定血糖，并将结果自动上传至 HIS，通过预警设置使床位医生或会诊医生及时发现并及时处理。"监测 - 数据上传 - 危急值判断 - 医护工作站提醒装置 / 信号 - 医护处理 - 处理结果再上传 - 评估"，这是一个理想的闭环管理系统，想要达到理想状态，需要在"管理"二字上下功夫。实现住院患者高质量的血糖控制，"管理"是核心所在。

（五）定期评估与改进

将院内血糖管理作为医疗质量管理的一个重要组成部分，需要定期对院内血糖管理工作进行系统回顾、评估，及时发现不足和缺陷并提出进一步改进措施，通过评估可以获得许多有价值的信息和可以持续实施与推广的经验。

评估是使院内血糖管理项目顺利开展的重要手段。评估的目的是找出差距、分析原因、提出改进方法和措施，以达到院内血糖管理水平不断提升的目标。评估内容包括：医护人员血糖管理知识的评估，入院时糖尿病信息（病史中包括是否患糖尿病的记录），入院次日血糖信息与记录，血糖评估结果，对发生高血糖或低血糖的监测记录，以及处理方法、处理时间的记录；处理后再评估的时间和处理结果的记录、用药记录；出院时血糖评估，告知院内发生血糖异常或者门诊就医指导等。临床结局是评估该项目实施情况的重点考量指标，包括住院天数、院内感染率、住院死亡率、住院费用。

虽然我国的全院中心化血糖管理模式刚刚起步，但是随着院内血糖管理理念的更新，尤其是新技术的发展、人工智能技术的应用和大数据的收集和分析，可以预见，我国综合医院院内血糖管理的实施将会进入一个快速发展期，并且形成适合我国医院和患者特点的最佳模式。

（高　鑫）

▶ 参考文献 ◀

[1] American Diabetes Association.Diabetes care in the hospital： standards of medical care in diabetes-2020[J].Diabetes Care, 2020,43（Suppl 1）：S193-S202.

[2] 中国医师协会内分泌代谢科医师分会，中国住院患者血糖管理专家组.中国住院患者血糖管理专家共识[J]. 中华内分泌代谢杂志,2017,33（1）：1-10.

[3] ARNOLD P, SCHEURER D, DAKE A W, et al.Hospital guidelines for diabetes management and the joint commission-American Diabetes Association inpatient diabetes certification[J].Am J Med Sci, 2016,351（4）：333-341.

[4] DRINCIC A T, AKKIREDDY P, KNEZEVICH J T.Common models used for inpatient diabetes management[J].Curr Diab Rep, 2018, 18（3）：10.

第二节　院内高血糖诊断、分类标准及控制目标

一、住院患者高血糖定义

成人住院患者高血糖定义为任何时间静脉血糖值 > 7.8mmol/L（140mg/dL）。因本次住院的基础疾病不同，可以使已经诊断的糖尿病患者的血糖进一步升高，住院患者高血糖也可以发生在以前无糖尿病病史的患者以及其他在急性疾病期间出现应激性高血糖的患者

中。根据这一定义，有研究报告显示，32% ~ 38% 的社区医院患者、约 41% 的急性冠脉综合征患者、44% 的心力衰竭患者、约 80% 的心脏外科手术后患者经历了住院期间高血糖。在这些报告中，大约 1/3 的非 ICU 患者和大约 80% 的 ICU 患者在入院前没有糖尿病病史。

在住院患者中，高血糖与包括死亡在内的不良结局密切相关。因此，对住院糖尿病患者的精心管理可以直接和间接获益，包括减少院内感染率、降低手术并发症发生率、防止原发疾病恶化、减少死亡风险、缩短住院天数、减少再住院率。在住院后尽快明确即刻血糖状态，对住院期间患者的医疗安全十分重要，因此需要建立入院时血糖监测与处理流程。

二、如何识别和诊断住院患者的高血糖和糖尿病

在患者入院时，医生应该详细询问患者是否有糖尿病病史，记录在病历中并及时报告上级医生。此外，需要了解患者目前的治疗方案、用药种类、剂量，近期血糖控制水平，这些信息有利于分析患者血糖状况与本次住院疾病之间的关系。

本次住院的基础疾病对已诊断的糖尿病患者的血糖有不良影响，对于既往无糖尿病病史的患者，本次住院的基础疾病可能导致应激性高血糖，医生需要判断患者的高血糖是应激性高血糖，还是糖尿病未知晓未诊断状态，因此建议对所有患者在入院时均进行静脉血糖测定和糖化血红蛋白（glycosylated hemoglobin A_{1c}，HbA_{1c}）检测。

对无糖尿病病史且住院时静脉血糖 > 7.8mmol/L（140mg/dL）的患者需要便携式血糖仪（point of care meters，POC）监测至少 24h。对于血糖 > 7.8mmol/L（140mg/dL）且正在进行治疗的患者需要进行持续 POC 检测。

对既往血糖正常，目前正在接受糖皮质激素或奥曲肽或肠内营养（enteral nutrition，EN）、肠外营养（parenteral nutrition，PN）等与高血糖相关治疗的患者，在开始接受这些治疗后至少 24h 需要进行床旁 POC 检测。血糖 > 7.8mmol/L（140mg/dL）的患者需要持续 POC 检测并进行适当治疗。

三、住院患者的高血糖控制目标

住院患者发生高血糖的情况非常普遍，主要分为危重患者和非危重患者，应该结合患者入院的不同原因及患者的疾病状况，对其进行分层管理，设定不同的血糖控制目标。中国医师协会内分泌代谢科医师分会等编写的《中国住院患者血糖管理专家共识》（2017 年版）中提出住院患者血糖控制目标分层标准见表 1-2-1、表 1-2-2。

表 1-2-1 住院患者血糖控制目标分层

血糖	控制目标		
	严格	一般	宽松
空腹或餐前血糖 /(mmol·L⁻¹)	4.4 ~ 6.1	6.1 ~ 7.8	7.8 ~ 10.0
餐后 2h 或随机血糖 /(mmol·L⁻¹)	6.1 ~ 7.8	7.8 ~ 10.0	7.8 ~ 13.9

表 1-2-2 住院患者血糖控制目标

科室	情况	病种	血糖控制目标
内分泌科或其他内科	一般群体	新诊断、非老年、无并发症及伴发疾病,采用降糖治疗或无低血糖风险	严格
		低血糖高危人群	宽松
		心脑血管疾病高危人群,同时伴有稳定型心脑血管疾病	一般
		因心脑血管疾病入院	宽松
	特殊群体	接受糖皮质激素治疗	一般
		中重度肝肾功能不全	宽松
		75 岁以上老年人	宽松
		预期寿命 < 5 年(如癌症等)	宽松
		精神或智力障碍	宽松
外科	择期手术	大、中、小型手术	一般
		器官移植	一般
		精细手术(如整形手术)	严格
	急诊手术	大、中、小型手术	宽松
		器官移植	一般
		精细手术(如整形手术)	严格
重症监护	——	胃肠内 / 外营养	宽松
		外科 ICU	一般
		内科 ICU	宽松

四、住院患者高血糖处理方案

2020 年美国糖尿病协会(ADA)糖尿病管理指南推荐意见:①对住院危重患者,任何时间静脉血糖 ≥ 10.0mmol/L(180mg/dL)即应该开始胰岛素治疗。一旦开始胰岛素治疗,大多数危重患者和非危重患者的静脉血糖范围为 7.8～10.0mmol/L（140～180mg/dL）；②如果没有明显低血糖风险，可以设定更严格的血糖控制目标，任何时间静脉血糖范围为 6.1～7.8mmol/L（110～140mg/dL）。

妊娠糖尿病及孕前糖尿病伴妊娠住院患者的高血糖定义、治疗目标及治疗策略不同于一般成年糖尿病患者，将在后文中进行详细论述。

（高　鑫）

▶ 参考文献 ◀

[1] UMPIERREZ G E, HELLMAN R, KORYTKOWSKI M T, et al.Management of hyperglycemia in hospitalized patients in non-critical care setting：an endocrine society clinical practice guideline[J].J Clin Endocrinol Metab, 2012，97（1）：16-38.

[2] 中国医师协会内分泌代谢科医师分会，中国住院患者血糖管理专家组 . 中国住院患者血糖管理专家共识 [J]. 中华内分泌代谢杂志 , 2017, 33（1）：1-10.

[3] American Diabetes Association.Diabetes care in the hospital：standards of medical care in diabetes-2020[J].Diabetes Care, 2020,43（Suppl 1）：S193-S202.

第三节　住院患者低血糖管理

住院患者中低血糖是一个常见的问题，早期报道的住院患者低血糖的发生率为 0.5%～1.5%。最近 20 年以来发表的数据显示低血糖率范围广泛，非重症监护病房患者的患病率高达 32%。对住院患者的血糖管理不仅包括高血糖管理，对低血糖的管理更为急迫。在多项研究中，低血糖与并发症发生率、死亡率、住院时间延长和费用增加相关。发生高血糖事件后，进一步发生低血糖事件的可能性增加，提示血糖波动也与死亡风险密切相关。低血糖发生快、风险高，治疗及时与否直接影响患者的预后。因此，在住院患者中对低血糖的预警、识别、早期诊断以及处理措施的及时落实是院内血糖管理的核心之一。对糖尿病的管理，更应该强调安全有效地控制血糖，预防低血糖的发生。

一、低血糖的定义与分类

（一）糖尿病相关低血糖的定义

糖尿病相关低血糖定义为血浆葡萄糖 ≤ 3.9mmol/L（70mg/dL）。

（二）低血糖的分级

1 级低血糖：血糖 < 3.9mmol/L 且 ≥ 3.0mmol/L。

2 级低血糖：血糖 < 3.0mmol/L。

3 级低血糖：需要他人帮助治疗的严重事件，伴有意识和 / 或躯体改变，但没有特定血糖界限。

（三）住院患者低血糖易患人群

住院期间发生的低血糖可以发生在已诊断的糖尿病患者中，也可以发生在非糖尿病患者或不明确血糖状况的患者中。在糖尿病患者中发生低血糖的原因包括：①年龄较大、病情更严重（包括肝肾功能损害）；②高血糖治疗方案与饮食摄入不匹配，热量摄入或肠外营养补充不足；③缺乏有效的血糖监测；④降糖药物使用不当（包括口服降糖药和胰岛素）；⑤糖皮质激素治疗逐渐减少或停止时，未能及时调整治疗方案。需要强调的是，医源性低血糖是引发所有住院低血糖事件的主要原因，其潜在原因包括对糖尿病及降糖药物（尤其是胰岛素）使用方面的医疗知识缺乏、应用错误、临床惰性（未能调整或加强治疗）等。此外，当糖尿病不是导致患者住院的主要原因时，缺乏主动的糖尿病管理意识也会导致住院期间低血糖的发生。

非糖尿病人群中发生的低血糖也被称为自发性低血糖，原因包括：①严重的基础疾病（肝肾衰竭、心力衰竭、虚弱和败血症）、急性和大面积肝细胞损伤 [如缺血性肝病（休克肝）、中毒性肝炎] 破坏了肝脏通过糖异生提高血糖水平的能力，导致典型的禁食状态下的低血糖；②胰岛素反向调节激素缺乏（生长激素、糖皮质激素缺乏），这些患者可能存在垂体功能减退、肾上腺皮质功能减退，应该高度警惕，需要进一步明确病因；③非 β 细胞肿瘤，间叶细胞和上皮细胞肿瘤，如肝癌、胃肿瘤或肉瘤；④β 细胞肿瘤或增生。自发性低血糖不易察觉，有时患者可以发生严重低血糖，主要依靠临床表现和严密监测来发现，对症处理后应该积极明确病因，进行对因治疗。目前缺乏全国综合医院住院患者低血糖发生率、严重程度、病因、患者分布的确切数据，也缺乏低血糖干预措施的研究数据。在开展院内血糖管理的工作中，应该建立院内低血糖检测、处理规范、流程和预防措施，并开展相关临床研究。

二、低血糖对住院患者的影响

糖尿病住院患者中低血糖的真实发生率和患病率尚不清楚。在一项回顾性研究中，2007 年在一个医疗中心的普通病房收治的 31 970 名患者中，共有 3 349 名患者（10.5%）至少有一次低血糖发作 [3.9mmol/L（70mg/dL）]。在另一项针对 5 365 名 ICU 住院患者的回顾性研究中，102 名患者（1.9%）至少有一次严重低血糖发作 [2.2mmol/L（40mg/dL）]。住院患者低血糖的危险因素包括年龄增长、合并症、糖尿病、抗糖尿病药物的增加、血糖控制不良、感染性休克、肾功能不全、机械通气和病情严重。

非内分泌科住院患者中，无论是否患有糖尿病，均有发生低血糖的可能。但是针对自发性低血糖、降糖药及胰岛素相关的低血糖对预后的影响研究很少。Amit Akirov 等报道了以色列针对 2011 年 1 月至 2013 年 12 月因任何原因住院的 33 675 名住院患者进行两年随访，分析院内自发性或胰岛素相关低血糖与住院患者死亡率的关系。该研究低血糖定义为血糖 < 3.9mmol/L（70mg/dL），包括中度低血糖 [2.2 ~ 3.9mmol/L（40 ~ 70mg/dL）] 和重度低血糖 [< 2.2mmol/L（40mg/dL）]。住院期间使用胰岛素确定为胰岛素相关低血糖，因此将患者分为 6 组：胰岛素治疗控制组和非胰岛素治疗组、胰岛素相关低血糖组和胰岛素相关严重低血糖组、非胰岛素相关低血糖组和非胰岛素相关严重低血糖组。随访两年时，33 675 名患者中 2 947 名发生低血糖（8.8%），其中 2 605 名为中度低血糖（7.7%，其中胰岛素相关 3%，非胰岛素相关 4.7%），342 名为严重低血糖（1%，其中胰岛素相关 0.6%，非胰岛素相关 0.4%）。随访结束时总死亡率为 31.9%，与住院期间非胰岛素治疗组相比，随访 2 年时的死亡风险比分别是：胰岛素治疗控制组 1.8，非胰岛素相关低血糖组 2.1，胰岛素相关低血糖组 2.4、非胰岛素相关严重低血糖组 3.2、胰岛素相关严重低血糖组 3.6（$P < 0.001$）。研究得出以下结论：在有糖尿病和无糖尿病的住院患者中发生低血糖，无论是胰岛素引发的，还是自发性低血糖，都可以增加患者近期和远期死亡率。

从这一研究中可以看出，住院患者中自发性低血糖的发生率略高于胰岛素相关低血糖，这与医护人员对正在使用胰岛素的患者关注度更高有关，而对非糖尿病患者发生自发性低血糖的警惕性、认知度更低，因此增加了这部分患者不良结局的风险。这也提示医护人员需要增加针对所有住院患者高血糖和低血糖的监测与识别，将风险降至最低。

（一）低血糖对住院老年人的影响

老年患者尤其容易发生低血糖。随着人口老龄化，我国住院患者中 65 岁以上人群比例增高，低血糖风险日益突出。低血糖在 1 型和 2 型糖尿病的老年患者中很常见。年龄相关的肾功能和肝酶活性下降可能会干扰口服降糖药和胰岛素的代谢，增龄引起的激素分泌功能紊乱、胰岛素反向激素调节功能受损，尤其是胰高血糖素和生长激素、肾上腺皮质激素和肾上腺髓质激素对低血糖的调节钝化和损伤，神经低血糖症的症状更为普遍。老年患者往往合并心脑相关疾病和并发症、神经退行性病变、老年综合征（包括跌倒、失禁、虚弱、认知障碍和抑郁症状），相关的认知和执行功能障碍妨碍患者正确、及时地表达主诉，低血糖症状往往不典型，无症状低血糖比例增高，这些患者面临更大的低血糖风险，甚至是致命性伤害。对老年糖尿病和非糖尿病患者的血糖监测和管理应更加严密，需要对护理机构的护理人员和工作人员进行关于低血糖的原因和风险以及对这种情况的适当监测和治疗的教育。

（二）ICU 患者的低血糖

尽管在 ICU 高血糖发生率很高，一些临床研究表明，强化血糖控制可以降低外科 ICU 患者的死亡率。NICE-SUGAR 的研究结果显示，进行严格血糖控制的 ICU 患者的死亡风险增加，进行强化血糖控制的 ICU 患者严重低血糖的发生率增加。中度和重度低血糖均与死亡率升高独立相关。《中国成人住院患者高血糖管理目标专家共识》提出了高血糖分层管理，对 ICU 患者采用宽松标准，即空腹血糖 7.8～10.0mmol/L（140～180mg/dL），餐后 2h 血糖或不能进食时任意时间点血糖 7.8～11.1mmol/L（140～200mg/dL）。2020 年 ADA 糖尿病诊疗指南建议对大多数危重患者和非危重患者的目标血糖范围为 7.8～10.0mmol/L（140～180mg/dL）。

（三）低血糖对妊娠的影响

将妊娠期血糖控制维持在接近健康孕妇的水平，对于减少低血糖对母亲和胎儿的伤害至关重要。妊娠女性正常血糖水平比非妊娠女性降低 20%，这对妊娠低血糖的定义和监测更具挑战性。女性 1 型糖尿病患者，在妊娠前 3 个月发生严重低血糖的频率更高。妊娠期严重低血糖的危险因素包括妊娠前一年严重低血糖史、低血糖意识受损、糖尿病病程长、妊娠早期 HbA_{1c} 控制过低、血浆葡萄糖水平波动大、胰岛素过量、饮食不当等。对于既往有糖尿病的女性，在整个妊娠期间胰岛素需求上升，胎盘娩出后胰岛素需求急剧下降，需要立即减少胰岛素剂量以避免产后低血糖的发生。对住院的糖尿病妊娠女性和妊娠糖尿病女性进行血糖检测以及在分娩过程和分娩后进行血糖检测非常重要，可以预防低血糖的发生。

三、低血糖的处理和预防

目前监测和早期预警是预防住院患者发生低血糖的关键。住院患者中发生低血糖事件的主要是糖尿病患者，部分属于医源性低血糖。降低住院患者低血糖风险的有效方法包括对非内分泌科医护人员进行教育、对患者进行健康教育、饮食和运动调整、用药方案调整，加强血糖监测频率，依靠信息化技术及时进行预警报告并制订标准化处理流程，及时反馈处理结果，最大程度缩短低血糖持续时间，减少不良结局的发生。

（高 鑫）

▶ 参考文献 ◀

[1] GRIFFING K.Hypoglycemia prevention in hospital patients： a quality improvement project to prevent severe and recurrent hypoglycemia[J].Clin Diabetes, 2016,34（4）：193-199.

[2] AKIROV A.Mortality among hospitalized patients with hypoglycemia： insulin-related and non-insulin related[J].J Clin Endocrinol Metab,2017,102（2）：416-424.

[3] RAJENDRAN R, RAYMAN G.Serious harm from inpatient hypoglycemia：a survey of hospitals in UK[J]. Diabet Med, 2014,31（10）：1218-1221.

[4] ULMER B J, Kara A, Mariash C N.Temporal occurrences and recurrence patterns of hypoglycemia during hospitalization[J].Endocr Pract, 2015,21(5)：501-507.

[5] 中华医学会内分泌学分会.中国成人住院患者高血糖管理目标专家共识[J].中华内分泌代谢杂志，2013, 29（3）：189-195.

第二章

院内血糖管理
技术与方案

BLOOD GLUCOSE
MANAGEMENT
OF INPATIENTS

第一节　住院患者血糖监测与管理组织

随着新型通信技术的发展以及智能手机、平板电脑等移动终端的普及，移动医疗作为一种新的医疗方式，在糖尿病等慢性疾病管理方面的应用价值越来越受到重视。院内和院外信息化血糖管理模式是一种新型糖尿病管理模式，近几年在实际临床工作中逐渐开始应用和推广。目前国外许多发达国家已经采用先进的信息化技术对糖尿病患者进行管理，以美国为例，使用信息化血糖数据处理和分析系统的医院比例达到34%。

信息化血糖管理模式主要由智能血糖分析仪（其功能包括检测手指血糖、信息自动上传、提醒校正、自动计费）、条形码系统、系统工作站 [含软件包、HIS、接口软件、医院实验室信息管理系统（laboratory information management system，LIS）] 和医护人员构成，通过信息平台，可以将院内和院外住院的糖尿病患者的血糖检测数据实时上传到管理平台，内分泌专科医生可通过 HIS 及时查阅全院和院外糖尿病住院患者血糖数据，并根据专业知识和相关指南及时调整治疗方案。基于信息化技术的院内外血糖管理模式实现了院内外无缝隙对接，实现了检测、实时传输、实时报警和主动干预，整个过程自动记录、自动上传、自动保存所有测量数据，内分泌科医生不再局限于管理内分泌科病房和门诊患者，而是将管理范围拓展到全院和院外住院患者，如同每天主动对全院和院外糖尿病住院患者进行至少一次查房。可以通过"品管圈"模式规范培训非内分泌科护士，由所在科室护士配合医生完成糖尿病患者诊疗方案的制订并根据患者情况及时调整药物治疗方案。院内信息化血糖管理系统主要包括数据终端、数据处理和医院信息化三大模块。

一、数据终端模块

数据终端模块主要实现对患者数据的采集、上传处理和结果查询反馈，是典型的即时血糖检测（point of care testing，POCT）模式。护士采用智能血糖测量仪，在床旁扫描糖尿病住院患者的二维码信息后，测量患者血糖，所有信息被血糖分析仪自动记录并保存，无须人工记录，以无线方式传输到血糖管理中心。

二、数据处理模块

数据处理模块是信息化血糖管理系统的核心，主要实现血糖数据的处理、结果生成、管理和统计，包括工作站、服务器以及用于管理和结果报告的客户端。数据处理模块通过两种方案来实现，即与 HIS/LIS 接入方案和与非 HIS/LIS 接入方案，两者的主要区别在于是否与 HIS/LIS 连接，实现全院信息联网、数据共享和全要素整合。在不联入 HIS/LIS 的条件下也可独立组网，实现基本数据的分析和管理，大大增强了系统的独立性、灵活性和可靠性。

三、医院信息化模块

医院信息化模块用于实现全部数据的信息化，便于查询，主要是联入 HIS、LIS、电子病历、抽象数据类型。为了保证院内和院外信息化血糖管理的顺利实施，完善信息化血糖管理的建设，可以分为三个阶段建设质量管理体系。

（一）院内信息化血糖管理系统建设初期

首先，组建血糖管理建设小组，由分管院长、内分泌科、信息科、医务科、护理部、设备科、检验科相关人员以及血糖仪研发企业相关人员组成。内分泌科负责提出临床需求，由信息科和血糖仪研发企业进行对接，建设和完善信息系统。检验科提出质控意见和要求，逐步建设信息化血糖管理系统。制订医生和护士规范性手指血糖检测操作手册并进行应用血糖管理系统培训，初步在几个科室建设后即可进入试运行阶段，运行过程中可以针对系统不断进行修正（图 2-1-1）。

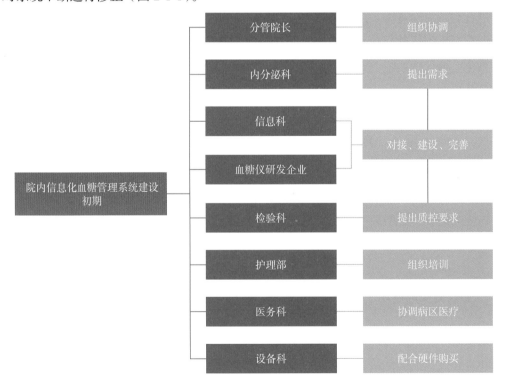

图 2-1-1　院内信息化血糖管理系统建设初期组织流程图

（二）院内信息化血糖管理系统全面建设阶段

在几个科室成熟应用的基础上，全面向非内分泌科推广应用，并将门诊血糖管理系统也逐步建立起来，进入全面建设阶段。在此阶段，成立信息化血糖质量管理小组，将院内血糖监测纳入医院统一管理，由分管院长以及医务科、护理部、内分泌科、检验科、药剂科、营养科和信息科等相关专家组成血糖监测规范化管理小组。进一步制订、完善相应职责、操作规范手册，组织实施资质准入管理，培训后并经技术小组考核合格者才能从事血糖检测工作。针对特殊或复杂的血糖控制不佳的患者，需要团队共同讨论治疗方案，故经过规范培训的团队成员对改善糖尿病患者的临床结局非常重要。检验科、信息科和血糖仪研发企业相关人员应该根据质控要求，开展室内质控和室间质控，包括定期生化结果比对，定期对 POCT 智能血糖仪进行校准，并制订标准化操作规范，形成规章制度。加强针对每个病区的监督与考核，每月检查各医疗单元的质控情况，现场考核相关人员的操作技能。内分泌科医生通过主动查看危急值，可以及时了解住院患者指尖血糖水平、生化检测结果，结合病史提供的详细信息和即刻临床表现作出判断，及时开具医嘱。非内分泌科医生查房过程中在打开该患者的血糖相关信息时，在工作站可以自动弹出需要确认的医嘱对话框，根据指令按步骤操作即可。经过培训的值班医生和护士根据医嘱执行新的医疗方案。对于血糖特别高的患者或低血糖、病情危重的患者，需要通知内分泌科会诊处理（图 2-1-2）。

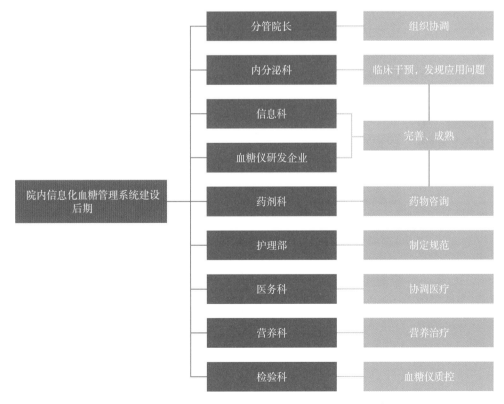

图 2-1-2　院内信息化血糖管理系统全面建设阶段组织流程图

（三）院内 - 院外一体化信息化血糖管理系统建设阶段

在全院应用的基础上，可以与周边医院及社区医疗卫生服务中心通过光缆连接或云端数据库，进一步推进建设院外信息化血糖管理系统，此为建设的第三阶段。在此阶段，将院外糖尿病住院患者的血糖监测纳入统一管理，院外信息化血糖管理系统建设过程中需要社区医疗卫生服务中心的分管院长以及医务科、护理部、内科、药剂科、信息科、本院社区医疗卫生服务中心服务办、本院血糖规范化管理小组、血糖仪研发企业相关人员参与，组成院内外血糖规范化管理小组。按照本院制订的职责和操作规范手册进行社区医生和护士的培训，经过培训并经技术小组考核合格者才能在周边医院和社区医疗卫生服务中心开展血糖检测工作。周边医院和社区医疗卫生服务中心血糖检测数据实时上传到血糖管理中心平台，通过设定血糖危急值实时提醒报警，本院内分泌科医生通过查看危急值提醒院外糖尿病住院患者手指血糖以及生化检测结果，通过病史信息结合该社区医疗卫生服务中心已有的药物，给出建议医嘱。如果有特殊情况，可以通过软件内置的对话框、电话等方式沟通，讨论治疗方案，再决定针对患者的处理措施（图 2-1-3 ）。

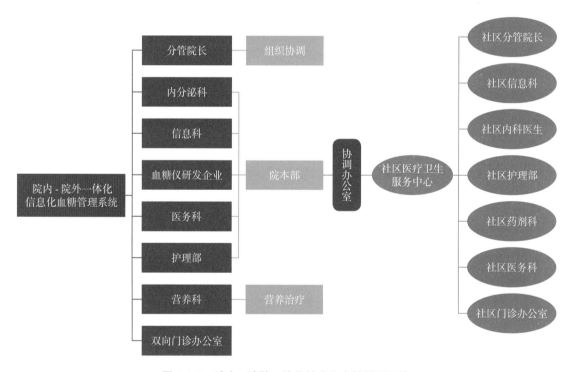

图 2-1-3　院内 - 院外一体化信息化血糖管理系统

（刘　军）

▶ **参考文献** ◀

[1] ROGERS K M, CHILDERS D J, MESSLER J, et al.Glycemic control mentored implementation：creating a national network of shared information[J].Jt Comm J Qual Patient Saf, 2014, 40（3）：111-118.

[2] 黄新梅, 刘军, 吕飞舟, 等 . "医院信息化血糖管理" 对围手术期糖尿病患者的影响 [J]. 中华内分泌代谢杂志, 2018, 34（9）：768-772.

[3] RUSHAKOFF R J, SULLIVAN M M, SELEY J J, et al.Using a mentoring approach to implement an inpatient glycemic control program in United States hospitals[J].Healthc（Amst）, 2014, 2（3）：205-210.

[4] 张磊, 包玉倩, 贾伟平 . 移动医疗在糖尿病管理中的应用及研究进展 [J]. 中华糖尿病杂志, 2014, 6（5）：332-335.

第二节 医院中心实验室在院内血糖管理中的作用

要想达到理想的院内血糖管理，获得准确的血糖监测数据是重要前提。中心实验室在院内血糖管理实践中承担着重要任务，包括危急值的设定和预警提示、对 POCT 产生数据的确认、定期质控（对中心实验室的质控，对 POC 仪器和检测结果的质控），这提示中心实验室也承担着对全院各科室人员的相关培训工作，如标准化样本采集、预处理、输送条件等。

一、标本周转时间

准确性、精确性、及时性和真实性是高效实验室服务的四大支柱。样本周转时间（turn around time，TAT）是反映及时性的重要指标。TAT 是指从标本采样收集至实验室发出检验报告的时间。临床医生依靠快速 TAT 实现患者的早期诊断和早期治疗。在血糖管理方面更能体现出预警、诊治的时效性，尤其是在发现和救治严重高血糖和低血糖的情况下更为突出。延迟的 TAT 增加了重复样本送到实验室的频率，这进一步增加了实验室的工作量。评估和改善 TAT 是必不可少的实验室质量管理措施，以确保患者的满意度。

根据《CNAS-CL02：医学实验室质量和能力认可准则》（ISO 15189：2012）要求，TAT 定义为经历检验前、检验中和检验后过程中的两个指定点之间所用的时间，同时也明确指出了"实验室在咨询用户后，应为每项检验确定反映临床需求的周转时间。定期评审是否满足其所确定的周转时间。"2020 年 12 月 28 日，国家卫生健康委印发的《三级医院评审标准（2020 年版）》中明确，临床检验专业质量指标包含检验前和检验中的周转时间监测，要求临床实验室定期对 TAT 进行评估。2017 年，英国国家审计委员会对 TAT 期望值进行了一次调查，该调查综合了英国 173 位生化专家的意见以确定最佳目标 TAT。临床实验室常会将工作的关注点集中于检测性能、分析技术、项目开展等方面，满足日常所需的精密度、正确度、线性范围等指标。临床医生主要关注临床实验室服务质量的合理性，以期得到及时、可靠和有效的低成本服务，对临床医生而言"及时性"是非常重要的一项评估指标，尤其在警戒值的处理上，任何原因造成的 TAT 延长都可能延后临床医生的诊治。

2011 年，卫生部临床检验中心调查了临床实验室报告 TAT 的状况：9 个急诊生化项目从实验室接收标本到结果报告的 TAT 中位数和平均值，其中血糖 TAT 中位数为 44.5min，平均值为 47.78min，基本能够满足日常检测所需，但是为了满足血糖警戒值 TAT 监测要求，仍然需要积极寻找不断改进警戒值 TAT 的改进方向，进一步满足临床需求。虽然满足要求的 TAT 不会引起注意，但是一旦 TAT 延迟就能使很多临床医生选择 POCT，目的是对处于血糖警戒值的患者进行及时诊治。

二、对即时血糖检测的质控

随着 POCT 的快速发展，新型检测设备不断面世，POCT 在医疗领域得到了广泛应用，对快速便捷的疾病诊断与治疗起到了重要作用。

POCT 可分为用于医疗机构的血糖监测系统（blood glucose monitoring system，BGMS）和患者居家进行的自我血糖监测（self-monitoring blood glucose，SMBG）两类。

糖尿病患者长期处于高血糖状态下，可能发生大血管病变、微血管病变等严重并发症，重则危及生命安全。在患者病情控制过程中，床旁检测血糖仪参与日常的临床规范检测尤为重要，这对于观察患者的治疗效果、调整治疗方案、推测预后都有着积极的意义。有别于临床实验室大型生化分析仪器检测血浆葡萄糖，便携式血糖仪更有利于临床医生的即时使用，操作简便，快速获取检测结果，并能有效、及时地获知血糖警戒值。需要特别注意的是，检测结果达到或超过警戒值时，除了要及时按照流程进行报告外，还要立即采集静脉血送往医院中心实验室进行紧急检测。

国内各医疗机构便携式血糖仪监管和质量管理普遍存在的问题包括：①产品质量和技术要求不统一，市场上便携式血糖仪设备种类繁多、质量不一；②管理要求不明确，常处于监管不到位的状态，许多医院没有 POCT 管理机构；③人员培训不到位，不少操作者缺乏相应的培训和考核，便携式血糖仪结果的准确性达不到相应要求；④血糖仪质量控制体系不完善，缺少对仪器及试剂的规范化质量管理要求，有些医院既不进行室内质控，也不参加室间质评。便携式血糖仪进入医院之前应该确认此款设备能够满足临床需求且能在医院复杂的医疗环境中正常使用，确认设备属于 BGMS，而非 SMBG。

为规范检测流程、提高检验质量，中华医学会检验医学分会、国家卫生和计划生育委员会临床检验中心组织全国相关领域专家于 2016 年《中华医学杂志》上发布《便携式血糖仪临床操作和质量管理规范中国专家共识》。

另外，便携式血糖仪应能与 HIS 及 LIS 相连，有助于实现全院室内质控的实时监控，满足医疗机构对 POCT 血糖仪信息化管理的需求（图 2-2-1）。

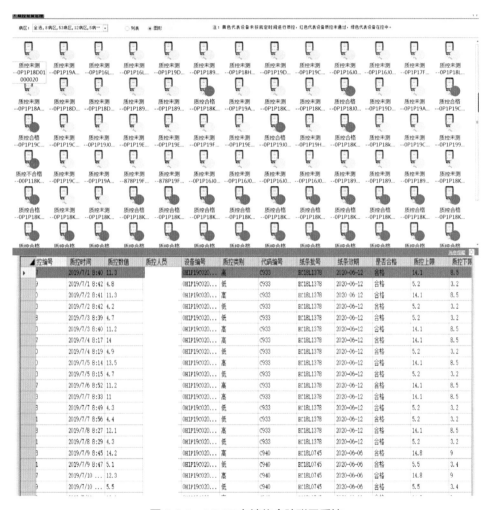

图 2-2-1　POCT 血糖仪全院联网质控

同时，全院联网血糖监测系统存在高低血糖报警，可设定高低血糖警戒值，对异常血糖给予不同颜色警示。如图 2-2-2 所示，红色代表血糖低于设定值，存在低血糖；黄色表示高于设定值，存在高血糖，需要及时处置，同时建议立即采集静脉血送往医院中心实验室进行紧急检测。

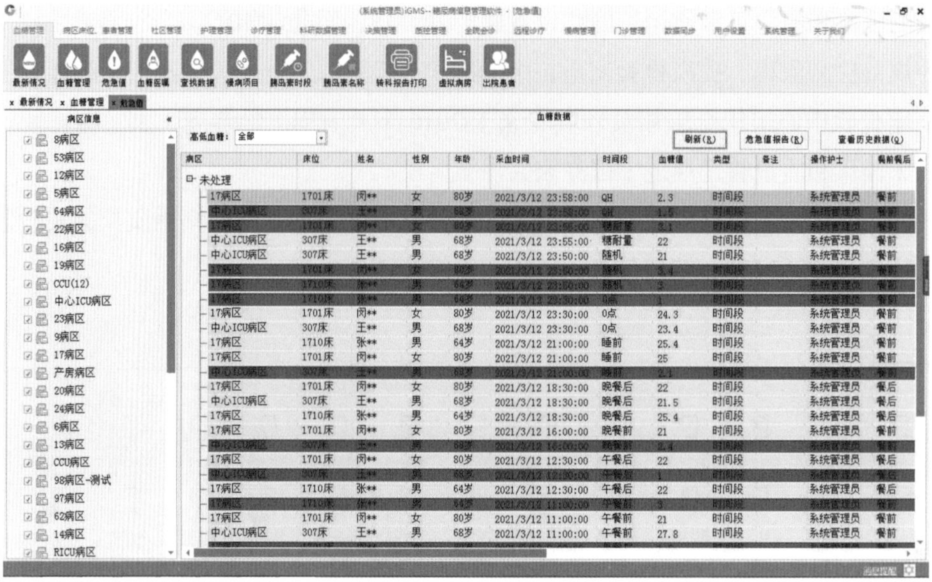

图 2-2-2　全院联网血糖监测系统高低血糖报警系统

三、血清（浆）葡萄糖的警戒值设定

目前，尚未对危急值予以完整定义，早在 1972 年，学者 Lundberg 对中心实验室危急值进行了定义并沿用至今。一旦出现这样的检验结果就需要立即报告给临床医生，以便医生立刻采取相应治疗措施，否则会因为错过最佳的治疗时机而使患者的生命安全受到威胁。中心实验室的危急值是指检验结果的极度异常，不及时处理可能危及患者生命安全。"时间就是生命"，尤其在患者病情危急时，中心实验室在向临床报告危急值的过程中尤其需要强调报告的及时性和有效性。

从管理学角度来说，影响临床检验管理质量的因素和环节较多，危急值管理是影响检验管理质量的重要因素之一。在国际标准化组织发布的《CNAS-CL02：医学实验室质量和能力认可准则》（ISO 15189：2012）以及我国卫生主管部门发布的《三级医院评审标准（2020 年版）》《三级医院评审标准（2020 年版）实施细则》中都对危急值的报告制度提出了明确要求，属于医院评审层面中"患者安全目标"的评分内容。《三级医院评审标准（2020 年版）实施细则》中明确要求，根据医院实际情况确定危急值项目，建立危急值管理制度与工作流程。临床危急值报告制度是患者安全评审中非常重要的检查点，相关要求涉及危急值工作流程和制度、危急值报告执行过程等各部门（包括中心实验室、医护人员和临床医生）、主管部门的督查和持续改进等。高血糖和低血糖危急值则根据院内高血糖、低血糖定义进行设置，医技科室将血糖警戒值加入危急值项目表，并在医生工作站显示。一旦发现危急值，医技科室相关人员按照危急值报告流程，及时向临床发出危急值信息，医护人员收到危急值报告后应记录患者信息、危急值数值和报告者信息，及时向经治或值班医生报告，并做好记录。值班医生收到危急值报告后应及时处置并记录。主管部门要针对血糖危急值报告进行管理、检查与监管。

四、血清（浆）葡萄糖的警戒值预警

（一）血糖警戒值结果的确认

当中心实验室出现血糖警戒值结果后，检测仪器自动对患者标本进行复检，确保检验结果的准确性。警戒值复查时，如原始标本合格且储存条件、储存时间对复查无显著影响，可使用原始标本复查；反之，则重新留取样本复查，复查时间越短越好。如复查结果与首次结果一致，则报告首次结果；如复查结果与首次结果不一致，检验人员须认真分析原因，必要时可重新留样再查。建议随后 LIS 将危急值结果和患者信息置顶，醒目显示于特定界面，以使检验人员第一时间发现血糖警戒值结果。检验人员必须立刻核对标本与检验申请单信息是否相符，包括编号、条码、姓名、住院号、科室等，观察标本有无凝块，再次重复检测此标本，同时察看仪器是否有异样、质量控制是否在控等外部条件，排除一切可能影响结果准确性的因素。此过程既要谨慎细心，又要保证速度，切不可因为复核而延误时间，复旦大学附属中山医院中心实验室血糖危急值审核界面见图 2-2-3。

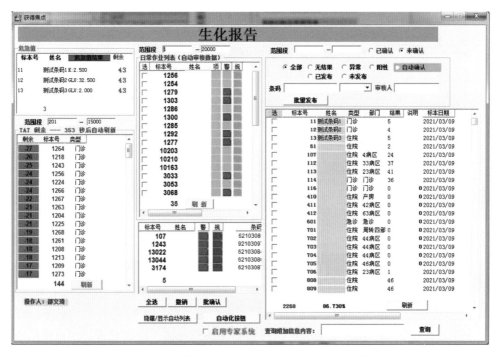

图 2-2-3　复旦大学附属中山医院中心实验室血糖危急值审核界面

（二）血糖警戒值结果的报告流程

1. 门诊和病房患者　对于门诊和病房患者，中心实验室采用双管齐下的方式报告血糖警戒值。一方面，中心实验室工作人员电话告知门诊办公室（门诊患者）或病区护士（病房患者）。双方将内容登记于危急值记录表中，内容包括检验日期、患者姓名、住院号/门诊号、科室、床号、检验项目、检验结果、复查结果、临床联系人、联系电话、联系时间、报告人、备注等项目并要求接听者复述一遍，双方都要保证书面记录的完整性与同步性。复旦大学附属中山医院中心实验室血糖危急值统计界面见图2-2-4。接听者核对以上内容后，再将患者血糖警戒值信息告知相关临床医生。另一方面，病房医生和护士工作站有血糖警戒值提示。以复旦大学附属中山医院为例，当出现血糖预警，医生和护士工作站电脑将发出有声音、有图像的闪屏报警，直到相关人员确认（输入工号）后闪屏才停止。同时报告和闪屏的内容均以电子化的形式记录，以便今后核对与检索。

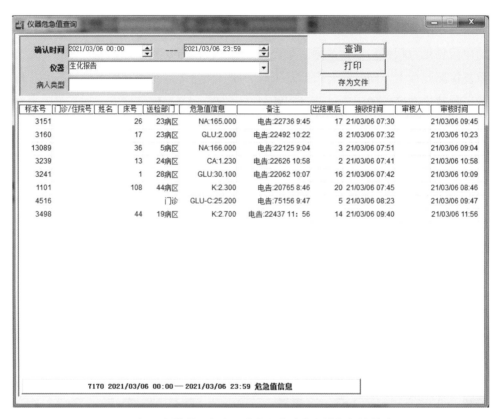

图 2-2-4　复旦大学附属中山医院中心实验室血糖危急值统计界面

2. 急诊患者　考虑到急诊患者的特殊性，血糖警戒值报告更是要分秒必争。以复旦大学附属中山医院为例，中心实验室发布血糖警戒值报告后，可自动发送手机短信直接通知开具检验医嘱的医生，医生查阅短信后，能自动向中心实验室发布回执，确认已经收到血糖警戒值信息。通过这样的流程优化，可以简化报告环节，确保了报告的及时性和有效性。同时报告和闪屏的内容均以电子化的形式记录，以便今后的核对与检索。

（三）血糖警戒值报告核对

及时核对血糖警戒值报告是否有漏报是非常重要的监督机制，也是中心实验室日常管理工作的重中之重。以复旦大学附属中山医院为例，中心实验室信息管理系统（LIS）中的危急值界面已优化为实时显示报告状态。如有血糖警戒值遗漏报告，即使报告已确认，系统也会将其显示于列表中，这样可以时刻提醒工作人员尽快完成报告工作。此外，LIS也能为工作人员提供针对所有血糖警戒值和报告情况的检索和汇总功能，工作人员每日进行核对，并以纸质和电子两种形式进行记录。

中心实验室的血糖警戒值报告制度应持续改进、不断优化，无论是短信直接通知开单医生、医生工作站电脑闪屏提示、危急值报告双方电子记录等，改进措施的实现可有效提高危急值报告的效率，更好地保障医疗质量，保证患者的生命安全，还在一定程度上节省了时间和人力。

（四）临床接到血糖警戒值报告制度及处置流程

临床科室接到血糖警戒值报告后应立即报告并积极处理。以复旦大学附属中山医院为例，处置流程如下。

1. 临床科室应分别设"血糖警戒值报告登记本"，实时记录信息以备核查。每次电话报告时，双方应如实记录电话报告时间、患者姓名、床号、住院号、检查结果、报告者和报告接收人姓名。

2. 病区主班护士或值班护士接到危急值报告后应立即报告管床医生或值班医生，并要求其签字。

3. 如临床医师对危急值结果存在异议，认为该结果与患者临床病情不相符或标本采集有问题，应重新留取标本送检复查。如复查结果与上次结果一致或误差在许可范围内，中心实验室应重新向临床科室报告危急值，并在报告单上注明"已复查"。

4. 临床科室接到血糖警戒值报告后，须紧急通知主管医生、值班医生或科主任。

5. 管床医生（上班时间）、值班医生（下班时间）接到报告后，应立即对患者采取相应诊治措施，并向上级汇报，于6h内在病程记录中记录接收的血糖警戒值报告结果和采取的诊治措施。

6. 中心实验室应主动关心出现危急值患者的诊治情况，临床科室应在对患者施治后及时进行复查。

7. 原始样本应保留以备复核。

近几年，医患矛盾时有发生，从某种程度上讲，危急值不仅是实验室报出的一个数字，更多的是保障患者与医务人员安全的重要组成部分。一旦建立血糖警戒值报告，相应的制度应会同医务处、护理部等管理部门发布执行，要求书面成文，并纳入医疗质量考核，常抓不懈，使其不流于形式。

五、展望

假性危急值和危急值漏报等均将影响检验报告的质量和可信度，严重的将使患者失去最佳治疗时间。因此在常规检验、临床诊治的基础上，需要不断完善、改进标本周转时间，提升检测结果价值的效能，更新完善床旁检测仪器的性能，建立规范化、具有可行性的指南意见，构建临床医生、检验人员、患者间信息畅通的桥梁。此外，还需加强各环节的职责，注重质量，定期评估危急值设立的有效性，调整危急值的范围，对于不合理或者存在问题的情况进行督察整改，结合医院自身的管理特色，开发危急值网络软件系统，借助信息化手段达到标本采集、检验结果报告、诊疗处置等的闭环管理。

（卞　华）

▶ 参考文献 ◀

中华医学会检验医学分会，国家卫生和计划生育委员会临床检验中心 .2016 便携式血糖仪临床操作和质量管理规范中国专家共识 [J]. 中华医学杂志 , 2016, 96（36）: 2864-2867.

第三节　住院患者即时血糖检测方案

一、住院患者 POCT 概念和相关规定

POCT是一种在临床检验领域新出现的检验手段，进入中国已经有20多年的时间。美国国家临床生化科学院在"POCT循证文件"草案中，把POCT定义为"在接近患者治疗处，由未接受临床实验室学科训练的临床人员或者患者（自我检测）进行的临床检验，POCT是在传统、核心或中心实验室以外进行的一切检验"。POCT的项目包括血糖、血气分析、电解质、凝血功能、传染病、妊娠指标、心力衰竭和肿瘤指标，甚至毒

品检测。利用血糖仪及配套试纸快速得到血糖值的检测方式是POCT最成功的案例，也是目前国内院内血糖监测主要采用的方式。其具有快速、携带方便、操作简单、用血量少等突出优点。通过即时血糖检测，能够及时了解和评估糖尿病患者的糖代谢紊乱程度，为制订和优化干预方案提供依据，同时可以反映降糖治疗的效果，指导治疗方案的调整。

纵观POCT产品在中国的发展，大致可以分为五代。第一代为"定性"产品，以膜的金标层析为主；第二代"手工半定量"，是在第一代的基础上增加比色卡进行的粗略半定量；第三代"手工定量"，配备读数仪，对反应曲线读取定量结果，主要操作仍依靠手工完成；第四代"半自动定量"，除了加样外，其他步骤均实现半自动化和全自动定量检测；现在已经进入第五代"iPOCT"，在自动定量检测基础上融合了互联网技术，实现"精确化、自动化、云端化、共享化、大数据化"的特点。2013年，国家质量监督检验检疫总局、国家标准化管理委员会在其发布的《即时检验质量和能力的要求》（GB/T 29790—2013）国家标准中，明确了POCT的主要内容：①快速检测，缩短从样本采集、检测到结果报告的检测周期；②没有固定的检验场所，可以在患者和被检测对象身边检验；③检测者可以是接受简单培训的护理人员，或者是被检测对象本人。迄今为止，美国医院内对于即时血糖检测的管理已趋于完善，对于即时血糖检测的法规和行业管理、质量管理、人员管理均有明确的规定和统一的标准。中国于2002年、2008年和2009年相继发布了相关规定和指南，按照《卫生部办公厅关于加强便携式血糖检测仪临床使用管理的通知》（卫办医政发〔2009〕126号）、《关于规范医疗机构临床使用便携式血糖检测仪采血笔的通知》（卫医发〔2008〕54号）和《便携式血糖仪血液葡萄糖测定指南》（WS/T 226—2002）等文件要求，2010年12月30日我国卫生部正式出台《医疗机构便携式血糖检测仪管理和临床操作规范（试行）》（卫办医政发〔2010〕209号）。2016年中华医学会检验医学分会组织全国即时检验领域的专家共同制订了《便携式血糖仪临床操作和质量管理规范中国专家共识》，建立健全了血糖仪临床使用管理的相关规章制度，明确了医疗机构对血糖仪管理和选择的基本要求，建立了血糖检测操作规范流程，还指出了可能影响血糖仪检测结果的主要因素，初步为院内血糖监测的规范化管理提出了指导性措施和建议。同时，在临床应用上，中华医学会糖尿病学分会先后发布了《中国血糖监测临床应用指南（2011年版）》和《中国血糖监测临床应用指南（2015年版）》。

二、住院患者信息化管理 iPOCT 与传统 POCT 的区别

（一）患者的身份识别

传统的血糖检测管理模式对于患者的身份识别主要是通过手工填写的方式，一旦医护

人员记录失误，会直接影响后期治疗方案的调整。信息化血糖管理充分结合了信息化优势，在患者入院时便将临床资料录入系统中，实现对所有受检者的身份进行识别，检测血糖前由护士对糖尿病患者的手腕识别带二维码进行扫描确认，可有效避免因人为失误造成的错误。

（二）血糖检测数据的记录

传统血糖检测管理模式在对患者的血糖进行检测后，需要由医护人员人工抄写检测数据，常会出现数据抄写错误的问题，致使后期医护人员错误判断病情变化，给予患者不恰当的治疗更改。信息化管理 iPOCT，将检测到的血糖数值自动上传到 HIS 平台，不仅省掉了手抄数据花费的时间和精力，而且避免了数据错抄的问题。医护人员可以实时查看患者的血糖变化，一旦出现警戒值，可以及时采取有效的控制措施，iPOCT 还实现了收费自动化。

（三）改进医院 POCT 质控管理体系

传统的血糖仪不具备强制执行质控的功能，而是需要医护人员每天以人工方式登记试纸和质控液批号，并进行血糖仪质控检查，常出现忘记和补做的问题。全院血糖仪联网中心化管理，则需要对全院各病房使用的血糖仪进行质控，包括对血糖仪进行模块设置，使其具备强制质控执行功能，每日必须执行质控，否则便会自动锁定。每天的质控记录均自动上传并保存在 HIS 平台。当质控中心或市级 / 省级内分泌质量管理中心来检查 POCT 质控时，可以随时调取相关数据。

（四）完整的数据链

病房、门诊和院外信息化 POCT 数据，均会自动上传保存在 HIS 平台。糖尿病患者从糖尿病诊断开始，在门诊检查和治疗、随访、住院或转诊到社区医疗卫生服务中心的过程中会形成完整的数据链，医生通过对数据链的查阅，可以对患者进行跟踪、随访，进行前瞻性研究和回顾性分析。

三、血糖监测的频率和时间点

住院 POCT 能反映患者的实时血糖水平，帮助医生评估患者的餐前、餐后血糖以及生活事件（饮食、运动、情绪及应激等）、药物对患者血糖的影响，及时发现低血糖，有助于为糖尿病患者制订个体化生活方式干预方案并优化药物干预方案，提高治疗的有效性和安全性，是糖尿病患者日常管理的重要基础手段。

血糖监测的频率和时间要根据住院患者的病情来决定。血糖监测的频率选择一天中不同的时间点，包括餐前、餐后 2h、睡前及夜间（一般为凌晨 2—3 时）。各时间点血糖监测适用情况见表 2-3-1，近 3 年国内外各指南对自我血糖监测频率的建议见表 2-3-2。

表 2-3-1 各时间点血糖监测的适用范围

时间点	适用范围
空腹或餐前	空腹血糖或餐前血糖较高,夜间有低血糖风险
餐后 2h 血糖	空腹血糖控制良好,但是 HbA$_{1c}$ 不达标;需要了解饮食和运动对血糖的影响;临时加餐,对餐后血糖的影响
睡前血糖	注射胰岛素的患者,特别是晚餐前注射胰岛素的患者
夜间凌晨血糖	经过治疗血糖已经接近达标,但是空腹血糖仍然高者,或疑似夜间有低血糖者
其他	出现低血糖时,应该及时检测血糖;运动前后宜检测血糖;做一些特殊活动(如潜水、登高)前宜检测血糖

表 2-3-2 国内外各指南对自我血糖监测频率的建议

指南	监测频率建议
中华医学会糖尿病学分会《中国 2 型糖尿病防治指南（2017 年版）》	血糖控制非常差或病情危重而住院治疗者应每天监测 4 ~ 7 次血糖;使用口服降糖药者可每周监测 2 ~ 4 次空腹或餐后 2h 血糖;使用胰岛素治疗者可根据胰岛素治疗方案进行相应的血糖监测
2017 年美国妇产科医师学会（ACOG）《妊娠糖尿病指南》	空腹血糖、餐后 1h 或 2h 血糖、睡前血糖,必要时检测午餐和晚餐前血糖
2018 年美国糖尿病协会（ADA）《立场声明:儿童和青少年 1 型糖尿病》	每天多次,最多可以到每天 6 ~ 10 次,包括餐前、餐后睡前,或特殊情况下,如运动前、潜水前、某种疾病和有低血糖症状时
2020 年美国糖尿病协会（ADA）《糖尿病诊治指南》	采用多次胰岛素治疗或者胰岛素泵的 1 型糖尿病患者,监测血糖时间点包括餐前和进食点心前、睡前、偶尔餐后、运动前、执行特殊任务(如潜水),很多患者需要每天监测血糖 6 ~ 10 次;口服药物或仅用基础胰岛素的 2 型糖尿病患者,监测血糖时间点包括空腹、有低血糖症状时、合并其他疾病过程中、HbA$_{1c}$ 与空腹血糖结果不一致时的餐后血糖

四、住院患者不同治疗方案血糖监测原则

（一）采用单纯生活方式干预控制糖尿病的患者

通过监测血糖，了解饮食控制和运动对血糖的影响来调整饮食和运动方式、运动强度。

（二）采用单纯口服降糖药的糖尿病患者

每周监测 2～4 次空腹或餐后 2h 血糖。复诊前 1d 加测 5 个时间点血糖谱，即空腹血糖、三餐后血糖和睡前血糖。如有低血糖症状，应随时检测血糖。对于血糖稳定的糖尿病患者，可以适当减少监测频率。

（三）采用基础胰岛素治疗的糖尿病患者

使用基础胰岛素治疗的患者应该重点监测空腹血糖，在血糖达标前每周监测 3d 空腹血糖。每 2 周复诊 1 次，建议复诊前 1d 加测 5 个时间点血糖谱，即空腹血糖、三餐后血糖和睡前血糖。根据空腹血糖调整睡前基础胰岛素的剂量。如有低血糖症状，应随时检测血糖。

（四）采用预混胰岛素治疗的糖尿病患者

应重点监测空腹、午餐前和晚餐前血糖，在血糖达标前每周监测 3d，根据空腹血糖调整晚餐前胰岛素剂量；根据午餐前、晚餐前血糖调整早餐前胰岛素剂量。如果空腹血糖或餐前血糖达标，注意监测餐后血糖以优化治疗方案。如果晚餐后血糖和睡前血糖达标，但是空腹血糖高于正常，应监测凌晨 2—3 点血糖。复诊前 1d 加测 5 个时间点血糖谱，即空腹血糖、三餐后血糖和睡前血糖。如有低血糖症状，应随时检测血糖。

（五）采用餐时胰岛素联合基础胰岛素或胰岛素泵治疗的糖尿病患者

应监测餐后或餐前血糖，每天检测血糖 5～7 次并根据餐后血糖和下一餐前血糖调整上一餐前的胰岛素剂量；根据空腹血糖调整基础胰岛素剂量。如果晚餐后血糖和睡前血糖达标，但是空腹血糖高于正常或出现夜间低血糖症状时，应检测凌晨 2—3 点血糖。达到治疗目标后，每日监测血糖 2～4 次，主要检测空腹、餐前和睡前血糖，必要时测餐后血糖。指南一般建议糖尿病患者住院期间采用餐时胰岛素联合基础胰岛素方案，出院后根据病情决定是恢复住院前预混胰岛素或预混胰岛素类似物方案或口服药物方案，还是继续采用住院期间餐时胰岛素联合基础胰岛素方案。

（六）静脉应用胰岛素的危重患者

危重患者的最佳治疗方案是应用静脉胰岛素治疗。应该每 0.5h 到 1h 检测一次血糖，危重患者的血糖目标为 7.8～10mmol/L。

（七）妊娠糖尿病或糖尿病合并妊娠者

血糖控制欠佳的孕妇，妊娠早期流产及胎儿畸形的风险明显增加。为了减少孕妇和胎儿的不良结局，妊娠糖尿病患者较非妊娠糖尿病患者血糖控制目标更加严格。经过饮食控制和运动治疗，血糖仍然不达标的妊娠糖尿病和糖尿病合并妊娠者，应该及时应用胰岛素治疗。胰岛素治疗方案选用餐时和基础胰岛素治疗，最好选用餐时胰岛素类似物联合基础胰岛素，以便更好地控制餐后 1h 和 2h 血糖。每天至少检测 5 次血糖，即空腹血糖、三餐后 1h 或 2h 血糖、睡前血糖。如有低血糖症状，应随时检测血糖。血糖控制目标：空腹血糖 < 5.3mmol/L，餐后 1h 血糖 < 7.8mmol/L，餐后 2h 血糖 < 6.7mmol/L。

（八）围手术期糖尿病患者

糖尿病患者围手术期和术中血糖管理对于预后、住院时间、伤口愈合情况、减少感染和减少并发症起着十分关键的作用。ADA 指南建议围手术期患者血糖应控制在 4.4 ~ 10.0mmol/L；中华医学会麻醉学分会建议围手术期患者血糖控制在 7.8 ~ 10.0mmol/L；英国国家健康服务机构建议围手术期患者的血糖控制目标为 6 ~ 10mmol/L（必要时可放宽至 4 ~ 12mmol/L）。美国 Joslin 糖尿病中心建议术中患者的血糖控制目标为：病情不严重者 5.6 ~ 10.0mmol/L；病情严重者 7.8 ~ 10.0mmol/L。科学监测血糖配合有效的药物治疗，对手术预后的影响不容忽视。

1. 糖尿病患者手术前血糖监测频率

（1）正常饮食者：检测空腹血糖、三餐后 2h 血糖和睡前血糖。

（2）禁食者：每 4 ~ 6h 检测 1 次血糖。

2. 手术中血糖监测频率

（1）每 1 ~ 2h 检测 1 次血糖，手术开始时应每小时检测 1 次血糖，血糖稳定后可改为每 2h 检测 1 次。

（2）危重者、全身麻醉或持续静脉泵入胰岛素者，每 0.5 ~ 1h 检测 1 次血糖；接受体外循环手术者，每 15min 检测 1 次血糖。

3. 手术前或术中发现低血糖者（血糖 ≤ 3.9mmol/L） 每 5 ~ 15min 检测 1 次血糖，直至血糖 ≥ 5.6mmol/L。

4. 既往无糖尿病病史或血糖控制良好者（HbA$_{1c}$ ≤ 7%） 如接受小型手术，可仅在入院后和离院前分别检测 1 次血糖。

（九）儿童和青少年糖尿病患者

高血糖对儿童及青少年身心发育均会产生一定程度的负面影响，有效的血糖监测有助于血糖个体化达标，延缓糖尿病各种并发症的发生、进展。血糖监测的频次和时间要根据患者病情的实际需要来确定，可以选择餐前、餐后 2h、睡前及夜间（凌晨 2—3 点）。

（十）老年糖尿病患者

老年糖尿病患者病情复杂、病程较长、肝肾功能减退、对低血糖耐受性差、认知功能减退、精细活动能力减弱，常合并各种慢性并发症和合并症，因此老年糖尿病患者血糖控制目标相对宽松，治疗方案应该尽量简单。血糖监测有助于老年糖尿病患者血糖个体化达标和治疗方案的调整。

新诊断或从未进行自我血糖检测的老年糖尿病患者，应该检测三餐前、三餐后 2h 和睡前血糖；也可以仅检测三餐前和睡前血糖，待基线血糖降至目标水平后再关注餐后血糖，如隔天轮换进行不同餐前和餐后 2h 血糖的配对检测。血糖控制相对稳定后，检测早 / 晚餐前血糖即可。每周观察 1～2d 的血糖变化，以便发现问题并及时调整治疗方案。病情发生变化或合并急性、重症疾病时，可以检测三餐前、三餐后 2h 和睡前血糖。如有低血糖症状，应该随时检测血糖。

五、住院患者 POCT 血糖仪检测操作规范

（一）测试前的准备

准备采血工具、血糖仪和血糖试纸，应严格按照血糖仪操作说明书的要求进行操作，并在血糖仪产品适宜的操作温度范围内进行测量；清洁采血部位（如指腹侧面），可用肥皂和温水将手（尤其是采血部位）洗干净，并用干净的餐巾纸或棉球擦干；清洁后将采血部位所在的手臂自然下垂片刻，然后按摩采血部位并使用适当的采血工具获得足量的血样，切勿通过挤压采血部位获得血样，否则组织间液进入会稀释血样而干扰检测结果。

（二）测试中的要求

建议一次性吸取足量的血样（某些带有二次加样设计的血糖仪允许二次吸取血样）；在测试中不要按压或移动血糖试纸、血糖仪等。

（三）测试后的要求

记录血糖测试结果，如果测试结果可疑，则建议重新测试一次。若仍有疑问，则应咨询医护人员或与血糖仪厂家联系。取下测试用的血糖试纸，并与针头一起丢弃在定制的容器中；将血糖测试用品（血糖仪、血糖试纸、采血工具等）存放在干燥清洁处。信息化智能血糖仪可以实现数据自动上传，不再需要记录。注意：在确定原因和咨询医护人员前，请务必不要更改当前的糖尿病治疗方案。

六、住院患者 POCT 的影响因素

（一）检测方法

目前临床使用的血糖仪检测技术均采用生物酶法，主要有葡萄糖氧化酶（glucose oxidase，GOD）和葡萄糖脱氢酶（glucose dehydrogenase，GDH）两种，GDH 还需要联用不同辅酶，分别为吡咯喹啉醌葡萄糖脱氢酶（pyrrolidine quinoline quinone glucose dehydrogenase，PQQ-GDH）、黄素腺嘌呤二核苷酸葡萄糖脱氢酶（flavin adenine dinucleotide glucose dehydrogenase，FAD-GDH）及烟酰胺腺嘌呤二核苷酸葡萄糖脱氢酶（nicotinamide adenine dinucleotide glucose dehydrogenase，NAD-GDH）三种。GOD 血糖仪对葡萄糖特异性高，不受其他糖类物质干扰，但易受氧气干扰。低氧情况下，容易导致血糖检测结果偏高；高氧情况下，容易导致血糖检测结果偏低。GDH 血糖仪无需氧的参与，不受氧气干扰。采用 FAD-GDH 和 NAD-GDH 原理的血糖仪不能区分木糖与葡萄糖；采用 PQQ-GDH 原理的血糖仪不能区分麦芽糖、半乳糖、木糖与葡萄糖，可能与血样中的麦芽糖、半乳糖等发生反应，导致血糖检测结果假性升高。

（二）血细胞比容

血糖仪采用的血样大多为全血，因此受血细胞比容影响较大，相同血浆葡萄糖水平时，随着血细胞比容的增加，全血葡萄糖检测值会逐步降低。有血细胞比容校正功能的血糖仪可使这一差异值减到最小。

（三）操作者的技术因素

操作不当、血量不足、局部挤压、更换试纸批号而未换校正码或试纸保存不当等都会影响血糖检测结果的准确性。

（四）其他干扰因素

乙酰氨基酚、维生素 C、水杨酸、尿酸、胆红素、三酰甘油等内源性和外源性物质均为干扰物，当血液中存在大量的干扰物时，血糖检测结果也会出现一定程度的偏差。

七、住院患者 POCT 质量控制管理

与医院临床实验室检测相比，POCT 由非检验专业人员（主要为医生、护士）在非专业实验室进行操作，而且 POCT 血糖仪本身易受很多外界因素干扰，检测结果又直接影响诊疗行为和诊疗方案，因此住院患者 POCT 质量控制管理显得尤为重要。POCT 质量控制

管理的主要内容如下。

（一）组织管理

POCT 血糖仪主要分布于临床各科室，而检验科与临床科室属于同级科室，如果直接由检验科对血糖仪进行管理，实际操作中将会遇到很多困难。因此，应该将 POCT 质量管理纳入院内管理体系，由医院行政部门牵头成立由分管院长、医务科、检验科、护理部、信息科和内分泌科等组成的 POCT 质量控制小组，以指导和规范 POCT 的应用。POCT 质量控制小组的主要职责包括：定期对 POCT 血糖仪操作人员进行培训和考核；建立标准操作流程，包括标本采集、检测过程和仪器校准等，并严格监督执行情况。

（二）人员培训

POCT 血糖仪的操作者主要是临床医生和护士，由于工作性质不同，他们对检验知识缺乏系统的学习，对检验质量管理更是了解甚少。因此，操作人员必须接受专门培训，通过考核并获得证书后才能参加 POCT 工作，以确保检测结果的准确可靠。应由专门机构对操作人员定期开展规范化培训，培训内容包括：POCT 血糖仪标准操作流程；POCT 血糖检测的局限性；检验中可能存在的干扰因素及应对措施；血清、血浆和全血检测结果间的差异；防止传染病交叉污染的要点和措施等。

（三）实施仪器准入管理

医院应制订血糖仪准入管理规定，明确仪器的选择标准，并按照规定对全院在用血糖仪进行管理。

1. 仪器性能要求 血糖仪因工作原理不同而受干扰物的影响也会不同，血糖仪必须符合准入标准，满足准确性和精确性要求。准确性是指血糖仪的测量结果与实验室血糖检测结果之间的一致程度；精确性是指同一样本多次测量后检测结果之间的一致程度。

（1）准确性要求：患者同一部位血样血糖仪测试的全血结果和生化仪测试的血浆结果之间的偏差应控制在如下范围——至少95%的测试结果满足，当血糖浓度 < 5.6mmol/L 时，偏差应在 ±0.83mmol/L 范围内；当血糖浓度 ≥ 5.6mmol/L 时，偏差应在 ±15% 范围内。

（2）精确性要求：当血糖浓度 < 5.6mmol/L 时，标准差 < 0.42mmol/L；当血糖浓度 ≥ 5.6mmol/L 时，变异系数（CV）< 7.5%。

2. 仪器品牌和型号限定 信息化 POCT 的同一家医疗机构最好选用同一品牌同型号的血糖仪，以避免不同品牌、型号仪器带来的检测结果的偏差。

（四）建立室内和室间质量保证体系

1. 制订血糖仪临床操作规范 开展质控需要有一套完整的标准操作规程作为保障，故需要制订血糖仪临床操作规范。

2. 明确质控方法 每6个月至少进行一次血糖仪检测结果与本机构实验室生化方法检测结果的比对与评估。每台血糖仪强制设置室内质控程序，每天必须先通过室内质控才可以启用智能便携式血糖仪进行日常检测。对患者进行检测前，先要对试剂条码、患者信息条码等进行扫描，确保检测数据可溯源。

3. 及时处理失控情况 如果质控结果超出既定范围，应尽快查找失控原因。常见失控原因有试纸被污染或过期、质控液被污染或过期、血糖仪损坏、质控操作步骤错误、质控环境温度超出要求范围等，找到原因后应及时予以纠正，重新进行质控测定，直至顺利通过质控。

4. 做好质控记录 每次纠偏措施、仪器的维修保养情况等均须记录在专用登记本上。信息化POCT系统会自动保存质控记录，包括测试日期、时间、仪器的校准、试纸条批号及有效期、仪器编号及质控结果。

八、住院患者POCT危急值管理

传统的医院信息系统危急值管理是通过医生人工查阅相关检查检验报告中的数据或者由检验科发现血糖异常升高，电话通知病房或门诊医生，这种方式所带来的延误往往会带来不良后果，甚至是致命的。因此，设立即时血糖危急值报警模块、系统弹窗提醒，按照医院对危急值的分级管理流程，通过医生工作站和手机终端逐级将消息发送给相关医护人员，将极大提高危急值处置的及时性，实现危急值结果实时报警提醒，进一步完善医院危急值管理体系。

九、住院患者信息化管理POCT的缺陷

由于血糖仪检测技术和采血部位的限制，所有毛细血管血糖仪均存在某些局限性。

（一）某些特殊情况下POCT数据会有误差

采血部位局部循环差，如休克、重度低血压、糖尿病酮症酸中毒、糖尿病高渗综合征、重度脱水、脓毒症和使用加压素等情况下，使用毛细血管血糖仪检测有时会有一定误差；针刺采血可能引起患者的不适感。

（二）操作人员操作不规范

2010 年《医疗机构便携式血糖检测仪管理和临床操作规范》和 2015 年《中国血糖监测临床应用指南（2015 年版）》中明确规定了血糖检测的操作规范流程，但操作人员在清洁皮肤、消毒皮肤、采血部位、采血方法、采血量等方面依然存在很多问题，这些都有可能影响血糖检测结果的准确性。操作不规范可能影响血糖测定结果的准确性；检测频率不足时，对平均血糖、血糖波动或低血糖发生率的判断应谨慎；过于频繁的检测可能导致一些患者的焦虑情绪。

（三）医疗单元便携式血糖仪类型不统一

2010 年《医疗机构便携式血糖检测仪管理和临床操作规范》中明确规定，原则上同一医疗单元应选择同一类型的血糖测定仪，避免不同测定仪可能带来的偏差。但是有研究对全国 818 家医院进行调查，结果显示医院平均拥有两种或两种以上品牌的床旁血糖仪，部分科室还会定期或不定期更换血糖仪品牌。不同品牌、型号的血糖仪在很多方面存在差异。

（刘　军）

▶ 参考文献 ◀

[1] 中华医学会糖尿病学分会. 中国 2 型糖尿病防治指南（2017 年版）[J]. 中华糖尿病杂志, 2018, 10（1）: 4-62.

[2] American Diabetes Association.Diabetes technology: standards of medical care in diabetes-2020[J]. Diabetes Care, 2020, 43（Suppl 1）: S77-S88.

[3] 中华医学会糖尿病学分会. 中国血糖监测临床应用指南（2015 年版）[J]. 中华糖尿病杂志, 2015, 7（10）: 603-613.

[4] 中国老年医学学会老年内分泌代谢分会, 国家老年疾病临床医学研究中心（解放军总医院）, 中国老年糖尿病诊疗措施专家共识编写组. 中国老年 2 型糖尿病诊疗措施专家共识（2018 年版）[J]. 中华内科杂志, 2015, 7（10）: 603-613.

[5] CHIANG J L, MAAHS D M, GARVEY K C, et al.Type 1 diabetes in children and adolescents: a position statement by the American Diabetes Association[J].Diabetes Care, 2018, 41（9）: 2026-2044.

第四节　持续葡萄糖监测方案

血糖监测是糖尿病管理中的重要组成部分，血糖监测的结果有助于评估糖尿病患者糖代谢紊乱的程度，制订合理的降糖方案，随访病情的变化，以及指导治疗方案的调整。患者进行自我血糖监测（SMBG）是血糖监测的基本形式，而 HbA_{1c} 是反映长期血糖控制平均水平的金标准，是预测长期并发症发生风险的参考指标。但无论是 HbA_{1c} 还是 SMBG，自身都存在一定的局限性，因此，持续葡萄糖监测（continuous glucose monitoring，CGM）技术成为传统血糖监测方法的有效补充。

一、HbA_{1c} 和 SMBG 的局限性

HbA_{1c} 反映的是过去 2～3 个月的平均血糖水平，但存在局限性：① HbA_{1c} 难以反映患者血糖波动的特征；② HbA_{1c} 不能精确反映患者低血糖的风险；③ HbA_{1c} 对于调整治疗方案后的血糖评估存在"延迟效应"；④无法根据 HbA_{1c} 指导调整精准治疗方案；⑤对于影响血红蛋白寿命的疾病，如贫血、血红蛋白病等患者，HbA_{1c} 缺乏可靠性。总之，尽管 HbA_{1c} 增高是并发症的危险因素，但对个性化糖尿病管理没有帮助。越来越多的研究显示，血糖波动与糖尿病并发症密切相关，尤其是心血管疾病的独立危险因素，对认知功能和生活质量的影响与 ICU 的死亡率相关，血糖波动的幅度和时间对糖尿病相关的低血糖和高血糖风险都有影响。血糖的控制不仅需要量（即平均血糖）的达标，还需要质（血糖波动）的达标，而 HbA_{1c} 难以反映患者血糖波动的特征，SMBG 只提供了一个单一的"时间点"测量，无法精细反映全天血糖的波动变化，且无法提供血糖变化方向或变化速度。通过 SMBG 获取血糖数据取决于患者的自我监测，因此，SMBG 经常不能检测出夜间和无症状低血糖。因此，CGM 成为传统血糖监测方法的有效补充，并逐渐在临床上得到推广和应用，尤其在住院患者的血糖管理中扮演着越来越重要的角色。

二、CGM 系统简介

目前有许多种 CGM 系统，这些系统采用一种电化学酶传感器来测量组织间液的葡萄糖含量（与血浆葡萄糖的相关性良好）。组织间液由插入皮下的传感针评估，系统每 5～15min 自动记录一次葡萄糖值。由于 CGM 的结果有可靠性问题且需要对仪器进行校准，所以采用该技术时偶尔仍需要进行指尖血糖检测。一部分实时 CGM 需要用户进行校准，校准频率因设备不同而不同。此外，对于一些 CGM 系统，美国食品药品管理局

（FDA）建议仍需要 SMBG 以作出治疗决定。需要 SMBG 确认的设备称辅助设备，而不需要 SMBG 确认的设备称为非辅助设备。现已有两种不需要 SMBG 校准或确认的 CGM 设备获得美国食品药品管理局批准。2017 年国际糖尿病先进技术与治疗大会发布的《持续葡萄糖监测应用国际共识》中根据血糖数值提供方式将 CGM 分为回顾性、实时性和按需读取式（intermittently viewed CGM，iCGM）。扫描式葡萄糖监测（flash glucose monitoring，FGM）视为 iCGM 的代表。回顾性 CGM 和按需读取式 CGM 提供指定时间段内的当前血糖值和回顾性血糖数据。回顾性 CGM 通过监测数据的下载了解动态葡萄糖曲线。FGM 使用时将触屏阅读器置于传感器上方，即可获取当前葡萄糖数据，并提供既往 8h 及 24h 的动态葡萄糖曲线。此外，监测数据下载后系统软件可生成数种报告，包括动态葡萄糖图谱（ambulatory glucose profile，AGP）（需要 ≥ 5d 的监测数据才能形成）、每日葡萄糖监测结果及葡萄糖波动趋势等，为临床医生制订个体化治疗方案提供参考。和 SMBG 一样，回顾性 CGM 和按需读取式 CGM 缺乏高 / 低血糖报警，只有当用户选择进行测量时，测量才会可视化。回顾性 CGM 是盲测，患者不能随时看到监测结果，因此可得到干预措施真正的实际效果评价，在科学研究中结果相对准确。实时 CGM（rtCGM）提供关于当前血糖水平、血糖趋势和血糖变化方向 / 速度的实时数值和图形信息，带有警报设备，提醒用户当前和 / 或即将出现的高 / 低血糖，具有额外的安全优势。2016 年 9 月，美国食品药品管理局批准了首个"人工胰腺"设备——MiniMed670G 组合闭环系统。Guardian Connect™ 系统是全球第一款带智能高 / 低血糖预警功能的实时持续葡萄糖监测系统，于 2018 年获美国食品药品管理局批准，该系统用于医院的专业版已在中国上市，胰岛素泵和 CGM 结合组成闭环式人工胰腺，能够同时自动监测血糖并按合适剂量自动给药，使院内血糖管理变得更加简单有效。

大量研究表明，无论是持续皮下注射胰岛素治疗，还是每日多次胰岛素注射治疗，CGM 持续可靠的使用能够较 SMBG 更好地改善儿童和成人 1 型糖尿病患者的血糖控制情况，缩短低血糖和高血糖时间，降低中重度低血糖的发生频率。一般而言，改善血糖需要持续使用 CGM，而非间断使用。在接受或不接受强化胰岛素治疗的 2 型糖尿病患者中 CGM 也被证实有所获益，可改善血糖控制水平，同时降低低血糖的发生率，尤其是频发低血糖或无知觉性低血糖患者。在一项荟萃分析中，使用 CGM 与使用 SMBG 的 2 型成人糖尿病患者相比，前者的 HbA$_{1c}$ 降低更明显（WMD −0.7%）。目前对于妊娠糖尿病和非胰岛素治疗的 2 型糖尿病患者预后指标的益处数据有限。

三、CGM 的准确性评估

CGM 测定的是组织间液葡萄糖浓度，如与静脉血糖值进行对照比较，应包括点准确度和趋势准确度两方面的内容。由于平衡延迟，当血糖浓度快速上升时，组织间液葡萄糖传感器检出的葡萄糖值会低于静脉血浆葡萄糖。CGM 的准确度正在不断改善。研究显示，传感器读数处于参考葡萄糖读数 ±20% 和 ±30% 范围内的总体百分比分别为 75.6% 和 86.6%。最高的一致率出现在 13.3 ~ 22.2mmol/L。总的来说，传感器在正常血糖范围的准确度都比在低血糖范围更好，在较低的血糖范围内（< 3.9mmol/L），CGM 相对准确性较差，与毛细血管血糖值相比，传感器葡萄糖的平均绝对相对误差分别为 20% ~ 35%。CGM 准确性评估主要评价指标包括与参考值的一致性分析、平均绝对相对误差（mean absolute relative difference，MARD）、Clarke 误差栅格分析以及 Consensus 误差栅格分析等。MARD 是所有 CGM 与匹配参考值之间的绝对误差的平均值，为目前评估 CGM 系统性能最常用的指标。较小的百分比表明 CGM 读数接近葡萄糖参考值，而较大的 MARD 百分比表明 CGM 和葡萄糖参考值之间差异较大。目前一般以 MARD < 15% 作为上市标准。近期，美国食品药品管理局对工厂校准、免指血校正的传感器，如 FGM 的准确性提出了更高的要求。与传统 CGM 相比，以 FGM 为代表的新一代 CGM 系统在硬件和软件方面具有多项优势，反映准确性的指标 MARD 接近 10%。

四、CGM 临床应用的适应证

CGM 相对于 SMBG 带来的血糖控制改善并非固定不变，由于 CGM 相对昂贵，且存在可靠性问题以及部分 CGM 仪器需要指尖血糖校正，所以合理的患者选择是 CGM 成功使用的关键因素。《中国持续葡萄糖监测临床应用指南（2017 年版）》建议如下。

（一）回顾性 CGM 的主要适应证

1. 1 型糖尿病患者。

2. 需要胰岛素强化治疗（如每日 3 次及 3 次以上皮下胰岛素注射治疗或胰岛素泵强化治疗）的 2 型糖尿病患者。

3. 在 SMBG 的指导下使用降糖治疗的 2 型糖尿病患者，仍出现下列情况之一。

（1）无法解释的严重低血糖或反复低血糖、无症状性低血糖、夜间低血糖。

（2）无法解释的高血糖，特别是空腹高血糖。

（3）血糖波动大。

（4）出于对低血糖的恐惧，刻意保持高血糖状态的患者。

4. 妊娠糖尿病患者或糖尿病合并妊娠者。

5. 患者教育，CGM 可以帮助患者了解饮食、运动、饮酒、应激、睡眠、降糖药物等导致的血糖变化，因此可以促使患者选择健康的生活方式，提高患者的依从性，促进医患双方更有效的沟通。

6. 其他特殊情况，如合并胃轻瘫的糖尿病患者、特殊类型糖尿病患者、伴有血糖变化的内分泌疾病患者等。

7. 其他专科医生认为需要使用的情况。

8. 临床研究。

其中 1 型糖尿病患者、胰岛素强化治疗的 2 型糖尿病患者以及血糖波动大的患者是首选推荐进行 CGM 的人群。在合适的情况下，CGM 还可用于临床研究，是评估及指导治疗的有价值的方法。重度水肿、感染、末梢血液循环障碍患者不适合监测组织间液或毛细血管血糖水平，建议改用静脉血糖进行评估。

（二）实时 CGM 的主要适应证

1. HbA_{1c} < 7% 的儿童和青少年 1 型糖尿病患者，使用实时 CGM 可辅助患者 HbA_{1c} 水平持续达标，且不增加低血糖的发生风险。

2. HbA_{1c} ≥ 7% 的儿童和青少年 1 型糖尿病患者中有能力每日使用和操作仪器者。

3. 有能力日常使用的成人 1 型糖尿病患者。

4. 非 ICU 使用胰岛素治疗的住院 2 型糖尿病患者，使用实时 CGM 可以减少血糖波动，使血糖更快、更平稳地达标，同时不增加低血糖的发生风险。

5. 围手术期的 2 型糖尿病患者，使用实时 CGM 可以帮助患者更好地控制血糖。

五、CGM 的使用规范

CGM 在实际应用过程中，其监测结果受诸多因素影响，如传感器是否正确佩戴使用、读数时间、患者的依从性等。因此，为确保监测结果的准确有效，需规范 CGM 临床应用流程及操作，应重视相关操作人员及患者的教育与培训。建议血糖监测期间应尽量保持进餐、加餐、运动、工作和睡眠等行为在每日一致的时间进行，避免食物或药物等影响因素干扰。输入相关信息，如饮食记录及运动、治疗等事件，并输入毛细血管血糖检测结果。目前大多数 CGM 系统要求每日至少进行 1~4 次的毛细血管血糖检测以进行校准，一些 CGM 如 FGM 设备经过工厂校准，使用寿命长达 14d，不需要用户校准。毛细血管血糖检测应分散在全天不同时段，最好选择血糖相对较稳定的时间段进行（如三餐前及睡前等），且使用同一台血糖仪及同一批试纸，在进行毛细血管血糖检测后，立即将血糖值输入 CGM 记录器。FGM 设备虽不需要由用户校准，但在组织间液葡萄糖变化迅速时需要毛细血管血糖检测予以确认，如进餐后 2h 之内、运动或使用胰岛素期间。佩戴 CGM 期间须远离强磁场，不能进行磁共振成像以及 X 线、CT 等影像学检查以防干扰。部分 CGM

系统忌盆浴或把仪器浸泡于水中，但洗浴或游泳不影响 FGM 佩戴。初始佩戴时，探头需要与组织间液充分浸润以达到葡萄糖平衡，因此佩戴第一天的读数可能偏低，也有研究表明睡眠期间葡萄糖读数异常可能与睡姿压迫传感器有关，需要提醒患者在佩戴期间应避免压迫传感器。实时 CGM 应至少已经佩戴 12h，因为在最初的 12h 其准确性有时欠佳。

六、CGM 参数及正常范围

血糖波动是指血糖水平在其高峰和低谷之间变化的不稳定状态，是除 HbA$_{1c}$ 之外的另一个重要的血糖控制评价内容。研究表明，血糖异常波动可能是糖尿病相关并发症发生发展的重要原因，而通过 CGM 计算得到的葡萄糖参数可以更准确、全面地反映血糖波动。因此，CGM 参数可以反映血糖水平和血糖波动两方面。

1. 评价整体血糖水平的指标　主要包括平均葡萄糖、中位数葡萄糖、预估 HbA$_{1c}$、葡萄糖管理指标。平均葡萄糖是同一时间所有葡萄糖的平均值，指南建议日平均血糖 < 6.6mmol/L 为正常参考值。中位数葡萄糖曲线是同一时间所有葡萄糖读数的中位数描绘成的最佳拟合曲线，中位数葡萄糖 > 10.0mmol/L，或中位数葡萄糖高于目标值上限 20%且全天中位数葡萄糖升高 2.2mmol/L 以上，提示血糖控制不达标，需调整降糖方案。平均葡萄糖水平 6.6mmol/L、7.2mmol/L 和 7.8mmol/L 对应的预估 HbA$_{1c}$ 分别为 6.0%、6.5% 和 7.0%。预估 HbA$_{1c}$ 被重新命名为葡萄糖管理指标，并生成将平均葡萄糖转化为葡萄糖管理指标的新计算公式。

2. 反映离散趋势（血糖波动）的指标　包括标准差（SD）、变异系数（CV）、四分位数区间（IQR）、十分位数区间（IDR）、平均血糖波动幅度（MAGE）和每日变异平均值（MODD）。① SD 是一个经典有效的评估血糖波动的指标，指南建议 SD < 1.4mmol/L 为正常参考值。由于临床中许多患者血糖数据不符合正态分布，故 SD 并不能完全表示血糖波动。②糖尿病患者中血糖测定值 CV < 36% 提示血糖控制稳定。③ IQR 由第 25 和第 75 百分位数两条曲线表示，这两条曲线间的区域包括任意时间点的葡萄糖读数的 50%。IQR 是代表血糖波动的指标中最简便易读的指标，相比 SD 和 CV 可以更直观地体现血糖波动。IDR 由第 10 和第 90 百分位数两条曲线表示，这两条曲线间的区域代表任意时间点葡萄糖读数的 80%。IDR 更加突出血糖波动的整体特征，此区域外的血糖可能为葡萄糖异常值的过度反应。中位数葡萄糖曲线位于目标范围内，其越平坦，IDR 及 IQR 越窄，代表患者血糖控制越佳，反之则说明患者的血糖波动大，低血糖及高血糖事件发生率高。④ MAGE 是评估日内血糖波动的金标准，为去除所有幅度未超过一定阈值（一般为 1SD）的血糖波动后，根据第一个有效波动的方向计算血糖波动幅度而得到的平均值，MAGE < 3.9mmol/L 为正常参考值。⑤ MODD 是评估日间血糖波动的指标，为连续 2 日内相对

应测定值间相减所得差的绝对值的平均水平。目前上述这些指标多用于研究，在临床中的作用尚需要更深入的探讨。

3. 反映准确度的指标　包括平均绝对相对误差（MARD）、Clarke 误差栅格分析、Consensus 误差栅格分析，其中 MARD < 15% 作为 CGM 仪器上市标准。

4. 反映综合指标的指标　包括目标范围内时间（time in range，TIR）[其包含 TIR（%）及 TIR（h/d）]、低于目标范围时间占比（TBR）、高于目标范围时间占比（TAR）、低血糖和高血糖事件。目标范围是针对每个患者设定的个体化葡萄糖目标范围，通常目标范围为 3.9 ~ 10mmol/L，一些专家推荐结合患者年龄、基础疾病及并发症等选择更严格的、接近生理血糖水平的目标范围，如 3.9 ~ 7.8mmol/L 作为理想血糖目标范围，或者更为宽松的目标范围。如果 50% 的血糖在目标范围内，则 HbA_{1c} 约为 7%。不同糖尿病血糖控制评估 TIR、TBR、TAR 目标指导见表 2-4-1。

表 2-4-1　不同糖尿病血糖控制评估 TIR、TBR、TAR 目标指导

糖尿病组	TIR		TBR		TAR	
	读数;每天时间	目标范围	读数;每天时间	目标范围	读数;每天时间	目标范围
1 型 /2 型	> 70%; > 16h48min	3.9 ~ 10mmol/L (70 ~ 180mg/dL)	< 4%; < 1h	< 3.9mmol/L (70mg/dL)	< 25%; < 6h	> 10.0mmol/L (180mg/dL)
			< 1%; < 15min	< 3.0mmol/L (54mg/dL)	< 5%; < 1h12min	> 13.9mmol/L (250mg/dL)
较年长 / 高风险 1 型 /2 型	> 50%; > 12h	3.9 ~ 10mmol/L (70 ~ 180mg/dL)	< 1%; < 15min	< 3.9mmol/L (70mg/dL)	< 10%; < 2h24min	> 13.9mmol/L (250mg/dL)
妊娠,1 型	> 70%; > 16h48min	3.5 ~ 7.8mmol/L (63 ~ 140mg/dL)	< 4%; < 1h	< 3.5mmol/L (63mg/dL)	< 25%; < 6h	> 7.8mmol/L (140mg/dL)
			< 1%; < 15min	< 3.0mmol/L (54mg/dL)		
妊娠,2 型 /GDM	> 90%; > 21h36min	3.5 ~ 7.8mmol/L (63 ~ 140mg/dL)	< 4%; < 1h	< 3.5mmol/L (63mg/dL)	< 5%; < 1h12min	> 7.8mmol/L (140mg/dL)
			< 1%; < 15min	< 3.0mmol/L (54mg/dL)		

注：GDM，妊娠糖尿病。

5. 低血糖和高血糖事件 当葡萄糖在 3.0～3.9mmol/L 时，需要警惕低血糖，必要时复测血糖值；当葡萄糖 < 3.0mmol/L 时，需要紧急采取临床措施。指南建议葡萄糖 ≤ 3.9mmol/L 的比例及时间应小于 12%（3h）。当葡萄糖在 10.0～13.9mmol/L 时，提示血糖升高；当葡萄糖 > 13.9mmol/L 时，需要立即采取临床措施。2017 年 2 月，国际糖尿病先进技术与治疗大会召集了由临床医生和研究人员组成的国际专家小组，以定义 CGM 数据的核心指标，基于国际共识小组的专家意见，核心 CGM 指标列表现已简化，可用于临床实践（表 2-4-2）。

表 2-4-2 临床诊治标准化 CGM 指标

推荐指标	意义
CGM 穿戴天数（推荐 14d）	–
CGM 处于活动状态的时间百分比（推荐 14d 70% 的数据）	–
平均葡萄糖（MBG）	–
葡萄糖管理指标（GMI）	–
血糖变异性（%CV）	–
高于范围时间（TAR）: > 13.9mmol/L（250mg/dL）	2 级高血糖
高于范围时间（TAR）: 10.1～13.9mmol/L（181～250mg/dL）	1 级高血糖
目标范围内时间（TIR）: 3.9～10.0mmol/L（70～180mg/dL）	在范围内
低于范围的时间（TBR）: 3.0～3.8mmol/L（54～69mg/dL）	1 级低血糖
低于范围的时间（TBR）: < 3.0mmol/L（54mg/dL）	2 级低血糖
CGM 报告应用动态葡萄糖谱	

七、动态血糖图谱及读图方法

目前不同种类的 CGM 有各自的查看方式、参数指标及图表报告，临床医生在解读数据时有诸多不便，亟须统一的血糖管理报告。

动态葡萄糖图谱（ambulatory glucose profile, AGP）由 Mazze 等于 1987 年首先提出，此后经不断完善，目前多个指南及共识，如 2016 年 AACE 和美国内分泌学院的《血糖监测共识》、2017 年糖尿病先进技术与治疗国际会议的《持续葡萄糖监测国际专家共识》、2018 年中华医学会糖尿病学分会血糖监测学组的《中国扫描式葡萄糖监测技术临床应用专家共识》以及 2019 年 ADA 发布的《糖尿病医学诊疗标准》一致推荐，AGP 是血糖监测的标准化报告。理论上生成 AGP 至少需要 1 个完整的 24h 血糖监测数据，实际上推荐最少采集 2 周且包含 70% 以上的可用数据，亦或至少 10d 的完整数据。数据经由软件分析，并以图表及指标的形式生成报告。目前 AGP 主要包括血糖指标概要（一些标准化的葡萄糖指标）、总葡萄糖图谱、日趋势图以及额外的图表（如不同血糖范围内的时间等）。AGP 可准确直观地反映不同时段葡萄糖的波动、稳定性、暴露水平、高血糖及低血糖等。随着 FGM 的临床应用，最多获得3d的血糖监测数据已扩增至14d，这使总葡萄糖图谱得以在CGM 报告中应用。

AGP 总葡萄糖图谱是以 1 个标准日（24h）的形式将多日的血糖监测数据叠加在相应时间点呈现，由 5 个平滑曲线表示血糖监测系统的数据、1 个葡萄糖目标范围协助判断血糖是否达标。5 个平滑曲线包括中位数葡萄糖曲线（图 2-4-1 左中图黑色实线）、四分位数区间（IQR，图 2-4-1 左中图蓝色区域）、十分位数区间（IDR，图 2-4-1 左中图灰色区域）。1 个葡萄糖目标范围即目标范围和目标范围内时间（TIR，图 2-4-1 左上柱状图）。

日趋势图是患者每日血糖监测变化的趋势图（图 2-4-1 右上部分，图 2-4-1 下部灰色曲线是血糖目标范围，不同颜色实线是每日血糖值曲线）。由于人们并不能长期保持规律一致的进餐、加餐、运动、工作和睡眠，针对某些血糖波动大的时间段，建议参考日趋势图分析患者的饮食、运动、应激、睡眠及药物治疗的关系。

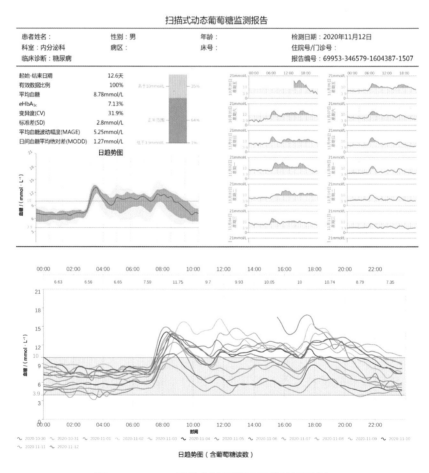

图 2-4-1　AGP 总葡萄糖图谱及日趋势图示例

额外的图表包括不同血糖范围内的时间，以及其他参数分析，如 MAGE、MODD 等（图 2-4-2）。

扫描式动态葡萄糖监测报告

患者姓名：　　　　　　　　性别：男　　　　　　　年龄：　　　　　　　检测日期：2020年11月12日
科室：内分泌科　　　　　　病区：　　　　　　　　床号：　　　　　　　住院号/门诊号：
临床诊断：糖尿病　　　　　　　　　　　　　　　　　　　　　　　　　报告编号：

项目	正常参考值（24小时）	2020-10-30	2020-10-31	2020-11-01	2020-11-02	2020-11-03
平均值（MG）/(mmol·L⁻¹)	< 6.6	10.94	9.24	10.4	10.82	10.36
标准差（SD）/(mmol·L⁻¹)	< 1.4	4.18	3.22	1.93	2.7	2.23
变异系数（CV）/%		38.1%	34.9%	18.5%	25%	21.5%
MAGE /(mmol·L⁻¹)		/	8.2	4.17	6.36	7.94
葡萄糖最高值/(mmol·L⁻¹)		16.89	14.06	14.89	16.28	14.72
葡萄糖最低值/(mmol·L⁻¹)		3.78	3.22	6.28	6.72	6.78
葡萄糖 ≥ 13.9 mmol/L 的时间（小时：分）		2:45 32%	0:30 2%	0:45 3%	4:45 20%	1:30 6%
葡萄糖 ≥ 10.0 mmol/L 的时间（小时：分）		4:45 56%	13:0 54%	13:45 57%	12:15 51%	15:15 64%
葡萄糖 ≥ 7.8 mmol/L 的时间（小时：分）	17%	5:45 68%	16:15 68%	22:15 93%	22:15 93%	18:30 77%
葡萄糖 ≤ 3.9 mmol/L 的时间（小时：分）	12%	0:15 3%	1:45 7%	0:0 0%	0:0 0%	0:0 0%
葡萄糖 ≤ 2.8 mmol/L 的时间（小时：分）		0:0 0%	0:0 0%	0:0 0%	0:0 0%	0:0 0%
3.9<葡萄糖<10.0 mmol/L 的时间（小时：分）		3:30 41%	9:15 39%	10:15 43%	11:45 49%	8:45 36%

签名：　　　　审核者：　　　　报告日期：2020年11月13日

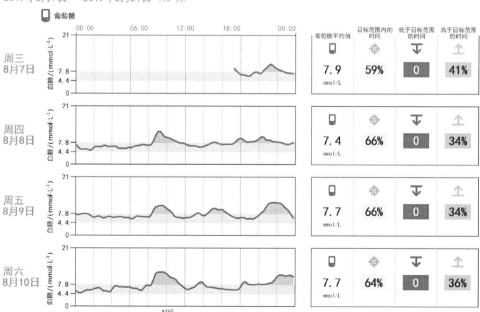

图 2-4-2　AGP 额外的图表示例

《中国持续葡萄糖监测临床应用指南（2017年版）》推荐采用"三步法"标准分析模式解读 CGM 图谱及数据，对于 3d 的监测结果，建议第一步分析夜间血糖，第二步看餐前血糖，第三步看餐后血糖；每个步骤先观察低血糖，后看高血糖，并找到具体的原因以指导调整治疗方案。对于 14d 的监测结果，建议第一步看达标时间，第二步看血糖波动，第三步看低血糖风险。治疗推荐顺序：首先减少低血糖风险，其次降低血糖波动，最后控制血糖整体达标。国外文章对 AGP 解读分为十四步法、九步法及七步法等多种方法。高政南等推荐在临床工作中采用六步法对 AGP 进行解读，具体步骤如下。①评价数据充分性：查看收集的数据时长。②明确血糖目标范围及达标解析：目标范围是 3.9～10mmol/L。如果平均葡萄糖、中位数葡萄糖曲线以及至少 50% 的 TIR 在目标范围内，提示血糖控制达标。③低血糖和高血糖事件评估：针对低血糖或高血糖事件需要采取临床措施。注意调整低血糖或高血糖事件发生前 1～2h 的生活方式及治疗方案。④调整药物治疗：IQR 如果波动大或超出目标范围，需要调整药物治疗方案。⑤调整生活方式：IDR 如果波动大或超出目标范围，建议调整生活方式及提高治疗的依从性。⑥患者参与：医生与患者就其 AGP 进行交流，可结合日趋势图与患者协商互动，提高患者诊治的依从性。

八、总结

血糖监测是糖尿病管理的重要环节，现代血糖管理理念需要 HbA$_{1c}$ 达标、避免严重低血糖以及减少血糖波动，即"血糖管理三角"论，而 CGM 基于多日持续监测的数据，既可以根据大量的时间点血糖估算出平均血糖或 HbA$_{1c}$，又可以反映血糖波动，同时及时发现低血糖，可胜任现代血糖监测的要求。同时以 FGM 为代表的 CGM 在测定的准确性、方便性、佩戴时间长短、性价比及图谱解读的易读性方面有了长足进步，在住院患者的血糖管理中扮演着越来越重要的角色，临床上应规范合理地应用 CGM 技术，以更好地服务于临床诊疗工作。

（卞　华）

▶ 参考文献 ◀

[1] 中华医学会糖尿病学分会血糖监测学组.中国扫描式葡萄糖监测技术临床应用专家共识[J].中华糖尿病杂志,2018,10（11）：697-700.

[2] 中华医学会糖尿病学分会.中国持续葡萄糖监测临床应用指南（2017年版）[J].中华糖尿病杂志,2017，9（11）：667-675.

第三章

院内血糖管理的
应用

BLOOD GLUCOSE

MANAGEMENT

OF INPATIENTS

第一节　重症监护病房患者血糖管理

ICU 约 80% 的患者存在高血糖，包括住院前确诊的糖尿病患者或未知糖尿病患者。大量研究证实，高血糖与包括感染、住院时间延长和 ICU 死亡率在内的并发症发生率增加有关，而无糖尿病病史的患者（新发和应激性高血糖）风险更高。20 世纪 90 年代和 21 世纪初，前瞻性随机对照研究表明，与常规治疗相比，在 ICU 中用于实现严格血糖控制的强化胰岛素治疗可降低患者的发病率和死亡率，这些结果促使 ICU 广泛采用强化胰岛素治疗和严格的血糖控制方案来管理高血糖。然而，NICE- SUGAR 研究和其他几项研究显示，强化血糖控制增加了死亡风险（可能是由于低血糖），在 ICU 中对所有患者进行严格的血糖控制的方法不再提倡。迄今，在 ICU 实现满意的血糖控制的挑战仍然存在。尽管存在准确性方面的误差，POC 血糖监测仍然是 ICU 中最常用的血糖监测方法。

一、ICU 患者血糖异常的特点

低血糖和高血糖变化是 ICU 患者发病率和死亡率增加的重要预测因素。在 NICE- SUGAR 研究中，强化血糖控制与中度和重度低血糖风险增加显著相关，中度和重度低血糖风险均与更高的死亡率相关。虽然这种联系证明了剂量反应关系，但因果关系不能被证明。与此同时，其他研究表明低血糖与 ICU 患者的不良预后直接相关。在一项多中心观察性研究中，Krinsley 等人的研究显示低血糖程度与 ICU 死亡风险之间存在相同的剂量反应相关性。即使是轻度低血糖，也具有显著影响。

血糖变异性（glycemic variability，GV）是一个引入不久的新概念，但是并没有被很好理解和运用。一些研究已经报道了 GV 作为血糖控制新指标的重要性，以及它与 ICU 死亡率增加的独立关联，然而测量住院患者 GV 的最佳方法尚未建立。尽管人们已经提出并使用了平均血糖波动幅度（MAGE）或平均绝对葡萄糖（MAG），但这些测量方法最初是在 CGM 之前使用 POC 中可用的葡萄糖值，由于这些测量的频率和间隔的差异而面临挑战。然而，最近已经研究了在危重患者中使用 CGM 的 GV。在一项对入院的心肌梗死患者使用 CGM 的前瞻性研究中，发现入院一年后出现重大不良心脏事件的患者 GV 水平较高，在最近的一项前瞻性研究中，76 名接受选择性心血管手术的患者在围手术期使用 CGM 来监测血糖水平，结果发现 GV 增加的患者手术部位感染和术后心房颤动的发生率更高。这些结果均显示了对 ICU 患者检测血糖的重要性。

在 ICU 中，测定葡萄糖样本来源包括动脉、静脉、毛细血管和组织液。ICU 血糖监测的数据可以来自医院中心实验室或大多数 POC 和血气分析仪，但是 ICU 内大多数采用

POC 测定毛细血管血糖。

二、ICU 血糖管理

（一）危重患者血糖控制目标

2001 年，第一项有关 ICU 严格控制血糖的随机对照研究发表，该研究发现，通过强化胰岛素治疗血糖目标为 4.4 ~ 6.1mmol/L，可改善外科 ICU 患者的预后，患者死亡率绝对值降低 3.4%，血流感染率下降 46%，需要血液透析的急性肾衰竭发生率降低 34%。随后在内科 ICU 的类似研究显示，在 ICU 停留 3d 或更长时间的人群中，严格控制血糖显著改善死亡率。然而，随后欧洲多中心试验（Gluncontrol）和德国对于脓毒症患者（VISEP）的研究显示，常规组和严格血糖治疗组之间死亡率没有差异。在 NICE-SUGAR 研究中（有 6 100 例入组病例）采用严格血糖目标治疗，严格血糖控制组（4.4 ~ 6mmol/L）与中度血糖控制组（8 ~ 10mmol/L）相比，其 90d 死亡率略高（27.5% vs.24.9%），强化方案组死亡率的比值比为 1.14。NICE-SUGAR 的后续研究发现，ICU 和普通病房患者严重低血糖的发生均与更高的死亡率相关。尽管研究之间存在显著异质性，但进行荟萃分析（包括来自 NICE-SUGAR 的结果）得出结论，严格控制血糖并不能改善 ICU 患者的死亡率。从 26 项研究中汇总得出死亡 RR 为 0.92（95%CI 0.83 ~ 1.04），但是仅分析外科 ICU 患者 RR 为 0.63（95%CI 0.44 ~ 0.91）。根据迄今为止积累的证据，AACE 和 ADA 建议，对于大多数 ICU 患者，目标血糖控制范围在 7.77 ~ 10mmol/L 时平均获益最大。2012 年国际拯救脓毒症指南同样建议当两个或多个连续血糖测量值超过 10mmol/L 时开始治疗，同时应注意避免发生低血糖。

来自荟萃分析和专家共识所推荐的建议认为，对于大多数 ICU 患者，血糖控制在 7.77 ~ 10mmol/L 是最合适的。然而，有研究者认为"一刀切"的方法并不准确，因为重症疾病期间患者生理状态、需求不同，要考虑是否之前就存在糖尿病。与既往患有糖尿病的患者相比，无糖尿病的患者对于同等程度高血糖，其不良后果更为严重。虽然这种现象的机制尚不明确，但目前认为可能与患者体内的代谢环境相关，在细胞水平上，血糖水平剧烈波动似乎会诱发更多缺血性损伤、炎症、内皮功能障碍、细胞凋亡和氧化应激。相反，糖尿病患者可能具有适当的代偿机制，可以弱化急性高血糖造成的细胞损伤。一些研究者认为，初诊的高血糖患者或入院前 HbA_{1c} 水平较低的危重患者最有可能从强化胰岛素治疗中获益。一些研究报道 ICU 入院前 HbA_{1c} 水平越高，住院过程中因中度低血糖（2.22 ~ 3.83mmol/L）或重度低血糖（< 2.22mmol/L）造成的死亡风险越高。

ICU 患者无论发生高血糖还是低血糖，均可增加死亡风险。葡萄糖对大脑尤其重要，因为大脑具有很高的能量需求，同时葡萄糖储备有限，低血糖可导致继发性脑损伤，尤其在重症患者中应避免低血糖的发生。高血糖可加剧脑损伤，观察性研究表明创伤性脑损伤、脑出血患者发生高血糖时其死亡率更高。另有研究表明，在神经损伤方面，中度高血糖（8.3 ~ 9.4mmol/L）与脑出血、脑梗死患者发病率和死亡率相关，动物实验模型也表明高血糖能使缺血引起的神经元损伤增加。

目前推荐的 ICU 住院患者血糖控制目标：

1. 美国内科学会（ACP）提出的 ICU 最佳实践建议　在 ICU 应用胰岛素的患者血糖控制在 7.8 ~ 11.1mmol/L（140 ~ 200mg/dL）；应该避免血糖 < 7.8mmol/L（140mg/dL）。

2. ADA 建议　对于大多数病情危重且血糖持续 ≥ 10.0mmol/L（180mg/dL）的患者，应开始胰岛素治疗，血糖控制目标为 7.8 ~ 10.0mmol/L（140 ~ 180mg/dL）。

（二）ICU 患者的低血糖

无论如何严格控制血糖，均不可完全避免低血糖的发生，部分患者（如脑损伤患者）可能对低血糖尤为敏感。目前报道的严重低血糖发生率差异很大，并且在 Leuven 研究中外科 ICU 患者低血糖发生率低至 5.1%，而 Berghe 等的研究结果显示 ICU 中低血糖发生率高达 19%。这些低血糖事件的临床意义存在争议，有些人认为医源性低血糖是不良结局和疾病严重程度的标志，但它不会直接导致死亡率的增加。

在一项针对近 17 000 例因急性心肌梗死住院患者的大型回顾性队列研究中，当平均血糖水平降至 3.8mmol/L 以下时，与平均血糖在 5.5 ~ 6.1mmol/L 相比，患者死亡风险显著上升（OR 6.4）。作者认为，自发性低血糖与外源性胰岛素引起的低血糖不同，前者与更高的死亡率有关。数据表明，医源性低血糖可能不会带来严重后果，而对于 ICU 常见危重症疾病（如脓毒症、肝衰竭、肾衰竭和肾上腺皮质功能不全等），尽管在没有降糖治疗时也容易出现自发性低血糖，这种情况下患者死亡风险增加。在一项针对危重患者的病例对照研究中，共纳入 5 365 例危重患者，其中 102 例患者至少出现过一次严重低血糖发作，通过多因素分析认为严重低血糖发作与死亡风险增加相关（OR 2.28）。

某些常见因素可能与低血糖风险增加有关，以下情况需要更密切的监测，如连续性静脉 - 静脉血液滤过、进食不足、使用正性肌力药物、脓毒症、既往糖尿病病史和使用奥曲肽等。尽管缺乏确切的数据证明在 ICU 中低血糖所带来的危险，但长时间严重低血糖无疑会消耗星形胶质细胞糖原储存，并导致神经元细胞死亡和永久性脑损伤。同时，使用镇静剂或重症疾病的恶化可能掩盖低血糖常见症状，如焦虑、烦躁不安、心动过速、认知功能明显变化等，如果不进行严密的血糖监测，可能会导致识别延迟。

如何控制血糖至关重要，葡萄糖变异性与平均血糖值一样重要，因为葡萄糖变异性被认为是死亡率增加的重要独立预测因子。一项研究显示，比较幸存患者和死亡患者，两组间两个连续血糖值之间的变化幅度存在统计学差异。常规报道的血糖控制指标以两组之间的平均血糖表示，在 Krinsley 报道的一项研究中，在 ICU 住院期间平均血糖控制水平在 3.9 ~ 5mmol/L 的患者，如果达到这一目标且血糖变化程度最小，则死亡率为 5.9%；对于相同严格程度的血糖控制，但是血糖变异性最高的患者死亡率上升至 30.1%；对于平均血糖为 4.4 ~ 6.1mmol/L 的患者，死亡率为 4.2% ~ 27.5%。

当患者在强化胰岛素治疗中出现低血糖时，大多数方案要求静脉注射葡萄糖。临床中当发生血糖降至 2.2mmol/L 以下的情况时，给予 10g 葡萄糖静脉注射后血糖升高，该治疗可能会导致葡萄糖变异性增加。因此，当低血糖发生率很高时，如在 Leuven 的 ICU 研究中低血糖发生率为 18.7%，随之而来的葡萄糖变异性增加，可能会掩盖血糖控制的潜在益处。

（三）ICU 营养支持对血糖控制的影响

临床研究表明，重症患者营养不良较为普遍，影响着其他并发症的发生，且与患者病死率相关，成为预测重症患者不良预后的重要因素。对重症患者实施及时、有效的营养支持十分重要，营养支持可减轻严重低血糖症的发生风险，而长期禁食状态实际上可能会增加胰岛素抵抗。但无论何种形式的营养支持，均要配合密切的血糖监测及调整胰岛素治疗方案。

危重患者进行肠外营养时，常常会导致血糖升高，主要原因包括：①原发疾病影响胰岛素分泌及糖代谢紊乱，如糖尿病、胰腺相关疾病、肝硬化等；②营养液输注速度快或者过量；③药物相关作用，包括糖皮质激素、生长激素等。一般而言，应调整能量摄入以避免过多葡萄糖摄入，以最大程度减少高血糖的发生。另外，糖异生激素分泌过多也易诱发蛋白质分解代谢增加，分解代谢状态不一定会产生足够热量，可适当提高脂肪乳剂在非蛋白质热量中的比例，以脂肪提供 40% ~ 50% 的非蛋白质热量，能明显降低高血糖的发生率。虽然尚不清楚危重患者的最佳能量摄入值，有效控制葡萄糖也可能改善蛋白质分解代谢，目前认为适度控制血糖可减少 ICU 患者负氮平衡的发生率。

三、ICU 血糖监测方法

（一）中心实验室测量血浆葡萄糖

不管以何种形式强化血糖控制，都需要准确测量血糖浓度，目前，医院的"金标准"是中心实验室测量的血浆葡萄糖，其不受血细胞比容的影响。在正常生理范围内，样品来源也可能影响血糖值，通常动脉血糖比静脉血糖高 0.55mmol/L，比毛细血管血糖高 0.28mmol/L。

（二）床旁快速血糖监测

在明显高血糖的情况下，不同部位血糖之间差异可能会增加，出于便捷、快速获取结果的考虑，床旁 POCT（如使用指尖血糖测量仪）已在医院各病房（包括 ICU）广泛运用，该设备使用葡萄糖氧化酶或葡萄糖脱氢酶反应来估算血糖浓度。儿茶酚胺、尿酸和胆红素的增加以及对乙酰氨基酚等药物的存在，可能会干扰葡萄糖氧化酶反应，而对于那些依赖葡萄糖脱氢酶反应的测量方式受代谢物和药物干扰则要少一些，但是其可能会检测到除葡萄糖以外的其他糖，如甘露糖、木糖和艾考糊精，从而使得血糖测定浓度较实际值偏高。此外，很难准确测量 ICU 患者的毛细血管血糖，因为许多因素会干扰血糖测量，如低血压所致灌注不足、酸中毒、严重贫血、体温过低等，均可能导致测量不准确。除准确性外，指尖血糖 POCT 使得护理工作耗时增加，且因每次测量都需要刺破指尖，会使患者感到不适。

（三）持续血糖监测

对一些住院患者采用持续葡萄糖监测（CGM）系统，可以帮助实现更平稳的血糖控制，并避免危重症患者低血糖和葡萄糖变异性引起的严重后果，但是总体来说，对于 ICU 该类数据很少。与间歇性监测系统相比，CGM 可以使胰岛素输注进行更加迅速、准确的调节，从而预防严重高血糖/低血糖的发生。

CGM 设备通过皮下插入传感器进行工作，该传感器测量的组织间液葡萄糖与葡萄糖氧化酶发生反应，在氧化还原反应中产生过氧化氢，随之过氧化氢被氧化，释放出电子并产生电流，其幅度对应葡萄糖浓度。然后，该信息通过无线电波连续传输到小型显示设备，该显示设备可以图形方式显示，每 5min 更新一次。每个传感器寿命为 3～14d，具体取决于型号。CGM 测定的血糖值需要通过毛细血管血糖进行定期校准，尤其是在 ICU 和降糖方案调整期间。组织间液葡萄糖还有其他特殊性，在稳定状态下，组织间液葡萄糖实际上与周围血浆葡萄糖浓度具有良好的相关性，但同时它很大程度上受血浆浓度、毛细血管通透性、附近水肿等影响，尤为重要的是，较实时血浆葡萄糖读数而言，组织间液葡萄糖浓度测定滞后 15～30min。多数研究显示，即使存在如血流动力学不稳或持续使用升压药物等情况，该技术的准确性依然与中心实验室血浆葡萄糖测定结果一致性良好。一项对 174 例 ICU 患者同时进行动脉血糖与 CGM 监测的回顾性研究分析发现，当用 CGM 分析进行评估时，实际一致性为 99%，除 1% 的结果外，其余所有结果均采用相同的临床决策。然而 CGM 监测在低血糖范围内易出现失误，且误报率很高，通过对比指尖血糖发现 CGM 未能在住院患者中检测出高达 50% 的低血糖发作，同时发现通过测量中心实验室血浆静脉血糖确诊为低血糖患者（< 4.4mmol/L）有 24 例，而 CGM 有 6 例（占 25%）未能识别。

关于 CGM 的随机对照研究试验，较为昂贵的 CGM 与使用动脉或毛细血管血糖常规间歇性评估相比，并不能证明血糖控制方面存在差异，但是使用 CGM 可以减少护理时间。随着此类设备变得更加准确，尤其是在低血糖监测方面，CGM 将成为一种重要方法，与实验室检测或 POCT 相比，ICU 医生可以通过此类方法更严密地监测患者的血糖情况。此外，需要开发更先进的葡萄糖控制算法，以更好地利用 CGM 提供的丰富数据，从而更精确地滴定胰岛素输注量，以求更好、更安全地控制血糖。

四、复旦大学附属中山医院重症医学科血糖管理模式

复旦大学附属中山医院重症医学科目前采用中心实验室测量血浆葡萄糖联合 POCT 方式监测患者血糖，包括静脉、动脉及指尖毛细血管血糖检测，其中指尖血糖仪测量快速、准确，对于准确评判患者血糖水平起到了关键作用，能让医生及时作出相应的处理，为重症医学科首选的血糖管理方式，具体内容如下。

（一）血糖测量前

1. 仪器评估

（1）评估指尖血糖仪电量、显示屏情况，血糖仪应每天使用质控液校准，不应使用过期的质控液，质控液开瓶后 3 个月内有效，平时其储存环境温度不应超过 30℃，也不宜冷藏或冷冻保存。

（2）选择与仪器相匹配的试纸，评估试纸包装盒有效期及包装情况，因为试纸会受环境温度、湿度、化学物质等影响，试纸平时应存放在干燥、阴凉、避光的地方，用后密闭保存。试纸的有效期一般为开封后 3 个月内（有特殊说明除外）。

2. 患者评估

（1）评估患者的血细胞比容、血压、末梢循环等。ICU 患者如果合并严重休克、低血压导致灌注不足、重度脱水、水肿、严重贫血、酸中毒等情况，测量毛细血管血糖值时可能出现测量结果不准确的情况，注意应同步与中心实验室测量的血浆葡萄糖进行校对。

（2）评估患者是否有特殊用药情况，如激素类药物、拟交感神经类药物（沙丁胺醇等）、部分降脂药（烟酸等）、利尿剂、β 受体阻滞剂、免疫抑制剂（环孢素、他克莫司等）、抗精神病类药物（氯丙嗪、氟哌啶醇、奥氮平等）、蛋白酶抑制剂（奈非那韦等）、抗结核药（异烟肼、利福平）等，此类药物会使血糖升高。

（二）血糖测量操作

医务人员操作前后洗手，按照血糖监测操作规范执行，测试前确保试纸完全插到测试

孔的底部。用70%～80%的乙醇消毒患者皮肤，待干后穿刺采血。采血点选择指腹两侧，以减少疼痛，用消毒干棉签拭去第1滴血，以第2滴血监测血糖。采血量不足会导致测量失败或结果偏低，需更换试纸重新测定。血滴过大而溢出测定区或过度挤压等也会影响测量结果。

（三）血糖测量后的异常值处理

指尖血糖仪的监测范围为2～33.3mmol/L，不同品牌略有区别，血糖仪显示"HI""LO"时，表明血糖检测值已经超出该仪器测定的最高/最低值范围，出现这种情况，应该即刻采集静脉血送中心实验室检测并针对高血糖/低血糖进行及时处理。

重症医学科主要收治外科危重患者，包括胸外科、普外科、血管外科、神经外科、泌尿外科等。胰岛素是危重患者控制高血糖的首选药物，通过检测血糖及时调整胰岛素剂量、滴速，使血糖控制于目标范围内。由于胰岛素容易被大分子和营养袋吸附，降低胰岛素的有效浓度，因此胰岛素不能加入全静脉营养混合液中。胰岛素可以溶于生理盐水、葡萄糖溶液，不宜与维生素C、抗生素混合。重症医学科一般采用静脉微量胰岛素泵单独补充胰岛素，具体的起始静脉输注方案见表3-1-1，胰岛素输注剂量调整参考标准方案见表3-1-2。

表 3-1-1　ICU 患者胰岛素起始静脉输注方案

血糖值/(mmol·L^{-1})	胰岛素起始剂量建议
9.8 ～ 11.1	0.5 ～ 1U/h 泵入维持
> 11.1 ～ 15.9	1.5 ～ 3U/h 泵入维持
> 15.9 ～ 33.3	4U 静脉追加,4 ～ 6U/h 泵入维持
> 33.3	6U 静脉追加,6U/h 泵入维持

表 3-1-2　ICU 患者胰岛素输注剂量调节参考标准

血糖值/(mmol·L^{-1})		剂量调整建议
< 3.9		停用胰岛素,按低血糖处理流程处理
3.9 ～ 7.7		停用胰岛素,1h 复测,血糖 > 10mmol/L,恢复胰岛素输注,输注速度减半
	与上次血糖检测结果相比,下降 > 2.8	停用胰岛素,1h 复测,然后每小时复测,当血糖 > 10mmol/L,恢复胰岛素输注,输注速度减半

血糖值 /(mmol·L⁻¹)		剂量调整建议
7.8 ~ 10.0	与上次血糖检测结果相比，下降 1.4 ~ 2.8	当前速度为 0.1 ~ 3.9U/h，输注速度减半
		当前速度为 4.0 ~ 6.9U/h，输注速度降低 2U/h
		当前速度为 7.0 ~ 10U/h，输注速度降低 3U/h
		当前速度为 > 10U/h，输注速度降低 4U/h
	其他情况	输注速度不变，当连续两次血糖检测结果为 7.8 ~ 10mmol/L，每 2h 检测一次
	与上次血糖检测相比，下降 > 2.8	当前速度为 0.1 ~ 3.9U/h，输注速度减半
		当前速度为 4.0 ~ 6.9U/h，输注速度降低 2U/h
		当前速度为 7.0 ~ 10U/h，输注速度降低 3U/h
		当前速度为 > 10U/h，输注速度降低 4U/h
10.1 ~ 13.9	与上次血糖检测相比，下降 1.4 ~ 2.8	输注速度保持不变，并于 1h 内复测血糖
	其他情况	当前速度为 0.1 ~ 3.9U/h，输注速度增加 1U/h
		当前速度为 4.0 ~ 6.9U/h，输注速度增加 1.5U/h
		当前速度为 7.0 ~ 10U/h，输注速度增加 2U/h
		当前速度为 > 10U/h，输注速度增加 3U/h
	与上次血糖检测相比，下降 > 1.4	输注速度保持不变，并于 1h 内复测血糖
> 13.9		静脉追加 2U 胰岛素
	其他情况	当前速度为 0.1 ~ 3.9U/h，输注速度增加 1U/h
		当前速度为 4.0 ~ 6.9U/h，输注速度增加 1.5U/h
		当前速度为 7.0 ~ 10U/h，输注速度增加 2U/h
		当前速度为 > 10U/h，输注速度增加 3U/h

对于低血糖患者，当血糖 < 3.9mmol/L，立刻启动低血糖处理流程。可以正常进食的患者，口服含糖食物，15min 后复测血糖，复测血糖 < 3.9mmol/L，重复以上处理，直到血糖超过 3.9mmol/L；失去意识或不能正常经口进食的患者，静脉推注 50% 葡萄糖溶液 20mL，15min 后复测血糖；对于严重低血糖昏迷患者，或持续低血糖患者，可以使用 50% 葡萄糖溶液微泵持续泵注，必要时每 10min 监测 1 次，调整药物剂量，同时积极寻找病因。

（钟　鸣）

▶ 参考文献 ◀

[1] KRINSLEY J S, PREISER J C, HIRSCH I B.Safety and efficacy of personalized glycemic control in critically ill patients：a 2-year before and after interventional trial[J].Endocr Pract,2017, 23（3）：318-330.

[2] YAMADA T, SHOJIMA N, NOMA H, et al.Glycemic control, mortality, and hypoglycemia in critically ill patients：a systematic review and network meta-analysis of randomized controlled trials[J].Intensive Care Med ,2017,43（1）：1-15.

[3] CHASE J G, DESAIVE T, BOHE J, et al.Improving glycemic control in critically ill patients： personalized care to mimic the endocrine pancreas[J].Crit Care,2018,22（1）：182.

[4] YATABE T, INOUE S, SAKAGUCHI M, et al.The optimal target for acute glycemic control in critically ill patients：a network meta-analysis[J].Intensive Care Med,2017,43（1）：16-28.

第二节　围手术期住院患者血糖管理

在糖尿病和非糖尿病患病人群中，围手术期高血糖是术后不良结局的独立预测因子。围手术期高血糖的相关不良结局包括伤口愈合延迟、感染率增加、住院时间延长和术后死亡率升高等。高血糖症是指血糖水平高于 7.8mmol/L，是一种常见疾病。其在普通外科手术人群中患病率为 20%～40%，在心脏外科手术人群中比例更高，患病率为 80%～90%。高血糖症的严重程度与麻醉和手术的类型有关，与硬膜外/局部麻醉或外周/腹腔镜手术相比，全身麻醉或胸/腹部手术更容易发生血糖升高。大多数有高血糖的心脏手术患者以前确诊过糖尿病，由于手术和麻醉的压力或糖皮质激素和营养支持的使用，术后血糖控制往往不佳。40%～60% 没有糖尿病病史的患者也会因手术应激而出现一过性高血糖，其中多数患者在出院时血糖可恢复正常。围手术期高血糖患者包括住院期间新诊断的糖尿病患者。大量研究表明，心脏手术合并高血糖患者的并发症和死亡率增加。与无高血糖的患者相比，糖尿病患者和虽无糖尿病但围手术期发生高血糖的患者的伤口感染率较高、急性肾衰竭者更多、住院时间较长，且围手术期死亡率较高。更加值得关注的是，与既往有糖尿病病史的患者相比，无糖尿病患者在冠状动脉搭桥术或 ICU 住院期间出现应激性高血糖的预后更差。

一、围手术期高血糖的产生机制

维持正常血糖水平对人体正常生理功能的运行至关重要。正常个体通过动态调节肝脏和肾脏内源性葡萄糖的产生和外周组织葡萄糖的利用来维持血糖稳定。葡萄糖的产生是通过糖原异生和糖原分解来完成的。胰岛素作为主要的调节激素，可以抑制肝葡萄糖的产生并刺激外周组织对葡萄糖的摄取。在禁食期间，胰岛素浓度降低导致脂肪和蛋白质分解，糖异生前体（如甘油、乳酸盐和氨基酸）释放增加，促进葡萄糖的产生。过量的葡萄糖聚合成糖原，主要储存在肝脏和肌肉中。糖原分解主要由胰高血糖素介导，将糖原分解为葡萄糖单体，以提供代谢需要的能量。这些步骤依赖于胰岛素和反调节激素之间的相互作用。

手术、麻醉和疾病引起的应激使中枢神经系统和神经内分泌轴激活，增加了反向调节激素，包括皮质醇、胰高血糖素、生长激素、儿茶酚胺的分泌，同时胰岛素分泌减少、胰岛素抵抗增加，从而导致外周葡萄糖利用率降低、脂肪和蛋白质分解增加、糖异生作用增强和糖原分解增加，引发高血糖，称为应激性高血糖。高血糖会引起渗透性利尿，导致液体和电解质失衡；酮体生成以及促炎细胞因子［如肿瘤坏死因子（TNF）-α、白介素（IL）-6 和 IL-1］的释放增加，导致线粒体损伤、内皮功能障碍和免疫调节受损。促炎细胞因子通过干扰胰岛素信号转导进一步加重胰岛素抵抗。高葡萄糖毒性导致 β 细胞对葡萄糖的感知力进行性下降，使得胰岛素分泌能力进一步减弱，促进高血糖状态的恶化。

二、围手术期高血糖不良结局的机制

严重高血糖会导致渗透性利尿，使血容量减少、肾小球滤过率降低和肾前氮质血症。高血糖增加院内感染率，并使得患者的胶原合成受损和伤口愈合困难。另外，严重高血糖还与白细胞功能受损有关，包括吞噬作用降低、细菌杀灭和趋化性受损。急性高血糖诱导氧化应激反应，活性氧如超氧阴离子、过氧化氢和羟基自由基的产生增加，导致细胞功能障碍和线粒体功能障碍。高血糖还可激活核因子 κB（NF-κB），促进炎性细胞因子的产生，如 TNF-α、IL-6 和纤溶酶原激活物抑制物 -1，这些细胞因子会导致血管通透性增加。此外，高血糖抑制一氧化氮的形成、损害内皮依赖性血流介导的舒张功能、介导凝血功能异常，包括血小板活化、黏附和聚集增加以及血浆纤维蛋白溶解活性降低，这些均严重损害血管内皮功能。因此，高血糖可显著增加急性冠脉综合征的风险。另外，糖尿病和应激中的高游离脂肪酸水平可通过限制心肌摄取葡萄糖进行厌氧代谢的能力加重缺血 / 再灌注损伤。氧化应激也是高血糖发展和恶化的重要致病机制，是导致细胞功能和线粒体功能障碍的重要因素。活性氧如超氧阴离子、过氧化氢和羟基自由基的产生增加，引起脂质、细胞膜、蛋白质和脱氧核糖核酸的损伤，并影响活性氧的生物信号通路。

研究表明，与应激性高血糖相关的激素异常及促炎反应在使用胰岛素治疗和高血糖缓解后恢复正常。胰岛素起到抑制反向调节激素和促炎转录因子的作用，还能抑制活性氧的形成。高血糖的纠正能改善炎症反应并减少活性氧的产生。此外，胰岛素诱导血管舒张，抑制脂肪分解和血小板聚集。它的血管舒张作用可归因于其刺激一氧化氮释放和诱导内皮一氧化氮合酶表达的能力。胰岛素治疗抑制脂肪的分解，游离脂肪酸产生减少，这也与血栓形成减少、炎症反应减轻有关。

三、围手术期血糖管理

围手术期是指从决定手术治疗时起，到与本次手术有关的治疗基本结束为止的一段时间，包括术前、术中和术后三个阶段。因此，围手术期血糖管理也分为三个阶段，即术前血糖管理、术中血糖管理和术后血糖管理。三个阶段的血糖管理各有特点，但却紧密联系、不可割裂，是一个动态连续的管理过程。围手术期血糖异常以高血糖为主。围手术期高血糖指患者住院期间任意时间点的血浆葡萄糖水平 > 7.8mmol/L，若血糖持续而明显高于此水平，提示患者存在围手术期高血糖。

围手术期高血糖患者主要包括已知糖尿病患者、未被诊断的糖尿病患者以及发生应激性高血糖的患者。因此，推荐对所有手术患者术前术后进行多点血糖监测，以及时发现围手术期血糖异常。有条件的情况下，可进行 HbA_{1c} 水平测定，并对患者血糖管理异常的危险因素进行评估。在高血糖患者中，HbA_{1c} 的测定可区分应激性高血糖与先前未确诊的糖尿病。ADA 和美国内分泌学会（ACE）指南指出，高血糖和 HbA_{1c} 高于 6.5% 的患者可被诊断为糖尿病。然而，需要强调的是，尽管 HbA_{1c} 的特异性很高（100%），但 HbA_{1c} 高于 6.5% 的灵敏度很低（57%），而且不适合有血红蛋白病、近期输血、严重肾脏或肝脏疾病、使用高剂量水杨酸盐、妊娠和缺铁性贫血的患者。识别和跟踪应激性高血糖患者非常重要，因为经过 1 年的随访高达 60% 的患者可能确诊为糖尿病。

（一）术前血糖管理

1. 术前评估

（1）相关病史询问：详细询问以下病史至关重要——是否有糖尿病病史、糖尿病的类型、糖尿病的治疗方式、当前血糖控制情况、相关并发症（肾病、神经病、视网膜病、心血管疾病）和低血糖易感性，包括未察觉的低血糖。如果使用降糖药物，必须了解治疗方案的细节和用药依从性。

对于围手术期患者，其术前血糖控制不佳、糖尿病病程 > 5 年、既往频繁发作低血糖史、高龄、合并心脑血管病、肝肾功能不全、恶性肿瘤、严重感染等均是血糖异常的重要危险因素。此外，手术的时间和应激性、禁食的时间、麻醉的方式均与围手术期出现血糖异常的风险密切相关。采用全身麻醉的患者出现血糖异常的风险要高于采用局部麻醉或硬膜外麻醉的患者。

（2）血糖水平的评估：术前常规监测空腹血糖，必要时监测餐后、随机血糖。建议在术前检测 HbA_{1c} 以评估血糖控制情况，并识别未确诊的糖尿病患者。如血糖 ≥ 16.7mmol/L 时，需进一步检测血酮或尿酮、血乳酸和进行血气分析等。对于既往已明确诊断糖尿病的患者，若 HbA_{1c} ≤ 7% 提示近 3 个月血糖控制较好，出现围手术期高血糖的风险低。对于既往无糖尿病病史的患者，若 HbA_{1c} ≥ 6.5%，提示患者入院前已存在高血糖状态，出现围手术期高血糖的风险高。HbA_{1c} 升高是否与术后不良结局相关，抑或仅仅是围手术期血糖控制不良的一个标志，目前还存在争议。此外，没有证据证明通过推迟手术来更好地控制血糖会带来更好的结果。但如果 HbA_{1c} 高于 10%，推迟择期手术可能是合理的。紧急或对时间敏感的手术不应为了实现目标 HbA_{1c} 而被延迟。对于这些患者，重点应该放在优化围手术期血糖控制上。

2. 设定围手术期血糖控制目标 根据目标血糖控制水平的不同，血糖控制目标可分为严格控制、一般控制和宽松控制。

（1）严格控制：即空腹血糖或餐前血糖 4.4 ～ 6.1mmol/L，餐后 2h 或随机血糖 6.1 ～ 7.8mmol/L。

（2）一般控制：即空腹血糖或餐前血糖 6.1 ～ 7.8mmol/L，餐后 2h 或随机血糖 7.8 ～ 10mmol/L。

（3）宽松控制：即空腹血糖或餐前血糖 7.8 ～ 10mmol/L，餐后 2h 或随机血糖 7.8 ～ 13.9mmol/L。

择期手术的患者因手术类型不同，对血糖控制有不同的目标。对于行普通大中小手术和行器官移植手术的患者，采用一般控制标准。对于行精细手术（如整形手术）的患者，应严格控制血糖。

急诊手术由于情况紧急，很难在术前对血糖水平进行良好控制。但术中及术后应根据不同的手术类型，结合患者的具体情况给予一般、严格或宽松的血糖控制。

大量循证医学证据表明，围手术期强化血糖控制并未降低重症患者的总死亡率和并发症发生率，反而显著增加重症患者的低血糖风险。其中 NICE-SUGAR 研究结果表明，ICU 重症患者严格血糖控制组（4.5 ～ 6.0mmol/L）的中重度低血糖发生率显著高于常规血糖控制组（≤ 10mmol/L）；与严格血糖控制组相比，常规血糖控制组死亡率明显降低。重症患者严格血糖控制带来的低血糖增加，导致其死亡风险显著升高。因此，AACE 和 ADA 均建议 ICU 患者血糖控制范围为 7.8 ～ 10.0mmol/L。因此，对于重症患者（需要重症监护或机械通气的患者），血糖控制宜采取宽松目标。除考虑手术类型外，以下情况应适当放宽血糖控制目标：75 岁以上老年人、伴其他合并症者（如心脑血管疾病、中重度肝肾功能不全、精神或智力障碍）、预期寿命 < 5 年者（如癌症等）、低血糖高危患者、需胃肠内 / 外营养支持者。

3. 术前口服降糖药和非胰岛素注射剂的应用 在围手术期使用口服降糖药和非胰岛素注射剂的安全性和有效性令人担忧。二甲双胍可导致静脉注射造影剂或肾功能不全时的乳酸酸中毒，磺脲类和其他胰岛素促分泌药有低血糖风险，钠-葡萄糖协同转运蛋白-2（sodium-dependent glucose transporter-2, SGLT-2）抑制剂在空腹或急性疾病患者中有诱发酮症酸中毒的风险，胰高血糖素样肽-1（glucagon-like peptide-1, GLP-1）受体激动剂可通过延迟胃排空加重恶心和呕吐。最近 SITA-HOSPITAL 试验的证据表明，二肽基肽酶-4（DPP-4）抑制剂西格列汀在治疗轻度至中度高血糖的内科和外科住院患者方面既安全又有效。在这个多中心随机对照研究中，纳入了 279 名年龄在 18～80 岁，随机血糖在7.8～22.2mmol/L，已进行饮食控制，或服用口服降糖药，或采用胰岛素治疗（日剂量 ≤ 0.6U/kg），入住普通内科和普通外科病房的 2 型糖尿病患者。这些患者被随机分为两个治疗组：西格列汀联合甘精胰岛素组，以及餐时胰岛素（赖脯胰岛素或门冬胰岛素）联合甘精胰岛素组。结果显示：西格列汀联合甘精胰岛素组住院期间的血糖控制并不比餐时胰岛素联合甘精胰岛素组差，且在住院天数、低血糖发生率、治疗失败率、急性肾损害和其他住院并发症方面两组均无显著性差异。但需要注意的是，不是所有 DPP-4 抑制剂均做过比较，DPP-4 抑制剂如沙格列汀易导致心力衰竭患者的住院率增加，应用需要谨慎。此外，起效时间延迟和作用时间延长使得滴定这些非胰岛素降糖药以在短时间内实现最佳血糖控制具有很大的困难。目前，建议在手术当天停止服用这些药物，但 SGLT-2 抑制剂除外，因为禁食情况下应用容易诱发酮症，应在手术前至少 24h 停止服用 SGLT-2 抑制剂。在紧急手术或疾病情况下，这些药物应该立即停用。

4. 术前胰岛素治疗 采用胰岛素治疗的患者应在手术前一晚将长效基础胰岛素（如甘精胰岛素、地特胰岛素）的剂量减少 20%～25%。如果患者通常在早上注射基础胰岛素，那么就在手术当天早晨减少剂量。如果患者每天注射甘精胰岛素或地特胰岛素两次，则应在手术前一天晚上和手术当天早上将剂量减少 20%～25%。此外，使用高剂量基础胰岛素（>每天总胰岛素的 60%）或每天总胰岛素剂量大于 80 单位或有低血糖高风险（老年人、肾功能或肝功能不全、既往低血糖发作）的患者，基础胰岛素剂量应减少50%～75%，以将低血糖风险降至最低。对于超长效胰岛素，由于其半衰期长，应在手术前三天在内分泌科医生的帮助下减少剂量。对于中效胰岛素，如中性鱼精蛋白锌胰岛素（NPH），通常是在手术前一天晚上给药，在手术当天早上减少 50% 剂量。使用预混胰岛素（NPH/常规胰岛素 70/30、鱼精蛋白门冬胰岛素/门冬胰岛素 70/30 等）的患者，建议在手术前一天晚上停用预混胰岛素，改为长效基础胰岛素治疗。

在血流动力学不稳定、低温、外周血管收缩的情况下，皮下胰岛素吸收不良，静脉注射胰岛素更可取，后者的药代动力学更可预测。因此，对于危重患者，首选方案为常规使用胰岛素持续静脉输注（continuous insulin infusion, CII）。此外，由于作用持续时间较短

（10～15min），静脉注射胰岛素可以方便地进行剂量滴定，并且不需要多次注射。CII 的使用应始终遵循包括输液准备、启动、滴定和监控的标准化方法。

糖尿病患者最好安排在一天的早些时候进行手术。建议在术前检测血糖。如发现低血糖（血糖 < 3.9mmol/L），治疗可采用葡萄糖片或静脉注射葡萄糖溶液。在严重高血糖（血糖 > 13.9mmol/L）或代谢失代偿（糖尿病酮症酸中毒或高血糖高渗状态）的情况下，为了更好地控制血糖，最好将手术推迟几个小时。

（二）术中血糖管理

术中每 1～2h 检测一次血糖。当血糖 > 10mmol/L 时，应使用常规胰岛素持续静脉输注控制血糖。胰岛素持续静脉输注多采用双通道给药方法，即一通道给予生理盐水＋常规胰岛素持续静脉输注，另一通道给予静脉葡萄糖（如 5% 葡萄糖溶液 100～125mL/h）。术中应密切监测血糖，并根据血糖结果动态调整胰岛素静脉输注的速度。静脉胰岛素治疗会促使钾离子向细胞内转移，引起低钾血症，可进行预防性补钾，并注意监测血钾水平，避免术中发生心律失常。

（三）术后血糖管理

术后在患者恢复正常饮食前仍给予胰岛素静脉输注（术后胰岛素输注时间应在 24h 以上），同时补充葡萄糖，并且继续密切监测血糖。待患者恢复饮食后改为胰岛素皮下注射，或逐渐过渡至术前降糖方案。

1. 非危重术后患者 非危重术后患者在未进食或进食不足的情况下，首选基础胰岛素加校正胰岛素方案。"校正胰岛素"一词指的是使用额外的短效或速效胰岛素，结合预定的胰岛素剂量来控制高于预期目标的血糖水平。对于正常进食的患者，胰岛素方案应包括基础、餐时和校正成分。

（1）基础胰岛素：在患者不进食的情况下（晚上、两餐之间或空腹时），如果要控制高血糖，可每天给予 1～2 次长效胰岛素（如甘精胰岛素、地特胰岛素）。

（2）餐时胰岛素：也称为膳食胰岛素。用速效胰岛素（如赖脯胰岛素、门冬胰岛素）或常规胰岛素帮助控制与碳水化合物摄入（膳食、肠内或肠外营养）相关的高血糖症。

（3）校正胰岛素：使用速效或常规胰岛素抵消高于目标的高血糖。当除了餐时胰岛素之外还给予校正胰岛素时，可将两者合成单一剂量。

胰岛素方案可以根据住院前方案或体重给药。对于血糖控制良好的患者，如果进食不足，应将其基础胰岛素减少 20%～25%。基于体重给药：在一般患者中，胰岛素的起始总日剂量（TDD）为每天 0.4～0.5U/kg；对于胰岛素敏感的患者（1 型糖尿病患者、胰岛素缺乏者、老年人、营养不良者、肝肾功能不全者、频繁低血糖者），起始剂量应降低至每天 0.2 ~ 0.3U/kg；对于胰岛素抵抗者（肥胖者、使用高剂量类固醇者），起始剂量可增加至每天 0.6 ~ 0.7U/kg。一旦确定了 TDD，一半的 TDD 作为基础胰岛素给药，1/6 的 TDD 将作为三餐前的餐时胰岛素在每餐前给药。正常进食的患者，通常每天检测 7 次血糖（三餐前、三餐后 2h 和睡前），并酌情给予校正胰岛素控制高血糖。未进食的患者，如用速效胰岛素纠正高血糖，应每 4h 检测血糖一次；如用常规胰岛素纠正高血糖，应每 6h 检测血糖一次。

2. 危重术后患者　危重患者应在内科或外科 ICU 接受常规胰岛素持续静脉输注（CII），每 1 ~ 2h 检测血糖一次。当患者血流动力学稳定且不需要升压药治疗，血糖控制理想且变异性小，在过去 6 ~ 8h 内胰岛素输注速度稳定，就可以从 CII 过渡到长效或中效胰岛素。由于静脉注射胰岛素的半衰期非常短，且长效 / 中效胰岛素的起效时间延迟，因此将静脉注射胰岛素和皮下注射胰岛素重叠 2 ~ 3h 至关重要。过早停止静脉注射胰岛素会造成基础胰岛素供应中断，患者（尤其是 1 型糖尿病患者）有血糖反弹或代谢失代偿风险。

从 CII 过渡到皮下注射胰岛素治疗，胰岛素用量基于胰岛素输注速度或体重，或术前居家胰岛素剂量。当使用输注速度计算基础胰岛素剂量时，由过去 6 ~ 8h 的平均输注速度外推至 24h 的胰岛素剂量。该外推剂量的 70% ~ 80% 代表 TDD。在热量摄入很少或没有热量摄入的患者中，100% 计算出的 TDD 作为基础胰岛素给药；在热量摄入充分的患者中，50% 作为基础胰岛素，50% 作为餐时胰岛素。对于基于体重的方法，TDD 的计算与非危重患者相似，其中一半是基础胰岛素，另一半是营养胰岛素。家庭胰岛素治疗血糖控制良好的患者，在转换时可以使用家庭基础胰岛素剂量的 70% ~ 80%。转换为皮下注射胰岛素治疗后，与非危重患者相似，禁食患者每 4 ~ 6h 检测血糖一次，进食患者每天检测血糖 7 次（三餐前、三餐后 2h 和睡前），并酌情使用校正胰岛素控制高血糖。

围手术期由于低血糖风险增加，应避免使用预混胰岛素。口服或非胰岛素抗高血糖药物目前不推荐用于这些患者的血糖管理。前述胰岛素治疗方案只是初始方案，几乎所有患者都需要根据血糖、营养摄入和临床状态的变化不断调整胰岛素方案。此外，在调整方案时，血糖变化趋势比单个血糖读数更重要。尽管最佳血糖目标尚不明确，但大多数围手术期患者的合理目标是将血糖维持在 7.8 ~ 10mmol/L，避免低血糖（< 3.9mmol/L）和高血糖（> 10mmol/L）的发生。

四、围手术期血糖管理需要注意的几个问题

（一）1 型糖尿病

由于胰腺 β 细胞功能很差甚至没有功能，1 型糖尿病患者应始终有基础胰岛素供应，无论是皮下还是静脉注射，否则很容易失代偿发展为糖尿病酮症酸中毒。

（二）胰岛素泵

胰岛素泵通过持续皮下输注小剂量速效胰岛素提供基础覆盖。通过手动按钮分配所需的速效胰岛素剂量，可以实现营养和校正剂量的覆盖。如果患者在围手术期不能继续使用胰岛素泵，应该过渡到皮下注射胰岛素方案。建议在停止胰岛素泵之前至少 2h 使用基础胰岛素，这一关键步骤将防止由于基础胰岛素供应下降导致的血糖反弹或代谢失代偿。要使用的长效基础胰岛素剂量相当于泵输送的 24h 基础胰岛素剂量。另外，考虑到个体胰岛素的敏感性，可根据体重计算所需的基础胰岛素剂量。

（三）肠内营养

接受肠内营养的糖尿病患者皮下注射胰岛素疗法应包括基础、营养和校正成分。通常方法是 30% ~ 50% 的 TDD 作为基础胰岛素给药，每天一次或两次；剩余 50% ~ 70% 的 TDD 作为餐时胰岛素添加。计算餐时胰岛素剂量的另一种方法是每 10 ~ 15g 碳水化合物给予 1U 的速效或常规胰岛素，每次追加肠内营养前给药。在接受连续管饲的患者中，营养和校正胰岛素每 4h（使用速效胰岛素）或每 6h（使用常规胰岛素）给药一次。

（四）肠外营养

在接受全肠外营养的患者中，胰岛素可单独静脉输注。胰岛素不宜加在全肠外营养液中。应根据血糖趋势每 1 ~ 2d 调整一次方案。另外，也可以开始时单独静脉输注，一旦血糖控制在目标范围内，通过输注提供的总胰岛素剂量的 80% ~ 100% 就可被添加到全肠外营养液中。此外，每 4 ~ 6h 检测血糖一次，用于皮下注射校正胰岛素治疗目标范围以上的高血糖症。

（五）低血糖

根据国际低血糖研究小组的分类，血糖 < 3.9mmol/L 为低血糖警告值（1 级），血糖 < 3mmol/L 为临床显著低血糖（2 级），伴认知功能障碍的低血糖（无特定血糖阈值）可视为严重低血糖（3 级）。医源性低血糖是抗高血糖治疗最危险的副作用，也是优化糖尿病患者血糖管理的主要限制因素。

医源性低血糖是围手术期常见的情况，与患者不良预后和死亡率相关。胰岛素剂量不当、血糖控制目标过于严格、胰岛素给药与进餐时间不一致、胰岛素蓄积、热量摄入意外变化、未能识别血糖变化趋势或未能及时干预是低血糖发生的几个危险因素。每个医疗机构都应有低血糖管理方案，包括预防和治疗低血糖的方案。血糖 < 3.9mmol/L 通常是发生严重低血糖的先兆，此时应及时处理低血糖，并调整治疗方案。

（六）医疗团队协作

医生（外科医生、麻醉师、内分泌科医生、全科医生）、护士、药剂师、营养师和糖尿病教育者之间的跨专业沟通与护理协调在围手术期糖尿病的优化管理中发挥着至关重要的作用，可最大程度地减少不良事件，改善患者的临床结局并提高患者的满意度。医院实施标准化流程和计算机化算法有助于减少错误和提供优质的护理。患者或家属在手术前后都应接受关于糖尿病药物治疗方案变化的书面和口头指导。

从住院向门诊的安全过渡是糖尿病管理的重要组成部分。出院计划应包括药物治疗方案、患者教育、对社会经济问题的评估以及与门诊医生的沟通。糖尿病教育者应该确保患者和家属都了解门诊管理计划。建议所有患者在出院后 1 个月于内分泌科或全科门诊进行随访。如果药物有调整，或者出院时血糖控制不佳，最好在出院 1～2 周复诊。

（凌 雁）

▶ 参考文献 ◀

[1] 中国医师协会内分泌代谢科医师分会，中国住院患者血糖管理专家组 . 中国住院患者血糖管理专家共识 [J]. 中华内分泌代谢杂志 ,2017,33（1）：1-10.

[2] SIMHA V, SHAH P.Perioperative glucose control in patients with diabetes undergoing elective surgery[J]. JAMA, 2019, 321（4）：399-400.

[3] PALERMO NE, GARG R.Perioperative management of diabetes mellitus： novel approaches[J].Curr Diab Rep, 2019, 19（4）：14.

[4] VOGT A P, BALLY L.Perioperative glucose management： current status and future directions[J].Best Pract Res Clin Anaesthesiol, 2020, 34（2）：213-224.

第三节　急诊患者血糖管理

糖尿病酮症酸中毒（diabetic ketoacidosis，DKA）、高血糖高渗综合征（hyperglycemic hyperosmolar syndrome，HHS）以及低血糖症是急诊科常见的血糖相关急症。DKA 和 HHS 代表了高血糖的极端，给急诊科医生带来了巨大的临床挑战。1 型糖尿病和 2 型糖尿病患者均可发生 DKA。同样，尽管 HHS 最常见于 2 型糖尿病，但可以在 1 型糖尿病患者中与 DKA 一起出现。绝大多数高血糖患者就诊于急诊科是由于高血糖以外的急症，高血糖的存在会增加与原发性疾病相关的死亡率和并发症，相关的住院率和费用也会显著增加。

低血糖症代表了血糖紊乱的另一个极端。急诊来院的患者发生低血糖甚至低血糖昏迷并不罕见。糖尿病患者由于降糖药物的使用，合并的自主神经功能障碍降低机体对低血糖的调节能力，而急诊来院的患者由于疾病因素的影响而常常未能正常进食，这些均明显增加了低血糖的风险。同时，低血糖也可诱发或加重糖尿病患者的自主神经功能障碍，形成恶性循环。

一、急诊住院高血糖患者的管理

（一）急诊患者高血糖的病理生理学

对于 DKA 和 HHS 而言，关键的致病因素是高血糖和脱水，在 DKA 的情况下还有生酮作用。这三种情况均以绝对或相对胰岛素缺乏为特征，并伴有循环中反向调节激素水平升高，包括胰高血糖素、去甲肾上腺素、肾上腺素、皮质醇和生长激素。反向调节激素水平升高和胰岛素缺乏会激活糖异生酶，尤其是磷酸烯醇式丙酮酸羧激酶。蛋白质和脂肪被分解以提供糖异生的前体，这是发展成严重高血糖的关键步骤。此外，由于胰岛素缺乏，葡萄糖利用率降低，而游离脂肪酸的利用率增加又进一步降低了葡萄糖利用率。总的来说，急性疾病中高血糖的机制是多因素的，主要异常包括糖异生增加、糖原分解和由于胰岛素缺乏导致细胞（主要是肌细胞和脂肪细胞）对葡萄糖的利用受损。严重的高血糖导致渗透性利尿和脱水，后者导致肾小球滤过率降低和葡萄糖清除率降低，使得高血糖进一步加重。

导致高血糖危象的两个主要促发因素是胰岛素治疗不足和感染。胰岛素治疗不足可能与依从性不佳或某些情况下胰岛素泵故障有关。感染主要是肺炎或尿路感染，其他类型的感染如牙周脓肿或皮肤感染也非少见。其他诱发因素包括与应激有关的情况，如手术、创伤、妊娠、心血管事件（如心肌缺血、脑血管事件或肢体缺血）、药物（糖皮质激素、特布他林、喷他佐辛、非典型抗精神病药物和噻嗪类利尿剂）、急性腹痛（如阑尾炎或胰腺炎）以及药物滥用（酒精或可卡因）。HHS 随着时间的推移会缓慢发展。老年患者由于身体原因，口渴机制受损和 / 或无法取水，饮水量减少是导致 HHS 进展的重要因素。

（二）急诊患者的高血糖管理

急诊中高血糖管理的关键，一是要发现未知的糖尿病，二是评估糖尿病控制的状况并诊断出急诊患者中 DKA 或 HHS 的存在。对于任何严重的高血糖，目前公认的治疗原则包括补液、胰岛素治疗和纠正电解质异常。

1. 初始评估 DKA 和 HHS 都具有较高的死亡率，因此需要对急诊高血糖患者进行仔细的初步评估。首先要确保足够的通气、持续的心脏监护、合适的静脉通路，以及对出入液量的严密监测。病史询问对于预防已知的糖尿病患者出现严重高血糖非常重要。胰岛素或口服降糖药物依从性差是很常见的原因，精神疾病和药物滥用也很普遍。为评估高血糖的病因和严重程度应进行包括血浆葡萄糖水平、HbA_{1c}、电解质、肾功能、动脉血气和血酮体的检测。血常规、尿常规、肝酶、心肌酶和凝血功能也建议作为初始评估的一部分。进一步评估旨在寻找潜在诱因，如感染（尿液和血液培养、胸部 X 线或 CT 等）、胰腺炎（血清脂肪酶和淀粉酶）或心脏事件（心肌酶、心电图）。在特定情况下，可能需要根据临床情况进一步行胸部、腹部、大脑或其他器官的影像学检查。

2. 高血糖危象患者的治疗

（1）静脉补液：是控制高血糖危象的主要手段，也是 DKA 和 HHS 的第一个必需的治疗方法。它通过恢复血容量和改善肾脏灌注来提高尿液清除率，从而降低血糖和酮体，并改善代谢性酸中毒。静脉补液还可以降低反向调节激素的浓度。最初的补液通常使用等渗盐水来恢复血容量和改善肾脏灌注。DKA 中的平均液体缺乏范围为 3~6L，然而 HHS 患者应为 8~10L。更准确地说，DKA 中的水分不足估计为 100mL/kg，HHS 中的水分不足估计为 100~200mL/kg。缺水量使用以下公式得出：缺水量（L）=0.6（以千克为单位的体重）×（1−校正钠/140）。校正钠 = 测得的钠（mmol/L）+1.6×[血糖（mg/dL）−100]/100。为了纠正缺水，补液首先以 500~1 000mL/h 的速度进行 2~4h，然后以 250~500mL/h 的速度输注。补液的速度需要结合脱水的程度、尿量和心肾功能等进行综合考量。补液的种类一般使用 0.9% 的氯化钠溶液。当血浆葡萄糖水平降至 13.9mmol/L 时，静脉输注 5% 葡萄糖，且给予胰岛素直至控制酮症，同时避免低血糖。

（2）胰岛素治疗：是治疗的关键部分，胰岛素减少肝糖异生，抑制脂肪分解和酮体生成，可以有效降低血糖，缓解酮症。一般使用静脉小剂量短效胰岛素治疗。在开始静脉胰岛素治疗前，应使血清钾至少 >3.3mmol/L。因为胰岛素的使用会导致钾离子从细胞外快速转移到细胞内，从而导致血钾水平进一步下降。开始时按0.1U/（kg·h）（5~10U/h）的速度输注胰岛素，每小时检测血糖一次。之后根据血糖下降速度调整胰岛素剂量，血糖下降速度以每小时降低3.9~6.1mmol/L为宜。血糖水平可作为胰岛素作用的可靠替代指标，包括其在脂肪组织中抑制脂肪分解的作用。当血糖浓度 <13.9mmol/L时，胰岛素输注速度降低到0.05~0.1U/（kg·h），同时输注含葡萄糖的液体以避免低血糖，使血糖稳定在8.0~13.9mmol/L。在HHS患者中，可在血糖水平 <16.7mmol/L时降低胰岛素输注速度。之后观察病情变化，如患者临床症状缓解，消化道症状消失，开始进食，此时可以从静脉胰岛素输注转换为皮下注射胰岛素。需要注意的是，静脉胰岛素输注需要在皮下注射基础胰岛素1~2h后方可停止。皮下注射胰岛素的方式可选择每日多次胰岛素皮

下注射或持续皮下胰岛素输注（胰岛素泵）。同时每日检测7个时间点血糖（即"7点"血糖：三餐前、三餐后2小时、睡前），动态调整胰岛素剂量，逐渐控制血糖并使其达到目标值。

（3）低钾血症的治疗：全身钾耗竭是所有DKA和HHS患者的常见特征，其缺损为3~5mmol/kg。最初的血清钾水平通常在正常范围内或升高，这和高渗状态、胰岛素缺乏，以及酸中毒导致钾从细胞内转移到细胞外有关。补液和胰岛素治疗可引起血钾水平下降，导致低钾血症并有发生心搏骤停的危险。因此，当血清钾水平低于5.0mmol/L时，应开始静脉补钾治疗。然而，当少尿或肾功能严重下降时，仅当血钾降低时才应给予补钾，并需要密切监测血钾水平。

（4）碳酸氢盐治疗：常规给碳酸氢钠治疗尚未显示能改善DKA患者的临床结果，如在治愈时间、住院时间或死亡率方面。一般建议仅在血pH < 6.9的危及生命的酸中毒患者中使用。碳酸氢盐治疗可能增加低钾血症和脑水肿的风险。虽然没有对重度酸中毒患者使用碳酸氢盐治疗效果的研究，鉴于严重酸中毒有引起心脏收缩力降低和心律失常的潜在风险，临床指南建议使用50~100mmol碳酸氢钠作为等渗溶液（在400mL水中）静脉滴注，直到pH > 6.9。对于pH > 7.0的轻度DKA或HHS患者，碳酸氢盐治疗不适用。

（5）磷酸盐治疗：在DKA的治疗中一般不需要补充磷酸盐，因为轻度的低磷酸盐血症通常在患者恢复饮食后即可自行纠正。在有呼吸或心脏不适表现的患者中，磷酸盐水平降至< 1mg/dL可考虑适量补充。没有证据表明磷酸盐替代对DKA的临床结局有益。此外，积极的静脉内磷酸盐治疗可引起血钙过低，应避免此种情况出现。

（6）治疗效果的监测：所有患者在治疗过程中都应进行临床和实验室的重新评估，以确保充足的尿液排出，电解质平衡，避免液体过载。评估主要包括指尖血糖检测，建议每小时进行一次以预防低血糖；基本代谢检查，建议每1~2h进行一次，主要指标包括血钾水平和阴离子间隙。在急诊，纠正体液、代谢和电解质缺乏的平均时间为18~24h。DKA缓解的标准包括血浆葡萄糖 ≤ 13.9mmol/L和以下至少两项标准：阴离子间隙正常，静脉或动脉pH ≥ 7.3，血清碳酸氢盐水平 ≥ 15mmol/L。由于排泄速度较慢，所以酮血症和酮尿症可能会持续24~36h。从酮症酸中毒恢复过来的患者可能会因积极使用盐水而继发高氯性代谢性酸中毒。由于这个原因，血清碳酸氢盐可能无法立即恢复正常，因为它被氯化物暂时"替代"了。HHS患者精神状态恢复，血浆葡萄糖 ≤ 13.9mmol/L和有效血浆渗透压 < 310mmol/kg，可以判断为HHS缓解。

注：血浆有效渗透压 $=2 \times ([Na^+]+[K^+])$（mmoL/L）+ 血糖（mmol/L）；阴离子间隙 $=[Na^+] - [Cl^-+HCO_3^-]$（mmoL/L）。

（7）从静脉胰岛素治疗过渡到皮下注射胰岛素：在接受静脉胰岛素治疗的患者中，一旦急性代谢紊乱得到解决，患者意识清晰、可以进餐，就应考虑过渡到皮下注射胰岛素。

如果患者处于应激状态，包括患有严重疾病（如休克需要升压药、机械通气）或需要其他干预措施（如手术），使用适当的可变速度的连续胰岛素输注方案进行持续治疗，将葡萄糖维持在适当的范围内，直到临床状况稳定为止。从静脉输注胰岛素过渡到皮下注射胰岛素时，不能突然中断胰岛素输注，因为静脉输注常规人胰岛素的半衰期少于 10min。静脉输注胰岛素和皮下注射胰岛素的时间应有所重叠（皮下注射胰岛素后继续静脉输注胰岛素 2 ~ 4h），以避免反跳性高血糖和酮症酸中毒的反复。入院前使用皮下注射胰岛素治疗的已知糖尿病患者，尤其是血糖受到充分控制的患者，可以按照他们先前的胰岛素治疗方案重新开始。对于未接受过胰岛素治疗或新发糖尿病患者，一般可以每天 0.4 ~ 0.5U/kg 的总剂量开始使用胰岛素，剂量可进行个体化调整。皮下注射胰岛素的患者应使用长效基础胰岛素和速效胰岛素类似物模拟正常的胰岛素生理性分泌，相对于使用中效胰岛素（如 NPH）和普通人胰岛素而言，前者更适合过渡。一项随机试验比较了 DKA 患者中使用胰岛素类似物（甘精胰岛素和谷赖胰岛素）与普通人胰岛素和 NPH 进行从静脉输注到皮下注射胰岛素的转换，发现前者低血糖发生率更低。有证据表明，在静脉注射胰岛素后的 12h 内以 0.2 U/kg 的剂量注射甘精胰岛素可以帮助预防 DKA 急性治疗后的反弹性高血糖。最近的一项研究表明，接受甘精胰岛素治疗的患者反弹性高血糖的发生率较低，并且不会增加低血糖的发生率。需要注意的是，危重症患者和有糖毒性患者的胰岛素敏感性会迅速改变，从急性疾病中恢复后可能需要降低胰岛素的剂量。肾或胰腺功能不全的患者也需要降低胰岛素剂量。

3. 非高血糖危象患者的高血糖治疗　关于如何治疗无 DKA 或 HHS 的高血糖患者尚无硬性规定。鉴于对安全性、有效性、常见禁忌证、低血糖风险等方面的考虑，以及起效缓慢可能无法实现快速的血糖控制和灵活的每日剂量调整，一般不建议急诊住院患者使用口服降糖药治疗。胰岛素治疗是首选治疗，能够正常进食的患者可以选择基础、餐时和校正胰岛素方案；不能正常进食或病情较危重的患者应给予静脉胰岛素治疗。对于需要立即使用胰岛素干预的高血糖患者，有条件的情况下应在急诊入院前启动治疗。有证据表明在急诊室开始胰岛素治疗可以改善住院结局。治疗过程中要避免低血糖、容量消耗和电解质异常，确保足够的营养摄入等。当然，对于血糖水平未达到立即需要使用胰岛素干预的，也不存在明显的导致高血糖的诱因（如创伤或感染），意识清晰、能够正常进食的新诊断糖尿病患者，可以给予口服降糖药物治疗，而已知糖尿病患者可以调整其治疗方法，包括口服降糖药和 / 或胰岛素治疗。急诊患者开始降糖治疗时，应考虑合并症、肾功能和肝功能。

对于急诊住院患者，适当的血糖目标能够避免患者在病情改善的过程中发生低血糖。一般而言，所有葡萄糖水平应保持在 10mmol/L 以下，可降低感染和发展为酮症酸中毒的风险。血糖的目标通常是空腹（餐前）< 7.8mmol/L，随机血糖水平 < 10mmol/L。

高血糖危象是最常见的内分泌急症，但非高血糖危象患者的高血糖症在急诊住院患者中也很常见。鉴于糖尿病患病率的持续升高，急诊中高血糖的发生率也会不断增长。正确诊断高血糖危象、积极阐明诱发原因、预防并发症以及最终改善临床结局等因素至关重要，同时应特别注意防止其复发。此外，不应忽略非高血糖危象患者的高血糖管理，因为这可能影响原发性疾病的最终结局。

二、急诊住院低血糖患者的管理

严重的低血糖可导致昏迷、偏瘫和癫痫发作，甚至死亡。低血糖如没有及时治疗，则会导致患者永久性的神经功能缺损。糖尿病患者屡次发生低血糖后，对低血糖的感知会受到严重损害，甚至可表现为无先兆症状的低血糖昏迷。无症状低血糖的发生率随糖尿病病程的延长而增长，在 1 型糖尿病患者中明显多于 2 型糖尿病患者。控制糖尿病患者心血管疾病风险性行动（ACCORD）、糖尿病与心血管疾病行动研究（ADVANCE）等显示，严格的血糖控制会增加发生低血糖的风险，并且严重低血糖可能与患者死亡风险升高有关，因而对糖尿病患者需要制订个体化血糖控制目标。

（一）低血糖的识别和诊断

低血糖的症状与血糖水平以及血糖的下降速度有关，可表现为交感神经兴奋（如心悸、焦虑、出汗、饥饿感等）和中枢神经症状（如神志改变、认知障碍、抽搐和昏迷）。但老年患者发生低血糖时常可表现为行为异常或其他非典型症状。糖尿病患者如突然出现不适、嗜睡、不配合，甚至失去知觉等情况，或表现出攻击性行为或癫痫发作，必须马上排除低血糖。对所有可疑低血糖的患者，应该及时检测血糖，低血糖的发现和诊断并不困难，并可使患者得到及时治疗。对已知患有糖尿病的患者，应询问降糖治疗情况。胰岛素、磺脲类和非磺脲类胰岛素促泌剂均可引起低血糖，低血糖也是这些药物最常见的不良反应。二甲双胍、α- 糖苷酶抑制剂、噻唑烷二酮类单独使用时一般不会导致低血糖，而应用 DPP-4 抑制剂、GLP-1 受体激动剂和 SGLT-2 抑制剂的低血糖风险较小。对无糖尿病病史的患者，应询问诱因，并进一步至内分泌专科明确低血糖病因。

对非糖尿病患者来说，低血糖症的诊断标准为血糖 < 2.8mmol/L，而糖尿病患者血糖水平 ≤ 3.9mmol/L 就可诊断为低血糖。

（二）低血糖的治疗

具体参见本书第一章第三节内容。

（凌　雁）

▶ 参考文献 ◀

[1] FAYFMAN M, PASQUEL F J, UMPIERREZ G E.Management of hyperglycemic crises： diabetic ketoacidosis and hyperglycemic hyperosmolar state[J]. Med Clin North Am, 2017, 101（3）：587-606.

[2] UMPIERREZ G, KORYTKOWSKI M.Diabetic emergencies-ketoacidosis, hyperglycaemic hyperosmolar state and hypoglycaemia[J].Nat Rev Endocrinol, 2016, 12（4）：222-232.

第四节　非急诊住院患者血糖管理

院内高血糖是指血糖水平 > 7.8mmol/L，若血糖水平持续而明显地高于此水平，则提示应进行相应的干预。造成院内高血糖的原因可以是糖尿病，也可以是由于急危重症所致的应激性高血糖。高血糖会增加住院患者的并发症和死亡风险，因此建议对所有入院患者除询问有无糖尿病病史外，还应进行血糖测定。对没有已知糖尿病病史，但血糖持续升高的患者，应该检测 HbA$_{1c}$ 水平以明确患者住院前是否已经存在糖尿病，是否为应激性高血糖。HbA$_{1c}$ ≥ 6.5% 表明住院前已存在糖尿病。已知糖尿病患者也应检测 HbA$_{1c}$，帮助评估入院前的血糖控制情况。

不同的指南对住院患者血糖控制目标的设定存在差异。ACE 和 ADA/AACE 实践指南建议，餐前血糖水平 < 7.8mmol/L，随机血糖 < 10mmol/L。终末期患者或存在严重合并症的患者可适当放宽血糖控制目标（< 11.1mmol/L）。英国糖尿病联合会的指南建议将血糖控制在 6 ~ 10mmol/L，可接受范围为 4 ~ 12mmol/L。中国医师协会内分泌代谢科医师分会等于 2017 年发布了《中国住院患者血糖管理专家共识》，该共识结合患者入院的原因以及疾病状况，对高血糖患者进行分层管理，设定不同的血糖控制目标。严格血糖控制目标为空腹或餐前血糖 4.4 ~ 6.1mmol/L，餐后 2h 或随机血糖 6.1 ~ 7.8mmol/L；一般控制为空腹或餐前血糖 6.1 ~ 7.8mmol/L，餐后 2h 或随机血糖 7.8 ~ 10mmol/L；宽松控制为空腹或餐前血糖 7.8 ~ 10mmol/L，餐后 2h 或随机血糖 7.8 ~ 13.9mmol/L。对于非手术住院患者：①新诊断糖尿病、糖尿病病程较短、无严重的并发症和伴发疾病、年龄 < 65 岁、依从性较好的患者，在不增加低血糖风险的情况下，可采用严格的血糖控制目标。②低血糖高危人群应采用宽松血糖控制目标，包括糖尿病病程 > 15 年、胰岛功能差、反复低血糖病史、有无感知性低血糖病史、肝肾功能不全、有严重伴发疾病的患者。这些患者在住院治疗期间应加强血糖监测，避免低血糖的发生是血糖管理的前提条件。③已知有心血管疾病或为心血管疾病高危人群者，可结合患者的病情采用一般或宽松的血糖控制目标。④其他特殊人群：糖皮质激素治疗患者采用一般控制目标，中重度肝肾功能不全患者、高龄患者

（≥ 75 岁）、预期寿命 < 5 年者、精神或智力障碍者、采用肠外营养或肠内营养者等，采用宽松血糖控制目标。

一、非急诊住院患者的胰岛素治疗

（一）胰岛素治疗的实施

对于大多数非 ICU 的普通病房患者，基础胰岛素每日皮下注射一次或两次，单独或与餐时胰岛素联合使用是有效和安全的。有数种胰岛素产品可供使用，每种药物具有不同的药代动力学特性，如表 3-4-1 所示。

表 3-4-1　胰岛素的种类和作用特点

类别	通用	起效时间	高峰时间	持续时间
速效	门冬胰岛素 赖脯胰岛素 谷赖胰岛素	10 ~ 15min 10 ~ 15min 10 ~ 15min	约 60min 约 60min 约 60min	3 ~ 4h 3 ~ 4h 3 ~ 4h
短效	常规胰岛素	30 ~ 60min	2 ~ 4h	6 ~ 8h
中效	中性鱼精蛋白锌胰岛素	1 ~ 2h	3 ~ 8h	12 ~ 15h
长效	甘精胰岛素 地特胰岛素 德谷胰岛素	2h 3 ~ 8h 1h	无 无 无	22 ~ 24h 17 ~ 24h 42h
预混	75% 精蛋白锌赖脯胰岛素 /25% 赖脯胰岛素	5 ~ 15min	双峰	10 ~ 16h
	50% 精蛋白锌赖脯胰岛素 /50% 赖脯胰岛素	5 ~ 15min	双峰	10 ~ 16h
	70% 精蛋白锌门冬胰岛素 /30% 门冬胰岛素	5 ~ 15min	双峰	10 ~ 16h
	70% 中性鱼精蛋白锌胰岛素 /30% 常规胰岛素	30 ~ 60min	双峰	10 ~ 16h

基础胰岛素可防止空腹状态下的高血糖。通常使用每天一次的长效胰岛素作为基础胰岛素，如甘精胰岛素、地特胰岛素和德谷胰岛素等。有时，每天两次使用中效胰岛素［如中性鱼精蛋白锌胰岛素（NPH）］作为基础胰岛素。餐时胰岛素，在餐前给予速效胰岛素（如门冬胰岛素、赖脯胰岛素或谷赖胰岛素）或短效胰岛素（常规胰岛素），以防止餐后高血糖。速效胰岛素比常规胰岛素更可取，因为起效更快，作用时间更短，不仅可以更好地控制餐后血糖，还可以降低发生低血糖的风险。校正或补充胰岛素是指当血糖超过目标时，给予校正或补充剂量的速效或短效胰岛素以纠正高血糖，与餐时胰岛素一起给药。胰

岛素的每日总剂量是包括一天使用的基础胰岛素和餐时胰岛素的总量。图 3-4-1 列出了针对不同临床情况和患病人群的初始推荐每日总剂量和胰岛素方案。

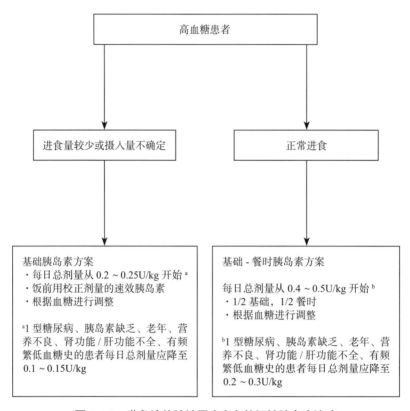

图 3-4-1　非急诊住院糖尿病患者的初始胰岛素治疗

基础 - 餐时胰岛素方案通常指长效基础胰岛素和速效胰岛素的治疗方案。对于进食正常的患者，基础 - 餐时胰岛素方案是首选，因其能更好地改善血糖控制。在总热量摄入减少的住院患者中，可首选基础胰岛素方案，根据进食情况，酌情加用校正剂量的速效胰岛素。皮下注射的胰岛素剂量，通常根据体重或家庭胰岛素剂量计算。对于未使用过胰岛素的患者，通常按每天 0.4～0.5U/kg 计算胰岛素起始每日总剂量。在老年患者和肾功能受损等患者中，较低的每日初始剂量（≤ 0.3U/kg）可以降低发生低血糖的风险。在那些热量摄入不足或不确定的患者中，可以将每日总剂量降低 20%～25%，以预防低血糖。

静脉胰岛素治疗是控制住院患者严重高血糖的首选方法。对于禁食、无法正常进食、病情重、生命体征不稳定，或发生高血糖危象的患者，要通过连续静脉输注给予胰岛素。静脉注射胰岛素的半衰期短，可以在患者营养或健康情况发生未预料的变化时灵活调整输注速度。如果住院期间葡萄糖水平升至 10mmol/L 以上，则应开始静脉输注胰岛素，以维持低于 10mmol/L 的水平。在血糖达到稳定控制前，应每小时进行一次床旁血糖测量，评估对治疗的反应，灵活调整输注速度，并预防低血糖。

（二）住院胰岛素治疗相关的低血糖症

尽管胰岛素治疗是医院的标准治疗方法，但它是增加低血糖风险的因素之一。统计数据表明，胰岛素是医院出现用药错误最常见的药物。住院患者发生低血糖与不良的心血管结局相关，如长 QT 间期、缺血性心电图改变、心绞痛、心律不齐、猝死等。此外，胰岛素诱导的低血糖与 C 反应蛋白和促炎细胞因子（TNF-α、IL-1β、IL-6 和 IL-8）的增加有关，这些因子是脂质过氧化、氧化应激和白细胞增多的标志。在非 ICU 的情况下，低血糖与住院时间延长、住院费用增加以及住院期间和出院后死亡率增加有关。观察性研究证实了住院患者血糖控制和死亡率之间呈 J 型关系，血糖过高或者过低都会增加死亡风险。因此，住院患者使用胰岛素治疗应制订个体化治疗方案，并密切监测血糖，实时调整胰岛素剂量，以避免低血糖的发生。

（三）胰岛素的非降糖效应

非急诊住院患者中 38% ~ 46% 患有高血糖。高血糖会导致中性粒细胞功能受损、氧化应激以及循环脂肪酸、炎症介质的过量产生，这可能直接导致细胞损伤以及血管和免疫功能障碍。观察性研究证据表明，在患有或未患有糖尿病的患者中，高血糖与并发症和死亡率风险增加、更长的住院时间、更高的 ICU 住院率有关。干预研究和荟萃分析表明胰岛素强化治疗可以改善外科 ICU 患者和心脏手术患者的临床结局。已有大量证据表明胰岛素具有抗炎、抗血栓形成和抗动脉粥样硬化作用。胰岛素可抵消许多高血糖的有害作用，包括自由基形成、氧化应激、凋亡性细胞死亡和促炎细胞因子水平升高，其抗氧化和抗炎作用是通过多种途径介导的。此外，胰岛素可增强心脏收缩、舒张冠状动脉和保护血管内皮等。综上所述，这些相关机制可能参与胰岛素治疗改善高血糖患者临床结局的过程。

（四）静脉胰岛素治疗过渡到皮下注射胰岛素

当患者病情好转，能够进食，则需要从静脉胰岛素治疗过渡到皮下注射胰岛素，并注意转换过程中要防止高血糖反弹。这对于 1 型糖尿病患者至关重要，这些患者仅几个小时不使用胰岛素就会导致糖尿病性酮症酸中毒。对于未使用过胰岛素的患者，通常按每天 0.4 ~ 0.5U/kg 计算起始胰岛素每日总剂量。对于以往使用胰岛素的患者，可以基于家庭使用的胰岛素剂量进行治疗。如果选择长效胰岛素作为基础胰岛素，则应在停止静脉输注胰岛素前 2 ~ 4h 给予长效胰岛素。中效胰岛素应在停用静脉输注胰岛素前 1 ~ 2h 给予。

二、非急诊住院患者的口服降糖药治疗

住院患者一般不建议使用口服降糖药，因为缺少这些药物在住院情况下的安全性和有效性数据。口服降糖药起效缓慢，因此其不能快速实现血糖控制或调整剂量以满足患者不断变化的血糖调控要求，并且具有一定的副作用，限制了其在住院患者中的使用。如果患者的临床状况较稳定、进食规律并且没有使用这些药物的禁忌证，则在入院后可以考虑继续应用其入院前已经使用的口服降糖药或 GLP-1 受体激动剂。表 3-4-2 描述了在非重症监护情况下，在住院血糖管理中目前可用的口服降糖药与胰岛素治疗的比较。

表 3-4-2　各类降糖药物在非急诊住院患者血糖管理中的优缺点

药物种类	优点	缺点
胰岛素 ·基础胰岛素：甘精胰岛素、地特胰岛素、德谷胰岛素、NPH ·餐时胰岛素：门冬胰岛素、赖脯胰岛素、谷赖胰岛素、常规胰岛素	·良好的降糖效果 ·抗炎、血管舒张和抗氧化作用 ·抑制脂肪分解和血小板聚集 ·降低术后并发症的风险	·低血糖风险 ·用药错误常见 ·皮下注射 ·需要监测血糖
二甲双胍	·良好的降糖效果 ·口服途径 ·低成本 ·无低血糖	·肾功能受损使用限制，存在心力衰竭、低氧血症、酒精中毒、肝硬化、造影剂暴露、败血症和休克的患者有发生乳酸酸中毒的风险 ·胃肠道副作用
胰岛素促泌剂 ·磺脲类：格列本脲、格列吡嗪、格列齐特和格列美脲 ·格列奈类：瑞格列奈、那格列奈	·良好的降糖效果 ·低成本 ·口服途径	·低血糖风险 ·重大的药物相互作用 ·心血管事件的风险
噻唑烷二酮类：吡格列酮	·良好的降糖效果 ·口服途径 ·无低血糖	·起效缓慢 ·禁用于心力衰竭、血流动力学不稳定和肝功能不全的患者
钠-葡萄糖转运蛋白2抑制剂：恩格列净、卡格列净和达格列净	·适度的降糖作用 ·口服途径 ·无低血糖	·尿路和生殖道感染风险增加 ·脱水风险 ·酮症酸中毒风险
α-葡萄糖苷酶抑制剂：阿卡波糖、伏格列波糖和米格列醇	·温和的降糖作用 ·口服途径 ·无低血糖	·胃肠道不良反应 ·患有炎症性肠病、部分肠梗阻或严重肾脏或肝脏疾病的患者禁用

续表

药物种类	优点	缺点
胰高血糖素样肽 -1 受体激动剂：艾塞那肽、利拉鲁肽和度拉糖肽	·良好的降糖效果 ·无低血糖 ·减少胰岛素需求	·皮下注射 ·胃肠道副作用 ·食欲下降和体重减轻 ·对急性胰腺炎的担忧
DPP-4 抑制剂：西格列汀、沙格列汀、利那列汀、阿格列汀和维格列汀	·中等降糖作用 ·口服途径 ·无低血糖	·对急性胰腺炎的担忧

（一）二甲双胍

二甲双胍是门诊治疗 2 型糖尿病最常用的降糖药。尽管缺乏在住院情况下关于其安全性和有效性的随机对照研究，但二甲双胍仍常用于住院患者。据估计，在美国，即使在有禁忌证的情况下，超过 25% 的住院 2 型糖尿病患者接受了二甲双胍治疗。二甲双胍通过减少糖异生来抑制过量的肝葡萄糖产生，增加外周组织的葡萄糖利用率，从而发挥其降糖作用。二甲双胍可能减少食物摄入和肠道葡萄糖吸收，从而导致体重减轻。因为二甲双胍不会刺激内源性胰岛素分泌，所以在单药治疗时不会引起低血糖。服用二甲双胍的患者中约有 25% 会出现腹痛、肠胃胀气和腹泻等胃肠道反应。

虽然二甲双胍会增加乳酸中毒的风险，但是大样本数据分析显示，接受二甲双胍治疗的患者乳酸酸中毒的估计发生率为（2～5）/10 万人年，这与不服用二甲双胍的糖尿病患者乳酸酸中毒的发生率相近。2010 年 Cochrane 系统综述报道，在 347 项非卧床患者的临床试验、总计 70 490 人年的二甲双胍使用研究中，乳酸酸中毒的病例数没有增加。但是，如果忽略安全指南并且继续在有禁忌证的情况下使用该药物，那么糖尿病患者发生乳酸酸中毒的风险将增加。肾功能受损、失代偿性心力衰竭、低氧血症、酒精中毒、肝硬化、造影剂暴露、败血症和休克与乳酸酸中毒的风险增加相关。

（二）胰岛素促泌剂

胰岛素促泌剂主要包括磺脲类和格列奈类。磺脲类药物是 2 型糖尿病患者第二常用的口服降糖药。胰岛素促泌剂通过刺激内源性胰岛素释放而发挥降糖作用。这些药物与胰岛 β 细胞表面的受体样结构结合并关闭 β 细胞膜 ATP 依赖性钾通道，这会导致细胞膜去极化，钙离子内流，从而刺激胰岛素分泌。在门诊患者中，磺脲类药物已被证明可有效改善血糖控制，降低 HbA_{1c} 1%～2%，并且减少微血管并发症。然而，磺脲类药物会增加低血糖的风险，特别是在老年患者和肾功能受损或进食减少的患者中。此外，因其抑制 ATP 依赖性钾通道，导致细胞膜去极化并增加细胞内钙离子浓度，磺脲类药物可能会加重心脏和脑缺血，这是对其在住院患者中使用的另一顾虑。

由于磺脲类药物潜在的低血糖风险，并且其作用时间长以及住院患者进餐能力各异，住院患者不建议使用磺脲类药物。一项巢式病例对照研究对治疗方案中包括磺脲类药物的住院患者的分析显示，在692名患者中有130名发生了低血糖（19%）。低血糖发生率最高的是使用格列本脲（22%），其次是格列美脲（19%）和格列吡嗪（16%），65岁以上且GFR < 30mL/min 的患者低血糖风险最高。

住院患者中使用磺脲类药物可能存在重要的药物相互作用。在接受氟喹诺酮类抗生素的患者中使用磺脲类药物会增加低血糖的风险。此外，抑制肝细胞色素 CYP2C9 的药物，包括甲硝唑、氟康唑、胺碘酮、咪康唑、甲氧苄啶、磺胺甲噁唑、丙戊酸盐和吉非贝齐，也会增强磺脲类药物的作用，从而增加发生低血糖的风险。

格列奈类药物包括瑞格列奈和那格列奈，可促进胰岛 β 细胞分泌胰岛素，但在受体亲和力、结合位点以及吸收和消除速度方面不同于磺脲类药物。格列奈类药物具有起效更快、作用时间更短、餐后胰岛素反应更好的优势。一项回顾性研究表明，接受瑞格列奈或那格列奈治疗的住院患者其低血糖发生率为7%，与胰岛素治疗相似。因为此类药物可能存在低血糖风险并且缺乏其在住院高血糖患者治疗中的安全性和有效性证据，所以不建议在住院患者中使用这些药物。

（三）噻唑烷二酮类

噻唑烷二酮类药物（TZD）是一种胰岛素增敏剂，可通过直接激活过氧化物酶体增殖物激活受体 γ 来发挥降糖作用。TZD 在改善血糖控制方面非常有效，但是达到其最大的降糖作用所需时间可能长达12周，这使其对住院患者糖尿病和高血糖的治疗适用性明显降低。此外，TZD 治疗还会造成体液潴留，导致水肿，尤其是与胰岛素联合使用时。部分患者还会出现心力衰竭恶化。TZD 的禁忌证包括充血性心力衰竭、血流动力学不稳定或肝功能不全，因此不建议住院的高血糖或糖尿病患者使用此类药物。

（四）钠 - 葡萄糖协同转运蛋白 2 抑制剂

钠 - 葡萄糖协同转运蛋白 2 抑制剂（SGLT-2 抑制剂），如达格列净、恩格列净和卡格列净，是一类新型口服降糖药，可通过减少近曲小管对葡萄糖的重吸收来增加尿糖排泄，可有效降低血糖，低血糖风险较低。目前推荐该类药物用于合并动脉粥样硬化性心血管疾病或心血管疾病高风险、慢性肾病、心力衰竭的 2 型糖尿病患者，可以显著减少患者的心肾不良事件，改善预后。然而与安慰剂相比，SGLT-2 抑制剂引发泌尿和生殖道感染的风险增加。由于利尿作用，SGLT-2 抑制剂可导致脱水和低血压。如患者同时存在胃纳减退、消化道症状、发热、感染等，使用 SGLT-2 抑制剂易诱发糖尿病酮症酸中毒。此外，脱水作用导致血栓栓塞性疾病，如脑梗死的风险增加。尽管 SGLT-2 抑制剂有明确的肾脏保护作用，但也有可能引起急性肾衰竭，尤其是对老年患者，以及合并使用 RAAS 阻断剂、利尿剂、非甾体抗炎药的患者。SGLT-2 抑制剂导致的皮肤病变也要引起高度警惕。SGLT-2 抑制剂的潜在副作用使其在住院血糖管理中的吸引力减小。

（五）α- 葡萄糖苷酶抑制剂

阿卡波糖、伏格列波糖和米格列醇都是 α- 葡萄糖苷酶抑制剂，可通过延迟肠道中碳水化合物的分解从而延缓葡萄糖的吸收来降低血糖。尽管 α- 葡萄糖苷酶抑制剂（alpha-glucosidase inhibitor，AGI）可以显著降低餐后血糖，低血糖风险较低，但碳水化合物向结肠的输送增加通常会导致产气量增加和引起胃肠道症状。由于这些药物仅有轻度降糖作用，多数报告显示 HbA_{1c} 降低约 0.5%，空腹血糖降低幅度小，因此不建议在住院患者中使用。胃肠道疾病，如炎症性肠病和部分性肠梗阻，或严重的肾脏或肝脏疾病的患者禁用 AGI。此外，患者对此类药物的不耐受是比较常见的，其发生率为 25%～45%。

三、非急诊住院患者基于肠促胰岛素的治疗

基于肠促胰岛素的治疗药物包括胰高血糖素样肽 -1（GLP-1）受体激动剂（如艾塞那肽、利拉鲁肽、度拉糖肽等）和二肽基肽酶 -4（DPP-4）抑制剂（如西格列汀、沙格列汀、利格列汀、阿格列汀和利拉列汀）。基于肠促胰岛素的治疗在住院患者中的疗效和安全性尚未完全确定，然而这些药物的潜在代谢和心血管益处以及低血糖的低风险使它们在住院糖尿病管理中具有一定的前景，这是其治疗的一个优势。最近 SITA-HOSPITAL 试验的证据表明，DPP-4 抑制剂西格列汀在治疗轻度至中度高血糖的内科和外科住院患者中既安全又有效。GLP-1 受体激动剂可有效改善住院患者餐后血糖，并降低外源性胰岛素的需求。但是，GLP-1 受体激动剂易引起胃肠道副作用，导致食物摄入减少，这对大多数住院患者的病情是不利的。此外，当这些药物与胰岛素一起使用时，发生低血糖的风险增加。

改善血糖控制，同时降低血糖波动可能是对住院患者使用基于肠促胰岛素治疗的另一个优势。有大量证据表明，高血糖波动与危重患者的不良结局相关，与非危重住院患者的住院时间和死亡率增加相关。已知肠促胰岛素疗法可减少血糖波动性，但潜在益处尚未在住院患者中验证。

已报道肠促胰岛素治疗导致患急性胰腺炎（包括致命性和非致命性出血性或坏死性胰腺炎）的风险增加。尽管此类药物上市后急性胰腺炎的报道极为罕见，但对于有胰腺炎、腹痛史或肠梗阻的患者应避免使用此类药物。此外，住院心血管疾病患者接受 GLP-1 受体激动剂治疗后，观察到心率增加 2～5 次 /min。另外，沙格列汀可增加心力衰竭患者的住院率。

四、需要关注的特殊情况和人群

（一）1型糖尿病

1型糖尿病患者的胰岛 β 细胞功能很差甚至没有功能，依赖于外源性胰岛素来维持葡萄糖稳态。与2型糖尿病患者相比，他们的血糖控制更差，急性肾损伤的发生率更高。其胰岛素治疗必须同时包含基础胰岛素和餐时胰岛素，才能达到血糖控制目标。患者入院后应询问其胰岛素用药时间和剂量、用药依从性、近期饮食习惯（包括食欲变化）和体育锻炼情况，这些信息将用于指导胰岛素治疗。

（二）肠内营养和管饲

通常认为，在住院糖尿病患者中，低碳水化合物和高单不饱和脂肪酸的糖尿病肠内配方优于标准的高碳水化合物配方。在荟萃分析中，与标准制剂相比，使用低碳水化合物高脂制剂的餐后血糖降低了 1.1～1.7mmol/L。在胰岛素治疗方案的选择上，可以使用低剂量的基础胰岛素加上预定剂量的短效（常规）胰岛素（每6h）或速效胰岛素（每4h）及联合校正胰岛素。

（三）肠外营养

肠外营养的使用加剧了高血糖，这一作用独立于糖尿病病史，并且增加并发症、感染、败血症和死亡的风险。在非糖尿病患者中，常规胰岛素可以 0.1U/g 葡萄糖的起始剂量添加到肠外营养液中。需要注意的是，如果营养液含有脂肪乳、氨基酸，其大分子可以吸附胰岛素，或脂肪乳与氨基酸引起的酸性环境会影响胰岛素药效，需要将胰岛素溶解于生理盐水或 5% 葡萄糖溶液中，另开一路静脉通路滴注。糖尿病患者胰岛素初始剂量为 0.15U/g 葡萄糖。添加到肠外营养液中的胰岛素剂量应略低于估算值，以避免因血糖过低而提前中断肠外营养或添加额外的葡萄糖。也可以通过静脉连续输注胰岛素控制血糖。轻度至中度高血糖、血流动力学稳定的患者也可以采用基础胰岛素和计划的或按需剂量的短效（常规）胰岛素进行治疗。

（四）糖皮质激素

部分糖尿病患者同时患有其他基础疾病需要糖皮质激素治疗，这种情况下血糖可以升高、波动幅度增大，需要更加严密的监测和及时调整治疗方案。糖皮质激素通常在给药后 4～6h 开始升高血糖。早晨给予低剂量的糖皮质激素，往往会增加中午至晚上的血糖水平，而不会影响空腹血糖。在这种情况下，可以早晨不给予长效基础胰岛素或中效胰岛素，而使用餐时胰岛素治疗。较高的糖皮质激素剂量可能会提高空腹血糖水平，在这种情况下，应采用基础 - 餐时胰岛素方案，其中基础成分约占日剂量的 30%，而餐时剂量约占日剂量的 70%。

（五）胰岛素泵

在某些住院患者中，可以通过使用胰岛素泵成功地进行血糖管理。对于院外已使用胰岛素泵治疗的患者，如果存在胰岛素泵的禁忌证，如糖尿病酮症酸中毒、意识状态改变等，则应中断胰岛素泵并转为静脉胰岛素治疗，这可能是最安全、最适当的方法。当因病情或其他原因不适合继续使用胰岛素泵时，可以根据胰岛素泵使用期间的平均每日胰岛素总量，计算出基础和餐时胰岛素的剂量，转变为基础 - 餐时胰岛素治疗。为避免因缺乏基础胰岛素而导致严重的高血糖或酮症酸中毒，在断开胰岛素泵的连接前至少 2h 开始注射基础胰岛素是十分重要的。

（六）低血糖事件

低血糖定义为血糖 < 3.9mmol/L，是高血糖治疗的常见并发症。低血糖比较重要的危险因素包括老年、肾衰竭、营养摄入变化、血糖监测中断、胰岛素治疗，以及当葡萄糖趋于下降或类固醇治疗逐渐减少时未调整治疗方案等。在住院的糖尿病患者中，低血糖者与无低血糖者相比，住院时间延长 2.8 天，预后较差，一年内死亡风险增加 66%。低血糖还与 QT 间期延长、缺血性心电图改变、心绞痛、心律不齐和猝死有关。也有研究指出，自发性低血糖患者与死亡风险上升有关，而药物相关性低血糖似乎和死亡风险关系不大，这表明低血糖可能是一种疾病负担的标志物，而不是直接导致死亡的原因。

五、出院时血糖管理注意事项

为避免用药错误和再次入院，过渡到门诊血糖管理的准备应在住院期间开始，做好全面的计划和方案。对于入院前口服药物控制良好（HbA$_{1c}$ < 7%）的患者，出院时恢复以前的治疗方案。但是，HbA$_{1c}$ 水平较高的患者通常需要继续使用住院胰岛素治疗方案或加强门诊治疗方案。住院期间刚开始接受胰岛素治疗的患者在出院前需要接受相关的糖尿病教育。出院时应给予患者及其家属关于糖尿病治疗方案和门诊随访的书面和口头说明，以确保患者安全、成功地过渡到门诊血糖管理。

住院患者的高血糖很常见，增加伴有或不伴有糖尿病患者的并发症风险，与更多的医疗资源消耗以及更高的住院死亡率有关。用胰岛素纠正高血糖已显示可改善住院患者的临床结局，并且现有的证据支持其在实现和维持住院患者血糖控制方面优于其他降糖药。对于重症患者，最适合静脉输注胰岛素，将葡萄糖水平维持在 7.8 ~ 10mmol/L。在非危重患者中，对于营养摄入良好的患者，首选基础 - 餐时胰岛素方案。相反，对于进食不良或无法进食的患者，可选择单剂量的长效基础胰岛素加校正胰岛素方案。低血糖是住院患者实现血糖控制过程中最常见的不良事件，也是实现血糖控制的限制因素。尽管最近的研究报道了低血糖与医院死亡率增加之间的关联，但仍不清楚低血糖是否为患者不良结局和死亡的直接原因，还是仅为疾病负担和严重程度的生物标志物。基于肠促胰岛素的治疗可改善轻度至中度高血糖，且低血糖风险低，但是需要更多的前瞻性研究来确定这类药物在住院情况下的安全性和有效性。其余可用的降糖药在医院中的作用有限，因为它们具有潜在的严重不良反应，包括使用二甲双胍引起乳酸酸中毒的风险，使用磺酰脲类和格列奈类引起低血糖的风险，使用吡格列酮引起水肿和心力衰竭的风险，以及使用 SGLT-2 抑制剂引起脱水、泌尿系统和生殖器感染的风险。血糖管理方案由病房过渡到门诊需要进行计划和协调。入院时测量的 HbA_{1c} 对评估入院前的血糖控制和制订出院时的治疗方案很重要。糖尿病控制尚可的患者可以使用院前降糖治疗方案出院。血糖控制欠佳的患者应继续院内的胰岛素治疗方案，或对住院前降糖方案进行调整。

（凌　雁）

▶ 参考文献 ◀

[1] 中国医师协会内分泌代谢科医师分会，中国住院患者血糖管理专家组 . 中国住院患者血糖管理专家共识 [J]. 中华内分泌代谢杂志 ,2017,33（1）：1 ~ 10.

[2] American Diabetes Association.Diabetes care in the hospital： standards of medical care in diabetes-2020[J]. Diabetes Care, 2020, 43（Suppl 1）：S193-S202.

第五节　急性冠脉综合征住院患者血糖管理

一、流行病学及急性冠脉综合征发生高血糖的危害

急性冠脉综合征（acute coronary syndrome，ACS）大多是由不稳定的冠状动脉粥样硬化斑块脱落，继而导致血栓形成，引起急性心肌缺血的一组临床综合征。患有心血管相关疾病的患者血糖升高的现象广泛存在，据估计 75% 的冠心病患者同时患有高血糖。高血糖是 ACS 患者近期和远期不良事件强有力的预测因子。ACS 患者入院时的高血糖发生率

为 25% ~ 50%，并且与糖尿病患者和非糖尿病患者的住院死亡风险高度相关。多项研究表明，入院后的高血糖比入院时血糖水平更能预测风险，尤其是住院次日空腹高血糖和血糖波动与最高死亡率相关。

高血糖对 ACS 患者缺血的心肌进一步产生有害影响，可能的机制包括：ACS 期间的应激反应升高了反调节激素（儿茶酚胺、生长激素、肾上腺皮质醇和细胞因子）的水平，刺激糖异生、糖原分解和游离脂肪酸合成，总体上导致高血糖恶化。此外，心肌使用葡萄糖可增加耗氧量，从而加重缺血。在这种情况下，糖毒性促进内皮功能障碍，并伴有广泛的炎症和氧化应激反应，炎症标志物水平增加，包括 C 反应蛋白、IL-6 和 TNF-α 等。高血糖改变凝血因子的产生和糖基化，损害血小板的功能。血糖控制不佳的 2 型糖尿病患者纤溶酶原激活物抑制剂 -1（PAI-1）水平升高，加重血栓形成风险。尽管目前 ACS 患者发生高血糖与死亡率增加相关性的机制并未完全阐明，但有较多证据表明，高血糖管理可改善 ACS 患者的预后，同时可影响这部分住院患者的住院费用和时间，因此需要为 ACS 住院患者制订个体化高血糖管理目标。

二、ACS 住院患者高血糖处理原则

ACS 患者入院时出现高血糖是很常见的，长期以来认为无论是已知糖尿病患者，还是未诊断的糖尿病患者，ACS 发病后出现高血糖均增加住院并发症风险和近期及远期死亡风险。已经有大量研究探索 ACS 高血糖患者的血糖控制水平与预后的关系。早期研究的循证医学证据级别较低，各研究报告的血糖控制水平并不一致，直至 2011 年英国国家卫生与临床优化研究所（NICE）出版了关于急性冠脉综合征患者高血糖处理的指南。此后，欧洲心脏协会关于 ST 段抬高型急性心肌梗死处理的指南均采用 NICE 指南的推荐意见，但是欧洲心脏协会关于非 ST 段抬高型急性心肌梗死处理的指南与 NICE 指南稍有不同。美国心脏病学会、美国心脏协会糖尿病委员会提出的科学声明也采纳了与 NICE 相似的推荐意见。NICE 指南总结如下。

1. ACS 发病 48 小时内住院患者高血糖的管理

（1）ACS 患者入院时血糖控制在 11.0mmol/L 以下，尤其要避免低血糖。如果血糖 > 11.0mmol/L，应调整胰岛素静脉输注，并且严密监测血糖，及时调整胰岛素剂量。

（2）不推荐强化胰岛素治疗，也不推荐葡萄糖 + 胰岛素 + 氯化钾静脉治疗。

2. 识别和评估在 ACS 发病后发生高血糖的患者中可进展至糖尿病的高危人群　对于无糖尿病病史且在 ACS 发病后出现高血糖的患者，应在出院前测定 HbA$_{1c}$ 水平及空腹血糖（至少是 ACS 发病后第 4 天的空腹血糖，以排除应激性高血糖）。对于无糖尿病病史的在 ACS 发病后出现高血糖的患者，如果 HbA$_{1c}$ 水平和空腹血糖在正常范围内，不需要常

规进行口服葡萄糖耐量试验（oral glucose tolerance test，OGTT）。

3. 对无糖尿病病史的所有在 ACS 发病后出现高血糖的患者的建议 针对此类患者提供以下生活方式建议：健康的生活方式（符合心血管疾病二级预防的饮食、运动方案）、体重管理、戒烟。因为此类患者是 2 型糖尿病的高危人群，需要定期监测血糖，应该在出院后到内分泌科规范就诊及随访，尤其是出现"三多一少"症状时应该及时就诊。

（一）血糖监测

无论是否存在糖尿病，一旦发生 ACS，则高血糖发生率明显增高。但是 ACS 患者高血糖的患病率因采用的血糖标准以及发生 ACS 后评估时间不同而有很大差异，Angeli 等报道为 3%～71%。如果以入院时血糖 > 11.1mmol/L 为标准，ACS 患者入院时高血糖患病率为 11%～19%，其中是否经历经皮冠脉介入术（percutaneous coronary intervention，PCI）方面也存在差异。如果以住院时血糖 > 7.8mmol/L 为标准，患病率为 39%～57%，如果以禁食大于 12h、血糖 > 7.8mmol/L 为标准，患病率为 28%。根据 NICE 指南的推荐意见，ACS 患者应在急诊入院时测定即刻血糖，以便及时判断是否采用胰岛素静脉输注治疗方案。一旦采用胰岛素静脉输注，应密切监测血糖，每小时 1 次，根据血糖水平调整胰岛素剂量，避免低血糖的发生。当血糖趋于稳定，可以适当减少监测频率。如果患者出现心源性休克，POC 检测数据会低估实际血糖水平，则需要静脉血糖测定。对于非休克且清醒的患者，在有条件的情况下可以采用 CGM，实时了解血糖波动，提供精准治疗的依据。

（二）ACS 住院患者胰岛素治疗方案

可以参考本章第一节"重症监护病房患者血糖管理"。

三、综合控制 ACS 患者其他危险因素

临床证据表明，对患有心血管疾病的 2 型糖尿病患者进行严格的血糖控制并不能十分有效地降低其心血管风险和死亡风险。但是，对多重危险因素的综合控制可显著减少糖尿病患者心血管疾病的复发、微血管并发症的出现并降低死亡风险。因此，对 ACS 患者的治疗应将降血糖、降血脂、降血压、抗血小板等措施综合考虑。因为 ACS 患者主要在急诊就诊，所以应该对急诊医护工作人员进行培训。一旦从急诊进入冠心病"绿色通道"，则在心血管医生的指导下进行冠状血管造影或进行 PCI，同样继续监测血糖，对血糖 > 11.1mmol/L 的患者持续进行静脉胰岛素输注治疗。待血糖稳定后，对已诊断的糖尿病患者可以根据其实际情况改用口服降糖药治疗，对无糖尿病病史的患者应再次评估其是否需要口服降糖药，或单纯采用生活方式治疗。对于病情稳定后血糖恢复正常的患者，他们实

际上是糖尿病高危个体，应该告知患者出院后要坚持生活方式治疗，戒烟、戒酒，控制体重，定期到内分泌门诊随访，及时掌握糖尿病进展，及时治疗，做好冠心病的二级预防。

（李晓牧）

▶ 参考文献 ◀

[1] JAVAHERFOROOSH ZADEH F, AZEMATI S.Adjusted tight control blood glucose management in diabetic patients undergoing on pump coronary artery bypass graft.A randomized clinical trial[J].J Diabetes Metab Disord，2020，19（1）：423-430.

[2] KARETNIKOVA V, GRUZDEVA O, UCHASOVA E, et al.Glucose levels as a prognostic marker in patients with ST-segment elevation myocardial infarction：a case-control study[J].BMC Endocr Disord, 2016, 16（1）：31.

[3] NAM M C, BYRNE C D, KASKI J C, et al.Insulin in acute coronary syndrome： a narrative review with contemporary perspectives[J].Cardiovasc Drugs Ther，2016 ,30（5）：493-504.

[4] ROFFI M, PATRONO C, COLLET J P, et al.2015 ESC guidelines for the management of acute coronary syndromes in patients presenting without persistent ST-segment elevation：task force for the management of acute coronary syndromes in patients presenting without persistent ST-segment elevation of the European Society of Cardiology（ESC）[J].Eur Heart J, 2016, 37（3）：267-315.

第六节　急性缺血性脑卒中住院患者高血糖管理

糖尿病作为脑血管病特别是缺血性脑卒中/短暂性脑缺血发作（transient ischemic attack，TIA）的危险因素已经得到公认。高血糖是脑卒中患者的常见急性并发症，影响多达50%的患者，包括已诊断和未诊断的糖尿病患者。脑卒中急性期血糖过高或过低均可对预后产生不良影响。规范化管理脑卒中患者的血糖，对做好脑卒中的二级预防、降低脑卒中患者的再发风险具有重要意义。

一、高血糖对急性缺血性脑卒中发生发展的影响

（一）高血糖使脑卒中风险增加

越来越多的证据表明，高血糖可以增加脑卒中的发生率，是脑卒中的独立危险因素。糖尿病使脑卒中的风险至少增加1倍；有相当比例的急性脑卒中患者伴有2型糖尿病，而1型糖尿病的发病率较低。脑卒中患者中15%～33%患有糖尿病且9.1%的脑卒中再发可归因于糖尿病。早期的胰岛素抵抗和糖耐量异常也可增加缺血性脑卒中的发病风险。

（二）伴有高血糖的脑卒中患者预后不佳

既往许多研究均表明，与血糖正常患者相比，同时合并糖代谢异常的患者脑卒中后神经功能恢复更加缓慢、并发症更多、再发急性心脑血管疾病意外的风险更大。入院时高血糖的缺血性脑卒中患者在接受溶栓治疗后其症状性颅内出血风险和不良预后的概率均高于血糖正常者。高血糖与脑卒中急性期并发症严重程度有关，与脑卒中后感染相关，可独立预测较大的脑梗死面积、较差的临床结局和较高的死亡风险。对于急性缺血性脑卒中患者，高血糖会抵消血管再通治疗的益处。对于无糖尿病病史的脑卒中患者，应激性高血糖与急性缺血性脑卒中复发和全因死亡风险升高相关。与已知糖尿病患者相比，无糖尿病病史的脑卒中患者发生应激性高血糖的预后更差。

二、急性缺血性脑卒中住院患者高血糖管理

（一）启动降糖治疗的时机

大多数血糖管理的随机对照试验（randomized controlled trial，RCT）研究显示，应在患者症状出现后24h内开始降糖治疗。在一项针对960名患者的回顾性研究中，与住院48h内血糖在7.2mmol/L（130mg/dL）以下者相比，伴有持续性高血糖的脑卒中患者住院死亡率增加4.6倍。另一项采用CGM的回顾性观察研究发现，血管闭塞期间的高血糖与美国国立卫生研究院脑卒中量表（NIHSS）评分中位数增高、MRI弥散加权成像（DWI）病变增长较快有关。中位总闭塞时间为12h，因此建议在脑卒中的最初几个小时内使患者血糖水平降至正常，以减缓缺血脑区进展为不可逆梗死。对于是否在脑卒中患者中更早地实施胰岛素治疗，其对脑卒中预后的结果并不一致，有待进一步研究。

（二）启动降糖治疗的切点

当前国际上推荐起始治疗的切点是10mmol/L（180mg/dL）。根据欧洲神经病学学会联盟（EFNS）在22个欧洲国家的调查，触发干预的平均血糖水平为10.4mmol/L（187mg/dL），范

围为 7.4 ~ 14mmol/L（133 ~ 252mg/dL）。急性脑卒中的血糖研究（如 GLIAS）表明，高于 8.6mmol/L（155mg/dL）的高血糖与脑卒中的不良预后相关，独立于脑卒中的严重程度、梗死体积、糖尿病或年龄。

（三）血糖控制目标

1. 短期血糖控制目标 由于急性缺血性脑卒中后第一个 24h 持续高血糖与较差的预后相关，美国心脏协会 / 美国脑卒中协会和欧洲脑卒中组织的指南、《中国脑出血诊治指南（2019）》建议，合理的血糖控制目标应保持为 7.8 ~ 10mmol/L（140 ~ 180mg/dL），并密切监测，防止低血糖。

2. 长期血糖控制目标 根据《中国住院患者血糖管理专家共识》（2017 年版）及《中国脑卒中血糖管理指导规范（2015 年版）》，对心脑血管疾病稳定者，采取一般血糖控制目标：空腹或餐前血糖 6.1 ~ 7.8mmol/L，餐后 2h 或随机血糖 7.8 ~ 10.0mmol/L。

在缺血性脑卒中 / 短暂性脑缺血发作患者的长期血糖管理中，建议将 HbA_{1c} 水平控制在 < 7.0%。在保证不发生低血糖或其他严重不良反应的情况下，一些患者可选择更加严格的 HbA_{1c} 目标值（6.5%），包括糖尿病病史短、预期寿命长及无严重心血管疾病患者。对于有严重低血糖事件发生史、预期寿命短、存在严重微血管或大血管并发症、存在其他严重并发症，以及糖尿病病史长且应用包括胰岛素在内的多种药物都难以控制血糖的患者，可考虑将 HbA_{1c} 目标值提高至 8.0%。

（四）控制血糖的方案

对于急性缺血性脑卒中 / 短暂性脑缺血发作患者，应尽快测量并监测血糖，当血糖 > 10mmol/L 时应该给予降糖治疗，急性期首选胰岛素，并注意防止低血糖的发生。

1. 胰岛素

（1）胰岛素皮下注射：对于意识清楚、能规律进餐的患者，可以使用皮下注射胰岛素治疗方案。但是大部分脑卒中患者处于意识障碍或昏迷状态，则需要静脉胰岛素治疗。

（2）静脉胰岛素治疗：参见本章第三节内容。

2. 口服降糖药治疗 度过脑卒中急性期之后，根据患者状态进行评估，部分患者可以转换为口服降糖药治疗。

（颜红梅）

▶ **参考文献** ◀

[1]　中国医师协会内分泌代谢科医师分会，中国住院患者血糖管理专家组 . 中国住院患者血糖管理专家共识 [J]. 中华内分泌代谢杂志 ,2017,33（1）：1-10.

[2]　中华医学会糖尿病学分会 . 中国 2 型糖尿病防治指南（2017 年版）[J]. 中华糖尿病杂志 , 2018,10（1）：44-64.

第七节　肾脏替代治疗住院患者高血糖管理

一、高血糖对慢性肾脏病的影响

慢性肾脏病（chronic kidney disease，CKD）定义为肾脏结构或功能异常持续时间 > 3 个月，且这种结构或功能的异常对健康有影响。其诊断标准见表 3-7-1。CKD 发病率不断增加，已成为当前全球性重大公共卫生问题。2 型糖尿病常合并 CKD，中国成人血糖状况和 CKD 调查结果显示，高血糖是中国成人 CKD 的主要危险因素之一，糖尿病患者 CKD 发生风险较糖代谢正常者显著增加 2.05 倍。

表 3-7-1　慢性肾脏病诊断标准

以下任何一种表现持续时间 > 3 个月：	
肾损伤标志	白蛋白尿（UAER ≥ 30mg/24h；UACR ≥ 30mg/g 或 ≥ 3mg/mmol） 尿沉渣异常 肾小管相关病变 组织学异常 影像学所见结构异常 肾移植病史
GFR 下降	eGFR < 60mL/$(min \cdot 1.73m^2)$

注：UAER，尿白蛋白排泄率；UACR，尿白蛋白 / 肌酐比值；eGFR，估算肾小球滤过率。

糖尿病肾病是指由糖尿病所致的 CKD，其诊断标准见表 3-7-2。我国 20% ~ 40% 的糖尿病患者合并糖尿病肾病，糖尿病肾病现已成为 CKD 和终末期肾病的主要原因，同时 CKD 也已成为我国糖尿病患者的主要死因之一。糖尿病和 CKD 两者互相影响、互相促进，血糖控制良好对于延缓 CKD 的发生发展至关重要。

表 3-7-2 糖尿病肾病诊断标准

糖尿病患者中，出现以下任何一条者考虑其肾脏损伤是由糖尿病引起：

美国肾脏基金会肾脏病预后质量倡议指南标准：
大量蛋白尿
糖尿病视网膜病变伴微量白蛋白尿
在有 10 年以上糖尿病病程的 1 型糖尿病患者中出现微量白蛋白尿

中华医学会糖尿病学分会微血管并发症学组工作建议：
大量蛋白尿
糖尿病视网膜病变伴任何一期慢性肾脏病
在有 10 年以上糖尿病病程的 1 型糖尿病患者中出现微量白蛋白尿

二、危险分层评估

肾小球滤过率（glomerular filtration rate，GFR）是评价肾脏功能的重要指标之一。推荐用估算肾小球滤过率（estimated glomerular filtration rate，eGFR）进行 CKD 的肾功能分期（表 3-7-3）。除外 eGFR 外，尿白蛋白水平也是诊断 CKD 的主要依据。推荐采用随机尿白蛋白 / 肌酐比值（urinary albumin/creatinine ratio，UACR）。随机 UACR ≥ 30mg/g 为尿白蛋白排泄增加。在 3 ~ 6 个月内重复检查 UACR，3 次中有 2 次尿白蛋白排泄增加，排除感染等其他因素，即可诊断白蛋白尿。临床上常将 UACR 30 ~ 300mg/g 称为微量白蛋白尿，UACR > 300mg/g 称为大量白蛋白尿。

表 3-7-3 慢性肾脏病分期

CKD 分期	肾脏损害程度	eGFR/(mL·min⁻¹·1.73m⁻²)
1 期（G1）	肾脏损伤伴 eGFR 正常	≥ 90
2 期（G2）	肾脏损伤伴 eGFR 轻度下降	60 ~ 89
3a 期（G3a）	eGFR 轻中度下降	45 ~ 59
3b 期（G3b）	eGFR 中重度下降	30 ~ 44
4 期（G4）	eGFR 重度下降	15 ~ 29
5 期（G5）	肾衰竭	< 15 或透析

糖尿病合并 CKD 或糖尿病肾病患者应该早期干预肾脏病变，UACR 升高与 eGFR 下降、心血管事件、死亡风险增加密切相关，是重要且较敏感的观察指标。eGFR 是 CKD 预后的特异性指标。改善全球肾脏病预后组织（Kidney Disease：Improving Global Outcomes，

KDIGO）指南建议联合 CKD 分期（G1 ～ G5）和白蛋白尿分期（A1 ～ A3）将 CKD 分为低危、中危、高危和极高危（表 3-7-4）。

表 3-7-4　基于 GFR 和白蛋白尿的 CKD 分期及危险分层

CKD 分期 eGFR/(mL·min⁻¹·1.73m⁻²)			UACR 分期及危险分层		
			A1 正常或轻度升高 < 30mg/g （< 3mg/mmol）	A2 中度升高 30 ～ 300mg/g （3 ～ 30mg/mmol）	A3 显著升高 > 300mg/g （> 30mg/mmol）
G1	正常或增高	≥ 90	低危	中危	高危
G2	轻度下降	60 ～ 89	低危	中危	高危
G3a	轻中度下降	45 ～ 59	中危	高危	极高危
G3b	中重度下降	30 ～ 44	高危	极高危	极高危
G4	重度下降	15 ～ 29	极高危	极高危	极高危
G5	肾衰竭	< 15	极高危	极高危	极高危

三、血糖控制目标

降糖治疗应根据患者年龄、病程、并发症等因素综合考虑，进行个体化治疗，以避免发生低血糖。HbA$_{1c}$ 在临床上已作为评估长期血糖控制状况的金标准，也是临床决定是否需要调整治疗方案的重要依据。标准的 HbA$_{1c}$ 检测方法的正常参考值为 4% ～ 6%。2020年 KDIGO 指南推荐使用 HbA$_{1c}$ 来监测糖尿病合并 CKD 患者的血糖控制情况，指南建议血糖未达标或降糖治疗方案经过调整后，每 3 个月检测一次 HbA$_{1c}$，血糖稳定后每年检测 2 次 HbA$_{1c}$。

《2 型糖尿病合并慢性肾脏病患者口服降糖药治疗中国专家共识（2019 年更新版）》结合 2011 年中华医学会内分泌学分会提出的《中国成人 2 型糖尿病 HbA$_{1c}$ 控制目标的专家共识》及 2015 年欧洲肾脏最佳临床实践（ERBP）推出的《糖尿病合并 3b ～ 5 期 CKD 患者诊疗指南》提出，需要对合并 CKD 的糖尿病患者的 HbA$_{1c}$ 目标值进行分层管理。CKD 1 ～ 3a 期患者，HbA$_{1c}$ 目标值应控制在 7.0%。CKD 3b ～ 5 期患者出现以下任意一条，HbA$_{1c}$ 应控制在 ≤ 8.5%：①低血糖风险高；②依从性不佳；③预期寿命较短；④合并心血管疾病；⑤已存在微血管并发症。无危险因素者，若病程 ≥ 10 年，HbA$_{1c}$ 应控制在

≤ 8.0%，若病程 < 10 年则控制在 ≤ 7.5%；否则 HbA_{1c} 宜控制在 < 7.0%。

需要注意的是，当出现缺铁、维生素 B_{12} 缺乏、红细胞生成素减少、酗酒、慢性肾功能不全及高胆红素血症时，HbA_{1c} 可能出现假性升高；在服用铁剂、维生素 B_{12}、维生素 C、维生素 E 及患慢性肝病时，HbA_{1c} 可能出现假性降低。另外，随着 CKD 进展（4 ~ 5 期），HbA_{1c} 的准确度会随之下降，特别是在接受透析治疗的患者中，HbA_{1c} 检测的可靠性较低。当 HbA_{1c} 与直接测量的血糖水平或临床症状不一致时，可采用持续葡萄糖监测（CGM）来评估血糖水平。当使用低血糖风险较高的降糖药时，使用 CGM 进行每日血糖监测或自我血糖监测（SMBG）有助于预防低血糖，改善血糖控制。对于不选择 CGM 或 SMBG 进行日常血糖监测的患者，应首选低血糖风险较低的降糖药，剂量应与 eGFR 水平相适应。

根据 2017 年《中国住院患者血糖管理专家共识》（2017 年版），合并中重度肾功能不全的糖尿病患者建议采用宽松的血糖控制目标，空腹或餐前血糖控制在 7.8 ~ 10.0mmol/L，餐后 2h 或随机血糖控制在 7.8 ~ 13.9mmol/L，具体见表 1-2-1、表 3-7-5。

表 3-7-5　内科住院患者血糖控制目标

患者情况	血糖控制目标
新诊断、非老年、无并发症及伴发疾病,降糖治疗无低血糖风险	严格
低血糖高危人群	宽松
心脑血管疾病高危人群,同时伴有稳定的心脑血管疾病	一般
因心脑血管疾病入院	宽松
特殊群体,接受糖皮质激素治疗	一般
中重度肝肾功能不全	宽松
75 岁以上老年人	宽松
预期寿命 < 5 年(如癌症)	宽松
精神或智力障碍	宽松

四、血糖管理

有效的降糖治疗可延缓糖尿病肾病的发生和进展，推荐所有糖尿病合并 CKD 患者均进行合理的降糖治疗。英国糖尿病前瞻性研究、强化血糖控制与 2 型糖尿病患者血管并发症研究和退伍军人糖尿病研究这三项大型研究结果显示，降糖达标可使早期糖尿病患者或早期 CKD 患者主要肾脏终点事件发生率降低 20%，对于已有大量蛋白尿的患者，可逆转为微量蛋白尿或正常。

改变不良生活方式仍然是治疗的基石。糖尿病合并 CKD 患者应该合理饮食、控制体重、戒烟及进行适当运动等。KDIGO 指南建议糖尿病合并 CKD 患者应该采用个体化饮食策略，多吃蔬菜、水果、全谷类、膳食纤维、豆类、植物性蛋白质、不饱和脂肪酸和坚果；减少加工肉类、精制碳水化合物和饮料的摄入。未接受透析治疗的患者，建议每天保持 0.8g/kg 的蛋白质摄入，过高的蛋白质摄入（每天蛋白质摄入超过 1.3g/kg）与尿蛋白升高、肾功能下降、心血管及死亡风险增加有关，每天蛋白质摄入低于 0.8g/kg 并不能延缓糖尿病肾病的进展。对于已开始透析的患者，蛋白质摄入可适当增加，特别是腹膜透析的患者，蛋白质的摄入应在每天 1.0 ~ 1.2g/kg。蛋白质来源应以优质动物蛋白为主，必要时可补充复方 α- 酮酸制剂。对于钠的摄入量，指南建议应 < 2g/d（氯化钠 < 5g/d）。我国 2 型糖尿病伴白蛋白尿患者维生素 D 水平较低，补充维生素 D 或激活维生素 D 受体可降低 UACR。关于体育运动，指南建议糖尿病合并 CKD 患者进行中等强度的体育运动，每周至少 150min，或者达到与心血管和身体耐受能力相适应的水平，避免久坐不动的生活方式。医生应鼓励肥胖患者减重，特别是 eGFR ≥ 30mL/（min·1.73m^2）的患者。

口服降糖药种类繁多，中国 2 型糖尿病合并 CKD 患者宜根据肾功能情况个体化选择口服降糖药。各类药物的药代动力学差异显著，加之 CKD 患者对经肾排泄的药物或其活性代谢产物的清除能力下降，使得口服降糖药若使用不当，将不同程度地增加低血糖以及其他不良事件的风险。因此，在临床工作中必须充分了解各种降糖药的药代动力学和药效动力学特点，结合患者的肾功能情况进行个体化选择，确保有效降糖的同时不增加低血糖风险。在使用某些低血糖风险较大的口服降糖药时需要严格监测血糖，确保随机血糖 > 5.0mmol/L。糖尿病合并 CKD 或糖尿病肾病患者应该早期干预肾脏病变，需要在降糖达标的同时关注 UACR 及 eGFR 变化，选择有肾脏保护作用的口服降糖药。CKD 4 ~ 5 期患者宜采用胰岛素治疗，若患者拒绝胰岛素治疗，需选择尽可能不经肾脏排泄的口服降糖药，不同降糖药在不同肾功能中使用情况见表 3-7-6。

表 3-7-6　口服降糖药用于不同肾功能分期示意

| 口服降糖药 | CKD 分期 eGFR/(mL·min^{-1}·1.73m^{-2}) | | | | |
	1 ~ 2 期 ≥ 60	3a 期 45 ~ 59	3b 期 30 ~ 44	4 期 15 ~ 29	5 期 < 15
二甲双胍	N	N	1	2	2
格列本脲	N	2	2	2	2

续表

口服降糖药	CKD 分期 eGFR/(mL·min⁻¹·1.73m⁻²)				
	1 ~ 2 期 ≥ 60	3a 期 45 ~ 59	3b 期 30 ~ 44	4 期 15 ~ 29	5 期 < 15
格列美脲	N	1	2	2	2
格列吡嗪	N	1	1	2	2
格列喹酮	N	N	N	N	N
格列齐特	N	1	1	2	2
瑞格列奈	N	N	N	N	N
那格列奈	N	N	N	N	N
吡格列酮	N	N	N	N	N
罗格列酮	N	N	N	N	N
阿卡波糖	N	N	N	2	2
伏格列波糖	N	N	N	2	2
西格列汀	N	N	1	1	1
维格列汀	N	N	1	1	1
沙格列汀	N	N	1	1	1
利格列汀	N	N	N	N	N
阿格列汀	N	N	1	1	1
达格列净	N	N	N	1	1
卡格列净	N	N	N	1	2
恩格列净	N	N	N	1	2

注：N，无须调整剂量；1，减量使用；2，禁止使用。

KDIGO 指南建议对于糖尿病合并 CKD 患者应采用综合策略治疗，以减少肾病进展和心血管疾病风险。1 型糖尿病仍建议胰岛素治疗控制血糖；对于 2 型糖尿病合并轻中度肾功能不全 [eGFR ≥ 30mL/(min·1.73m²)] 的患者，建议优选从肾脏排泄较少的降糖药，部分口服降糖药需要根据肾脏损害程度相应调整剂量。最新版的 KDIGO 指南提出钠 - 葡萄糖协同转运蛋白 2 抑制剂（sodium-dependent glucose transporter-2 inhibitor，SGLT-2 抑制剂）是 2 型糖尿病合并 CKD 患者的一线治疗选择，对于 eGFR ≥ 30mL/(min·1.73m²) 的患者，推荐使用二甲双胍联合 SGLT-2 抑制剂治疗。在选择除二甲双胍和 SGLT-2 抑制剂外的其他降糖药时，应考虑患者个人偏好、合并症、eGFR 和成本，一般首选胰高血糖

素样肽 -1 受体激动剂（glucagon-like peptide-1 receptor agonist，GLP-1RA）。对于严重肾功能不全 [eGFR < 30mL/（min·1.73m^2）] 的患者宜采用胰岛素治疗。表 3-7-7 和表 3-7-8 为 2 型糖尿病合并 CKD 患者的用药路径以及药物个体化选择方案。

表 3-7-7　2 型糖尿病合并 CKD 患者的用药路径

分类	治疗方式
基础治疗	生活方式指导（运动、营养、减重）
一线治疗方案	二甲双胍联合 SGLT-2 抑制剂 [eGFR ≥ 30mL/（min·1.73m^2）]
其他治疗方案	GLP-1RA、DPP-4i、胰岛素、SU、TZD、AGI

注：DPP-4i，二肽基肽酶 -4 抑制剂；TZD，噻唑烷二酮类；SU，磺脲类；AGI，糖苷酶抑制剂。

表 3-7-8　除 SGLT-2 抑制剂和二甲双胍以外的药物个体化选择方案

合并症及患者需求	推荐用药	不推荐用药
减轻体重	GLP-1RA	SU、TZD、胰岛素
合并心血管高风险	GLP-1RA	
合并心力衰竭	GLP-1RA	TZD
强效降糖	GLP-1RA、胰岛素	DPP-4i、TZD、AGI
避免低血糖	GLP-1RA、DPP-4i、TZD、AGI	SU、胰岛素
避免注射	DPP-4i、TZD、SU 或 AGI	GLP-1RA、胰岛素
费用低	TZD、SU 或 AGI	GLP-1RA、胰岛素、DPP-4i

（一）二甲双胍的使用建议

二甲双胍是多数 2 型糖尿病患者单药治疗的首选，临床上常选择以二甲双胍为基础的联合治疗方案，如果有二甲双胍禁忌证或不耐受，则可选择其他药物治疗。对于 2 型糖尿病合并 CKD，并且 eGFR ≥ 30mL/（min·1.73m^2）的患者，指南均建议使用二甲双胍；对于接受肾脏移植的 2 型糖尿病患者，若 eGFR ≥ 30mL/（min·1.73m^2），仍建议使用二甲双胍治疗。起始二甲双胍治疗后，应监测患者 eGFR，当 eGFR < 60mL/（min·1.73m^2）时增加检测频率。对于 eGFR 在 45 ~ 59mL/（min·1.73m^2）的患者，在低灌注和低氧血症发生风险高的情况下需要考虑二甲双胍减量；当 eGFR 下降到 30 ~ 45mL/（min·1.73m^2）时，需要调整二甲双胍的剂量，最大剂量应减半。二甲双胍推荐使用路径见表 3-7-9。

表 3-7-9 二甲双胍推荐使用路径

二甲双胍使用情况	eGFR/(mL·min^{-1}·1.73m^{-2})			
	≥ 60	45 ~ 59	30 ~ 44	< 30
起始剂量	500mg/d 或 850mg/d		起始剂量减半	禁用
剂量调整	每周增加 500mg/d 或 850mg/d 直至最大剂量		最大剂量减半	
减量情况	剂量不变	剂量不变或低灌注和低氧血症发生风险高的情况下需减量	剂量减半	–
肾功能监测	至少每年一次	至少每 3 ~ 6 个月一次		

（二）SGLT-2 抑制剂的使用建议

SGLT-2 抑制剂目前有达格列净、恩格列净和卡格列净。纳入中国人群的大型随机对照临床试验显示达格列净可减少糖尿病肾病发生或降低 CKD 死亡率。恩格列净或卡格列净可使有心血管高危风险的 2 型糖尿病患者肾脏事件风险显著下降。卡格列净每日 100 ~ 300mg 用于 eGFR ≥ 30mL/（min·1.73m^2）的糖尿病患者可显著提高 eGFR、降低 UACR 水平并降低肾脏事件风险。因此，SGLT-2 抑制剂能延缓肾衰竭的发生或降低 CKD 死亡率，且这种作用与血糖变化无关。

因此，对于 eGFR ≥ 30mL/（min·1.73m^2）的合并 CKD 的 2 型糖尿病患者，指南均建议使用 SGLT-2 抑制剂。对于血糖未达标的患者可以将 SGLT-2 抑制剂和其他降糖药联用。对于目前血糖已达标但希望能继续更安全降糖的患者，也可添加 SGLT-2 抑制剂，但注意对于接受胰岛素或磺脲类药物治疗的患者，如果额外加用降糖药可能会增加低血糖的风险，对于这类患者可能需要停止或减少除二甲双胍以外的降糖药的剂量。在选择 SGLT-2 抑制剂时，应优先考虑经证实的对肾脏或心血管有益的药物，并要考虑 eGFR 用药前后的改变。对于长时间禁食、接受手术或处于重大疾病期间的患者，使用 SGLT-2 抑制剂可能增加酮症风险，不建议使用。如果患者有低血容量风险，在开始 SGLT-2 抑制剂治疗前应减少噻嗪类利尿剂的剂量，并告知患者血容量不足和低血压的症状，并在起始用药后监测患者的血容量状态。起始 SGLT-2 抑制剂治疗后，eGFR 可能出现可逆性下降，通常这种情况不需要停止治疗。一旦起始使用 SGLT-2 抑制剂，即使患者 eGFR 低于 30mL/（min·1.73m^2），也可以继续使用 SGLT-2 抑制剂。如果患者开始肾脏替代治疗（血液透析或腹膜透析），需要停用 SGLT-2 抑制剂，改为胰岛素治疗。肾移植患者存在免疫抑制和潜在感染风险的增加，目前尚未对此相关人群进行充分研究，因此不推荐 SGLT-2 抑制剂用于此类人群。

（三）GLP-1RA 的使用建议

指南对于已使用二甲双胍和 SGLT-2 抑制剂但仍未达到个体化血糖目标的患者，或者无法使用这些药物的患者，首选推荐使用长效 GLP-1RA。选择 GLP-1RA 时，应优先考虑既往研究证明对心血管有益的药物。为了尽量减少胃肠道副作用，可以从低剂量起始，然后逐渐增加剂量达到目标剂量。GLP-1RA 单独使用时低血糖的风险通常较低，但当 GLP-1RA 与其他药物（如磺酰脲类药物或胰岛素）联合使用时，低血糖风险会增加，此时需要减少磺酰脲类药物或胰岛素的剂量。

（四）胰岛素的使用建议

胰岛素治疗是控制高血糖的重要手段。1 型糖尿病患者需要依赖胰岛素维持生命，必须使用胰岛素控制高血糖，并降低糖尿病并发症的发生风险。2 型糖尿病患者虽不需要胰岛素来维持生命，但当口服降糖药效果不佳或存在口服药使用禁忌时，仍需使用胰岛素控制高血糖，从而减少糖尿病并发症的发生风险。对于合并 CKD、eGFR ≤ 30mL/（min·1.73m^2）的 2 型糖尿病患者建议采用胰岛素治疗。但需要注意，这部分患者由于肾功能不全，低血糖的发生风险显著增加。临床实践中，应密切监测这部分患者的血糖以及肾功能，及时调整胰岛素剂量，达到血糖控制目标，同时减少不良反应。

医务人员和患者必须认识到，与口服药相比，胰岛素治疗涉及更多环节，如药物选择、治疗方案、注射装置、注射技术、指尖血糖监测、根据血糖监测结果采取的行动等。与口服药治疗相比，胰岛素治疗需要医务人员与患者间更多的合作，并且需要患者掌握更多的自我管理技能。胰岛素治疗开始后应继续指导患者坚持饮食控制和运动，并加强对患者的教育和指导，鼓励和指导患者进行自我血糖监测并掌握根据血糖监测结果来适当调整胰岛素剂量的技能，以达到血糖控制并预防低血糖的发生。应给予胰岛素治疗的患者针对性的教育使其掌握胰岛素治疗相关的自我管理技能，了解低血糖发生的危险因素、症状以及掌握自救措施。

（刘　琳）

▶ 参考文献 ◀

[1]　ZHANG L, LONG J, JIANG W, et al.Trends in chronic kidney disease in China[J].N Engl J Med, 2016, 375（9）：905-906.

[2]　BRAGG F, HOLMES M V, LONA A, et al.Association between diabetes and cause-specific mortality in rural and uraban areas of China[J].JAMA, 2017,317（3）：280-289.

[3] Improving Global Outcomes（KDIGO）Diabetes Work Group.KDIGO 2020 clinical practice guideline for diabetes management in chronic kidney disease[J].Kidney Int, 2020, 98（4S）：S1-S115.

[4] NEAL B, PERKOVIC V, MAHAFFEY K W, et al.Canagliflozin and cardiovascular and renal events in type 2 diabetes[J].N Engl J Med, 2017, 377（7）：644-657.

[5] WANNER C, INZUCCHI S E, LACHIN J M, et al.Empagliflozin and progression of kidney disease in type 2 diabetes[J].N Engl J Med, 2016, 375（4）：323-334.

第八节　肿瘤住院患者血糖管理

　　肿瘤和糖尿病是严重影响人类健康的慢性非传染性疾病。世界卫生组织国际癌症研究机构（WHO's International Agency for Research on Cancer，IARC）2014 年发布的世界癌症报告显示，2012 年世界范围内约有 1 410 万新诊断癌症患者，预计到 2025 年，全球每年新增癌症患者将超过 2 000 万。糖尿病的患病率也呈逐年上升趋势。国际糖尿病联盟（International Diabetes Federation，IDF）2017 年的数据显示，全球约有 4.25 亿人患有糖尿病，糖尿病已成为全球十大死因之一。临床上常见肿瘤合并糖尿病的病例，但目前还没有权威机构制定肿瘤患者的血糖管理指南，本文将结合近年文献，对肿瘤患者的血糖管理进行简要总结。

一、流行病学

　　肿瘤患者糖尿病患病比例显著增高，在胰腺癌和子宫内膜癌中，糖尿病的患病率高达 19% 和 14%。糖尿病患者患肿瘤的风险也明显增高，与非糖尿病患者相比，男性糖尿病患者患肿瘤的风险总体升高 39%，女性糖尿病患者患乳腺癌的风险增高 17%。糖尿病患者患肝癌、胰腺癌、子宫内膜癌、乳腺癌和结直肠癌的相对风险均显著增高。另一项研究提示，2 型糖尿病患者患乳腺癌和结直肠癌的风险增高 20% ~ 30%。此外，糖尿病使肿瘤患者的死亡风险显著增高。

　　自 1885 年首次在癌症患者中报道高血糖症之后，Warburg 等人发现肿瘤组织比正常组织具有更高的葡萄糖利用率。临床研究发现，肿瘤患者存在碳水化合物代谢异常。有证据表明，肿瘤的形成与葡萄糖代谢异常密切相关。恶性肿瘤组织中葡萄糖摄取有特定的细胞机制，大多数恶性肿瘤组织的 ^{18}F- 氟代脱氧葡萄糖（^{18}F-FDG）摄取量增加，与糖酵解和葡萄糖转运速率增加有关。研究者在恶性肿瘤组织中观察到的 ^{18}F-FDG 摄取的增加与肿瘤的增殖活性和存活的肿瘤细胞数量有密切的关系。越来越多的证据表明，糖尿病与各种恶性肿瘤之间存在紧密的联系。然而，两种疾病之间潜在的生物学联系尚不完全清楚。高血糖可能在肿瘤合并糖尿病患者的疾病发展过程中发挥重要作用。高血糖可能导致癌细胞的恶性表型增加，包括增殖、凋亡抑制、转移、神经浸润、化疗耐药性和化疗耐受性等。

糖尿病和肿瘤有共同的危险因素，包括增龄、肥胖和缺乏运动等。住院肿瘤患者易合并血糖异常可能与患者胰岛素抵抗、炎症、应激等状态有关。此外，部分抗肿瘤药物也可引起患者血糖异常。合并糖尿病的肿瘤终末期住院患者发生低血糖的风险增高，与摄食减少、营养不良和未及时调整降糖方案有关。

二、肿瘤患者住院围手术期的血糖管理

（一）血糖控制目标

根据患者发生血糖异常的风险设置不同的降糖目标，进行个性化管理，尽量避免低血糖和血糖大幅波动。血糖控制目标可分为严格、一般和宽松。目前并没有研究证据表明围手术期严格控制血糖水平可改善肿瘤患者的预后。对多数肿瘤患者，建议血糖控制在7.8～10mmol/L。《围术期血糖管理专家共识（2020版）》提出，对于择期手术患者，若随机血糖 ≥ 12.0mmol/L 或 HbA_{1c} ≥ 9%，建议考虑推迟手术时间。对于急诊手术患者，若出现酮症酸中毒或高渗性昏迷，如果患者病情允许，推荐先纠正代谢紊乱，在 pH 和渗透压恢复正常后手术。一般择期的大中型手术围手术期血糖控制目标为 6.0～10.0mmol/L，术前、术后第 1～2 日血糖与术后并发症及病死率相关，控制应相对严格；术中为防止低血糖，血糖控制目标可适当放宽至 12.0mmol/L。建议在目标范围内，术中每 1～2h 检测一次血糖，术后每 2～4h 检测一次血糖。术后需要重症监护或机械通气的患者，无心脑血管疾病或肝肾功能不全的患者血糖控制目标在 7.8～10mmol/L，有心脑血管疾病或肝肾功能不全的患者血糖控制目标在 8.0～12.0mmol/L，每 1～4h 检测一次血糖。

（二）血糖控制方法

1. **胰岛素** 是围手术期控制血糖的首选药物。术前首选皮下注射胰岛素，可选择基础＋餐时胰岛素注射。术前禁食期间停用餐时胰岛素，但仍需继续使用基础胰岛素。术中可进行胰岛素持续静脉输注，同时密切监测血糖和血钾水平，及时调整胰岛素剂量和输注速度。术后在患者恢复饮食前仍需要给予胰岛素静脉输注，同时补充葡萄糖。恢复饮食后可改为皮下注射胰岛素。详见本章第二节"围手术期住院患者血糖管理"。

2. **口服降糖药** 口服降糖药的管理取决于多种因素，如手术类型、手术时间以及术前术后禁食时间。一项对门诊手术患者的小型研究表明，与在手术当天停用口服降糖药的

患者相比，在手术当天继续口服降糖药的患者围手术期的血糖水平更低，高血糖发生较少，两组间低血糖发生率无差异。

二甲双胍是 2 型糖尿病患者初始治疗的首选药物，美国门诊麻醉学会（the Society for Ambulatory Anesthesia，SAMBA）建议患者在手术当天继续按原治疗剂量使用二甲双胍。这与 ADA 2019 年的指南建议一致。对于手术当天即可进食的患者，二甲双胍可能有助于血糖控制。二甲双胍相关的乳酸酸中毒（MALA）被认为是潜在的风险。对 347 项临床试验的荟萃分析结果显示，并未发现二甲双胍增加乳酸酸中毒的证据。但是，对于肾功能不全（GFR ≤ 30mL/min）和 / 或接受静脉造影剂注射的患者，应谨慎使用二甲双胍，因为已知这些因素会增加围手术期患乳酸酸中毒的风险。包括磺酰脲类在内的胰岛素促泌剂也应维持使用至手术日，以降低发生低血糖的风险。

现在建议将钠 - 葡萄糖协同转运蛋白 -2（SGLT-2）抑制剂作为患有动脉粥样硬化性心血管疾病、心力衰竭或慢性肾脏病的糖尿病患者的二线降糖药。在禁食状态和 / 或应激事件（如手术）时，服用 SGLT-2 抑制剂的患者可能发生血糖正常的 DKA。因此，ACE 和 AACE 建议患者在术前 24h 停用 SGLT-2 抑制剂。虽然需要更多的研究进一步了解 SGLT-2 抑制剂相关 DKA 的潜在机制，但在进行胰腺手术或患有潜在胰腺疾病的患者中应谨慎使用 SGLT-2 抑制剂，因为这些患者发生 DKA 的风险较高。空腹状态下，从碳水化合物到脂肪氧化的代谢转变使患者更易患 DKA。手术后的症状常与 DKA 表现重叠，包括恶心、呕吐、乏力和腹痛等，加上缺乏严重的高血糖症，可能无法提供 DKA 的诊断线索。对服用 SGLT-2 抑制剂的手术患者，必须保持密切监护，评估其脱水症状，检查代谢性酸中毒指标（低血清碳酸氢盐、低血气 pH 和 / 或阴离子间隙），尿酮或血酮阳性可进一步支持诊断。

三、肿瘤患者住院化疗期间的血糖管理

高血糖是肿瘤患者化疗期间的常见副作用。美国国家癌症研究所的不良事件通用术语标准已将化疗对癌症患者血糖的影响纳入化疗毒性和副作用评估系统。实体瘤患者有发生高血糖症的风险，高血糖可能降低患者对化疗药物的反应，直接影响细胞生长并诱导肿瘤细胞产生耐药性。诱导缓解化疗期间发生高血糖是导致肿瘤早期复发和患者高死亡率的独立危险因素。高血糖可导致肿瘤患者预后不良，如感染和非恶性肿瘤相关死亡。在许多血液系统肿瘤中，已经报道了诱导化疗期间高血糖与感染之间的关联。除了高血糖对肿瘤细胞生物学行为的影响外，研究者观察到诱导化疗期间常发生短暂性高血糖。考虑到高血糖与恶性肿瘤之间的相关性，临床医生不应忽略高血糖对癌症患者癌症进展的影响。癌症患者的血糖水平受治疗方案的影响很大，癌症患者的血糖在全肠外营养治疗期间会根据肿瘤类型而有所不同。雄激素剥夺（去势）治疗、多西他赛和西罗莫司可增加高血糖的发生风

险。单独使用西罗莫司诱发的高血糖比与其他药物联用时更为严重，紫杉醇、顺铂和吉西他滨可能增加高血糖的发生风险。

一些化疗药物可破坏胰岛 β 细胞，影响胰岛素的合成和分泌，导致血糖升高。高血糖可导致凋亡抵抗、肿瘤发生和肿瘤细胞对化疗的抵抗。癌症本身也可引起糖代谢紊乱，与健康人群相比，结直肠癌患者的糖耐量受损发生率更高。肿瘤和 2 型糖尿病有相似的发病机制，两者共存时会使患者的病情恶化。

控制高血糖对癌症患者具有重要的治疗意义。诱导性化疗诱发的高血糖目前在临床上仍使用胰岛素来控制血糖。在临床工作中，诱导化疗期间应注意对血糖水平的监测，尤其是对高血糖高危人群的监测，积极预防高血糖的发生。首先，必须在治疗前对患者进行全面评估，并建立完整的血糖记录和相关药物使用记录，尤其是在化疗之前和化疗期间监测血糖、HbA$_{1c}$ 非常重要。其次，除了预防化疗对心脏、肾脏或肝脏的毒性，还应为患者补充血容量、纠正水和电解质紊乱、调整胰岛素剂量并控制血压，降低血液黏度以防止副作用，如化疗引起的恶心、呕吐、严重脱水、高血糖、DKA 和高渗性非酮症昏迷等。

（一）糖皮质激素诱导的高血糖

糖皮质激素在肿瘤化疗中具有重要作用，可用于止吐、减轻水肿、减少疼痛，同时还具有免疫抑制作用。糖皮质激素可直接诱导淋巴细胞凋亡，用于恶性淋巴肿瘤的治疗。但糖皮质激素具有升糖作用，可促进肝糖异生、减少胰岛素分泌和增加外周组织胰岛素抵抗，长期使用糖皮质激素易导致血糖异常，引起糖皮质激素诱导的高血糖。糖皮质激素诱导的高血糖可导致患者住院时间延长、伤口愈合延迟、感染风险增加、病死率升高。

糖皮质激素是淋巴系统恶性肿瘤治疗中最重要的基础药物。NIH 的 John Ashwell 所做的开创性研究表明，糖皮质激素在淋巴发育中起负性信号作用，能阻止淋巴细胞生长并诱导细胞凋亡，故常用于急性淋巴细胞白血病、淋巴瘤和骨髓瘤的化疗。此外，糖皮质激素在与细胞毒性药物合用时，对肿瘤细胞蛋白质合成的抑制作用增强，并能促进蛋白质分解而使细胞毒性药物的疗效提高。无论是泼尼松、甲泼尼松还是地塞米松，在初治淋巴系统恶性肿瘤的一线化疗中均起着关键性作用。如急性淋巴细胞白血病诱导方案 VDLP（长春新碱、柔红霉素、门冬酰胺酶和泼尼松）、非霍奇金淋巴瘤的经典一线化疗方案 CHOP（环磷酰胺、多柔比星、长春新碱和泼尼松）、霍奇金淋巴瘤的 ABVD 方案（多柔比星、博来霉素、长春新碱和地塞米松）、多发性骨髓瘤的 MP 方案（美法仑和泼尼松）或 VAD 方案（多柔比星、长春新碱和地塞米松）中均含有糖皮质激素；对某些不能耐受标准化疗的患者或者在某些急症情况下甚至可以单用激素缓解病情。对一线化疗后复发患者仍可采用含激素的化疗方案治疗；对某些低度恶性淋巴系统恶性增殖性疾病患者还可以采用小剂量泼尼松作为维持治疗。

多发性骨髓瘤是浆细胞恶性增殖性疾病。骨髓中克隆性浆细胞异常增生，并分泌单克隆免疫球蛋白或其片段（M 蛋白），导致相关器官或组织损伤。常见表现为骨痛、贫血、肾功能损害、高钙血症、感染等。多发性骨髓瘤不能治愈，但是可以通过化疗来控制。有症状骨髓瘤的初始治疗可以选用硼替佐米＋地塞米松（VD）、来那度胺＋地塞米松（RD）、来那度胺＋硼替佐米＋地塞米松（VRD）、硼替佐米＋多柔比星＋地塞米松（PAD）等方案。糖皮质激素可以调节 Bcl2 家族成员的表达，使平衡倾向于凋亡，糖皮质激素还可抑制细胞增殖。有研究表明，糖皮质激素还可影响多发性骨髓瘤细胞的氧化还原反应平衡状态，使其更容易死亡。

糖皮质激素的副作用类似代谢综合征的各组分。超生理剂量的糖皮质激素对机体的副作用包括代谢紊乱、中枢性肥胖、肝脂肪变性、血脂异常、骨骼肌降解、胰岛素抵抗、糖耐量受损和显性糖尿病等。糖皮质激素可能通过诱导 β 细胞功能异常来促进糖尿病的发生。糖皮质激素短期治疗可增加胰岛素分泌，但长时间接受高剂量糖皮质激素治疗可导致高胰岛素血症和胰岛素抵抗。

高血糖的管理包括患者教育、血糖监测、医学营养治疗、运动和药物治疗。但对于肿瘤住院患者，改变饮食习惯和增加体育活动往往不可行。恶心、呕吐、食欲下降、黏膜炎和味觉改变经常使患者的饮食摄入量降低，而疲劳和预定的各种检查会影响患者参与体育活动的能力。尽管干预有限，研究结果表明，肿瘤患者激素诱导型高血糖的发生与管理应从增加血糖监测、减少激素使用剂量和餐时联合胰岛素治疗等方面来考虑。对使用糖皮质激素治疗的非糖尿病患者，治疗期间至少每日检测一次血糖水平。若发现随机血糖 > 12mmol/L，应增加血糖检测频率至每日四次（三餐前和睡前）。若血糖持续 > 12mmol/L，应进行降糖治疗。对于接受糖皮质激素治疗的糖尿病患者，治疗起始即应每日检测四次血糖，若血糖持续 > 12mmol/L，即进行降糖治疗。糖皮质激素诱导的血糖波动与一般糖尿病患者不同。激素给药方式一般是每日清晨给药一次，口服激素后 4~8h 或静脉使用激素后约 5h 升糖作用显著，因此患者午餐后和晚餐后血糖升高明显。对于每日使用一次糖皮质激素治疗的患者，英国糖尿病联合学会建议使用短效磺脲类药物（如格列齐特）进行降糖治疗。若血糖仍控制不佳，可进行胰岛素治疗。传统的预混人胰岛素早晚两次餐前皮下注射极易出现午夜及清晨低血糖，且午餐、晚餐后高血糖不易控制。对于应用糖皮质激素清晨一次给药的高血糖患者，可选择早餐、午餐前皮下注射预混人胰岛素控制血糖。此外，有研究证据表明，与每日早晨给予一次糖皮质激素治疗相比，多次小剂量给药可减轻其对血糖水平的影响。

基于对糖皮质激素药理作用的深入了解，目前有两种新型疗法正在探索中。一方面，研究人员开发出与经典糖皮质激素受体配体相比具有更低代谢副作用的化合物，同时保留了糖皮质激素诱导的抗炎作用。这些所谓的"解离激活剂"是基于以下发现：糖皮质激素增强基因转录（"反式激活"）的机制与糖皮质激素抑制基因转录（"反式抑制"）机制不同。糖皮质激素诱导的反转录机制被认为是其抗炎作用的原因，而反式激活途径与激素诱导的大多数副作用有关。显然，具有"解离谱"（即主要诱导反式抑制，反式激活活性降低）的新化合物与目前可用的激素相比具有更高的治疗指数。另一方面，由于在肥胖和 2 型糖尿病的啮齿类动物模型中选择性抑制 1 型 11β- 羟基类固醇脱氢酶（11βHSD1）可改善葡萄糖耐量、胰岛素敏感性和脂质分布，因此目前正在早期临床试验中评估选择性 11β-HSD1 抑制剂。这些药物有望为患有代谢综合征和 / 或糖尿病的肿瘤患者提供一种新的治疗方式。

（二）免疫抑制治疗相关高血糖

免疫检查点是免疫细胞表面参与免疫应答反应的小分子，免疫检查点抑制剂（ICPi）是针对特定免疫检查点，如细胞毒性 T 淋巴细胞相关抗原 4（cytotoxic T lymphocyte associated antigen-4,CTLA-4）和程序性死亡受体 1（programmed cell death protein 1,PD-1）的抗体。ICPi 可诱导 T 细胞活化，发挥抗肿瘤活性，极大地改善了肿瘤患者的临床结局。然而，ICPi 治疗期间可能发生包括内分泌器官在内的各种器官的免疫相关不良反应，常见副作用是垂体性内分泌病变，包括垂体炎、甲状腺功能障碍、胰岛素缺乏型糖尿病和原发性肾上腺功能不全，ICPi 相关糖尿病发生率为 0.2% ~ 0.9%，目前报道 ICPi 相关糖尿病多见于抗 PD-1 和抗程序性死亡配体 1（programmed cell death 1 ligand 1，PD-L1）的治疗。

1. ICPi 相关糖尿病的特征　ICPi 相关糖尿病的临床特征类似于暴发性 1 型糖尿病，表现为：①起病急，迅速发生高血糖；②内源性胰岛素缺乏；③易发生酮症酸中毒。患者 HbA_{1c} 水平通常正常或轻微升高，C 肽水平显著降低。

2. ICPi 相关糖尿病的监测　在进行免疫抑制治疗之前应对患者及家属进行教育，如出现高血糖和酮症酸中毒的症状，以及早发现 ICPi 相关糖尿病。免疫治疗前及过程中应常规监测血糖。对出现酮症酸中毒的患者，应及时处理，包括纠正水、电解质紊乱和胰岛素治疗等。对确诊为 ICPi 相关糖尿病的患者，需长期使用胰岛素治疗。药物警戒性数据库美国食品药品管理局不良事件报告系统（FAERS）的数据提示，在 5 年的随访时间里，免疫抑制治疗相关糖尿病发病率为 1.27%（735/57 683），黑色素瘤和肺癌患者是最常见的发生新发糖尿病的肿瘤患者。在 735 例免疫抑制治疗相关糖尿病中，有 24.90% 为暴发性 1 型糖尿病，45.99% 为 DKA 和糖尿病酮症，24.90% 出现严重不良结局，5.58% 死亡。不同的免疫抑制治疗方案发生新发糖尿病的比例不同，其中，抗 CTLA-4、抗 PD-1 联合抗 PD-L1 发生糖尿病的风险最高（2.60%），校正性别、年龄、肿瘤类型后，发生糖尿病的相对风险为 1.46（95%CI 1.22 ~ 1.74）。分析表明，随着治疗时间的延长，免疫抑制治疗相关糖尿病的发生风险显著增加，约 25% 继发糖尿病的患者会发生危及生命的严重后果。随着免疫抑制治疗越来越多地应用于肿瘤患者，临床医生有必要意识到治疗过程中新发糖尿病是潜在的威胁生命的不良事件。因此，我们建议在免疫抑制治疗期间定期监控肿瘤患者的血糖，尤其是接受联合疗法的患者。

3. ICPi 相关糖尿病的治疗　若诊断明确，需尽快使用胰岛素治疗，必要时可给予皮下胰岛素泵持续注射控制血糖，如果已经出现 DKA，需要充分补液，静脉输注胰岛素治疗，维持内环境稳定，动态监测血气分析、电解质等。

（三）肿瘤住院患者中的低血糖

1. 大多数实体瘤可以引起低血糖　此类低血糖又称非胰岛细胞瘤低血糖，包括肝癌、类癌、纤维肉瘤、淋巴瘤、平滑肌肉瘤、间皮瘤、多发性骨髓瘤等。恶性肿瘤相关低血糖的特点呈低胰岛素、低 C 肽水平，低血糖发作可以频繁也可以不典型，部分患者或更严重而需要严密监测，应及时补充葡萄糖，必要时应用胰高血糖素进行治疗。

2. 肿瘤广泛转移累及肾上腺、垂体引起的肾上腺皮质激素分泌不足导致低血糖　需要及时测定肾上腺皮质激素和垂体激素，及时进行替代治疗。

3. 消化道不良反应所致低血糖　消化道不良反应是化疗药物最常见的副作用。细胞毒性化疗药物可导致消化道黏膜炎症、水肿、溃疡和萎缩。常见的消化道不良反应包括恶心、呕吐、腹胀、腹泻等，导致患者进餐减少、热量摄入不足，可以出现低血糖。临床上在进行化疗时应预防消化道不良反应，如抑酸护胃、止吐等。根据美国肿瘤临床学会制订的指南，在使用顺铂、蒽环类联合环磷酰胺、卡莫司汀等具有高呕吐风险的化疗药物时，可联合使用神经激肽 1（NK1）受体拮抗剂、5- 羟色胺 3 型（5-HT$_3$）受体拮抗剂、地塞米松和奥氮平进行止吐。对于发生急性低血糖的患者，若可进食，可立即口服糖类制品；对不能进食的患者，可给予葡萄糖静脉推注。

四、特殊情况的血糖管理

（一）肠内营养

接受肿瘤治疗的患者常需要接受肠内营养，而应用肠内营养时，高血糖发生率较高。英国糖尿病联合学会（Joint British Diabetes Societies，JBDS）建议，接受肠内营养的肿瘤患者血糖控制目标为 6 ~ 12mmol/L。经饲养管使用的二甲双胍粉剂可适用于部分患者，降糖效果较好，也可起始即采用胰岛素治疗。磺脲类药物发生低血糖的风险较高，不建议在此类患者中使用。使用肠内营养的患者若发生低血糖，推荐通过饲管快速给予 15 ~ 20g 碳水化合物，或肌内注射胰高血糖素。

（二）肿瘤终末期

终末期肿瘤患者的血糖管理目标是尽量避免高血糖急性并发症和低血糖。血糖控制目标为 6 ~ 15mmol/L，若患者无明显症状，也可控制在更高的血糖水平。若生存时间仅为数小时或数天，则可以停止血糖监测并停用口服降糖药或胰岛素。如果生存时间在数周至数月，则需要评价患者发生低血糖的风险，如果为低风险状态，则可以在血糖监测下维持原有治疗方案；如果为高风险状态，则需要在监测血糖的基础上将磺脲类药物剂量减半，或考虑使用短效磺脲类或二肽基肽酶-4抑制剂，或减少25%的胰岛素剂量。伴有胃肠功能紊乱的患者，降糖药应以短效制剂为主，并及时调整剂量。

（李晓牧）

▶ 参考文献 ◀

[1] CHANG L S, BARROSO-SOUSA R, TOLANEY S M, et al.Endocrine toxicity of cancer immunotherapy targeting immune checkpoints[J].Endocr Rev, 2019,40（1）：17-65.

[2] 曾海銮，李晓牧，高鑫. 一例 PD-1 抑制剂导致 1 型糖尿病病例报道及文献复习 [J]. 中华内分泌代谢杂志, 2019,35（7）：559-563.

[3] ROBERTS A W, PENFOLD S.Glycaemic management during the inpatient enteral feeding of people with stroke and diabetes[J].Diabet Med, 2018,35（8）：1027-1036.

[4] CHOWDHURY T A, JACOB P.Challenges in the management of people with diabetes and cancer[J].Diabet Med, 2019,36（7）：795-802.

第九节　肝硬化住院患者血糖管理

一、概述

　　肝脏在葡萄糖代谢中起着关键作用。它在进食状态下储存糖原，在禁食状态下通过糖原分解和糖异生产生葡萄糖，从而维持机体的葡萄糖稳态。肝硬化是一种临床常见的慢性进行性肝病，其特征是持续性肝脏炎症、细胞外基质重塑和肝组织中胶原的持续沉积。肝纤维化、肝细胞局灶性增生破坏肝脏结构，导致肝小叶结构破坏和假小叶形成，当肝脏结构破坏严重，门静脉压力显著增加时，就会出现并发症。肝硬化与糖代谢紊乱有着密切关系。一方面，2 型糖尿病患者死于慢性肝病的风险增加；另一方面，肝硬化患者中糖尿病的存在是导致生存率低下的独立危险因素，并与肝硬化的主要并发症有关。

　　约 30% 的肝硬化患者合并糖尿病，甚至可以把糖尿病看作肝硬化的并发症。胰腺胰

岛 β 细胞功能受损和胰岛素抵抗（包括肝脏和肌肉）是肝硬化患者糖尿病发生的重要因素。葡萄糖代谢紊乱与慢性肝病相互影响，2 型糖尿病促进非酒精性脂肪性肝病的发展，最终可能导致肝硬化。此外，某些肝脏疾病，如丙型肝炎，早期即通过各种机制促进糖尿病和肝硬化的进展，导致胰岛素抵抗，并损伤胰岛 β 细胞功能。当肝硬化和糖尿病并存时，两者相互影响并相互促进。

肝硬化住院患者的糖尿病治疗尤其复杂，由于肝功能受损，选择口服降糖药时需要考虑其可能的肝毒性，要在保护肝脏的基础上控制血糖。

二、糖尿病对肝纤维化和肝硬化进展的影响

（一）2 型糖尿病与肝硬化的流行病学联系

非酒精性脂肪性肝病（non-alcoholic fatty liver diseases，NAFLD）是指在没有过量饮酒和其他原因导致肝脂肪变性的情况下，肝细胞内三酰甘油大量堆积，导致肝脂肪变性的一种慢性肝病。NAFLD 全球流行率高达 25%，已成为世界上许多地区最常见的慢性肝病之一。2 型糖尿病是 NAFLD 进展的危险因素，3/4 以上的 2 型糖尿病患者同时患有 NAFLD，它与 NAFLD 预后不良有关，包括非酒精性脂肪性肝炎（non-alcoholic steatohepatitis，NASH）、肝纤维化、肝硬化，甚至是肝癌。2 型糖尿病与 NAFLD 的肝硬化发展和慢性肝病死亡风险相关。血糖控制不佳及胰岛素抵抗与肝脂肪变性、活动性和纤维化评分（steatosis activity and fibrosis score，SAF 评分）、NAFLD 活动评分（NAFLD activity score，NAS）及纤维化分级呈正相关。此外，2 型糖尿病还增加 NAS 升高和进展期纤维化的风险，是肝纤维化发生和发展的危险因素。

乙型肝炎病毒和丙型肝炎病毒感染是慢性肝病的常见病因，二者在糖尿病患者中发生的频率更高，尤其是丙型肝炎病毒，不仅可以影响肝脏，还可以影响肝外组织，导致广泛的肝外表现，包括 2 型糖尿病。30% 的丙型肝炎患者存在代谢综合征，可作为胰岛素抵抗、2 型糖尿病和肝脂肪变性的病因，而这些因素反过来又能导致更迅速地纤维化，最终发展为肝硬化和肝细胞癌。

（二）糖尿病促进肝硬化发生发展的病理生理机制

1. 高血糖促进肝纤维化的机制

（1）活化肝星状细胞：肝星状细胞（hepatic stellate cell，HSC）是肝窦的重要非实质性细胞之一，活化的 HSC 是产生细胞外基质（extracellular matrix，ECM）的来源，它通过过度的 ECM 生成和减少 ECM 降解促进肝纤维化。HSC 被多种因素（慢性病毒感染、毒性损伤、酗酒、NAFLD/NASH、自身免疫性肝病、代谢和遗传疾病）激活后，分泌过

多的 ECM 蛋白，并释放一系列促炎症因子（如 IL-6、转化生长因子 -β 等）。高血糖或高胰岛素水平可刺激 HSC 活化。这些活化的 HSC 转化为肌成纤维细胞样细胞，作为肝纤维化过程中过量 ECM 的主要来源。

（2）胰岛素抵抗（insulin resistance，IR）：IR 是酒精性和非酒精性脂肪性肝炎、慢性病毒性肝炎和肝癌发生的独立预测因子和危险因素。HSC 过度活化也是 IR 诱导肝纤维化的机制之一。IR 还可激活激素敏感性脂肪酶，使脂肪动员增加，从而导致血清和肝脏中游离脂肪酸水平升高。随着大量三酰甘油在肝脏中沉积，导致肝细胞变性和脂肪肝，促进肝纤维化。

2. 炎症 炎症是肝纤维化发展的主要因素。2 型糖尿病的特点是慢性系统性低度炎症，在糖尿病并发症中，炎症起着至关重要的作用。炎症通过诱导 IR、β 细胞和下丘脑功能障碍促进 2 型糖尿病的发展。与 IR 和糖尿病相关的全身炎症促进肝纤维化的进展。炎症激活 HSC，使其增殖和产生 ECM，也能产生更多的炎症因子，加重炎症。在丙型肝炎患者中，IR 和糖尿病与肝纤维化进展及坏死性炎症有关。

3. 血管生成 肝硬化进程中伴随着显著的肝内外血管增殖。过度血管生成在糖尿病肾病、糖尿病视网膜病变和大血管病变的病理生理中起着重要作用。过度血管生成可激活结缔组织生长因子（connective tissue growth factor，CTGF），促进纤维化。此外，新生血管的形成与 IR 和肝纤维化呈正相关，因此 IR 和糖尿病可通过血管生成促进肝纤维化。

4. 肝窦毛细血管化 生理状况下，肝窦内皮细胞通过抑制库普弗细胞（Kupffer cell，KC）和 HSC 的活化来调节肝内血管阻力和门静脉压力，具有抗炎和抗纤维化的特性。肝窦毛细血管化，即肝窦内皮细胞间的窗孔消失，细胞功能障碍，伴随着胶原和 ECM 在肝窦内的沉积，这一变化促进肝纤维化的进展。在糖尿病患者的肝活检中可以观察到典型的窦周隙中 ECM 沉积增加，这表明肝窦毛细血管化可能促进糖尿病患者的肝纤维化，还观察到基底膜形成。这是由于长期高血糖和晚期糖基化终末产物（advanced glycation end product，AGE）增加，导致脂质过氧化增强，血管收缩，血小板黏附和聚集增加，导致基底膜形成和小动脉增厚。

5. AGE 增加和氧化应激 AGE 是蛋白质、核酸和脂质的非酶糖基化和氧化而产生的一组不可逆产物。AGE 在各组织的 ECM 中积累，严重影响慢性病的发生。AGE 增多，激活 AGE 受体（receptor for AGE，RAGE），导致活性氧（reactive oxygen species，ROS）生成增多，进一步导致 AGE 的生成，形成恶性循环，最终导致氧化应激。在氧化应激条件下，线粒体 Ca^{2+} 累积，线粒体功能障碍，最终导致细胞死亡。高血糖环境下 AGE 生成增加，AGE 同时导致 IR 和胰腺 β 细胞损伤。在没有糖尿病的肝硬化患者中，血浆 AGE 水平明显升高，并且与肝病的严重程度相关，而肝移植后 AGE 水平明显下降。这是因为肝脏参与 AGE 的清除，当肝功能受损，AGE 清除减少，血糖稳态进一步失衡，而这种效应又反过来加重肝脏损伤。肝脏水平的氧化应激可触发肝脏对慢性应激的适应反应，包括激活和 / 或抑制控制生物细胞周期的信号转导和转录。反之，细胞周期的改变最终会损害肝脏的复制和再生能力，导致细胞凋亡或死亡，最终导致肝硬化的发生。

（三）糖尿病对肝硬化患者预后的影响

1. 生存率 研究发现 2 型糖尿病是酒精性肝炎和肝硬化患者生存率降低的独立危险因素，且与酒精摄入量和肝硬化病因无关。合并糖尿病的慢性肝病（chronic liver disease，CLD）患者发生肝性脑病（hepatic encephalopathy，HE）的风险及其严重程度、腹水和细菌感染的风险增加，均高于未患糖尿病的患者。研究表明，糖尿病显著影响终末期肝病评估模型（model for end-stage liver disease，MELD）评分 < 10 分患者的预后，而对 MELD 评分 ≥ 10 分的患者，糖尿病并不影响其生存期，可能的原因为严重的肝病掩盖了糖尿病对预后的影响。此外，糖尿病是肝硬化患者肝移植前后的常见合并症，对预后造成不良影响。导致 CLD 的某些病因使易感个体移植前发生糖尿病，移植后由于免疫抑制剂的应用、生活习惯的改变以及手术相关因素而促进移植后糖尿病的发生发展。

2. 肝细胞癌（hepatocellular carcinoma，HCC） 糖尿病增加罹患癌症的风险，包括 HCC。稳态模式评估胰岛素抵抗（homeostasis model assessment for insulin resistance，HOMA-IR）≥ 2.5 与肝癌的发生独立相关。持续高血糖促进糖基化反应，AGE 生成增加，加重肝脏疾病进展，糖基化反应还可以通过不同的受体激活多种细胞信号，其毒性副作用加速了肿瘤细胞的增殖。另外，高胰岛素血症对细胞增殖的多效作用也可能致癌。

3. 肝硬化并发症

（1）肾功能不全与腹水：研究表明，糖尿病与肝硬化患者难治性腹水有关。糖尿病肾病是糖尿病最重要的微血管病变之一，主要引起肾小球病变，导致肾功能受损。肝硬化患者腹水的形成与循环障碍、肾功能不全及钠潴留有关。在糖尿病患者中，微血管病变是其常见的慢性并发症，表现为微血管基底膜增厚并伴随微循环障碍，常出现在肾、视网膜、心肌和神经组织。但现在研究发现，糖尿病患者肝活检出现肝窦异常，认为是糖尿病在肝脏的微血管病变。肝硬化患者中，合并糖尿病引起微循环改变可能导致肾功能不全和腹水。

（2）HE：氨中毒是 HE 的重要发病机制，消化道是产氨的主要部位，当肝清除氨减少，使其直接进入体循环时，血液中氨的浓度升高，透过血脑屏障，从而发生 HE。肝硬化合并糖尿病的患者发生 HE 的风险更高，可能是通过以下机制实现的：糖尿病可增加谷氨酰胺酶水平和抑制肠道运动引起便秘，肠道运动障碍促进小肠细菌过度生长，增加细菌移位，从而导致肠道菌群失调，体循环氨浓度升高。另外，感染也是诱发 HE 的重要因素，糖尿病患者免疫功能抑制，全身处于低度炎症状态，体内 TNF-α 和 IL-6 等促炎细胞因子显著升高，也有利于 HE 发生。接受经颈静脉肝内门体分流术治疗的肝硬化患者中，糖尿病与 HE 的发生独立相关，这可能与存在糖尿病相关代谢性疾病有关。

（3）细菌感染：肝硬化患者容易发生感染，与门静脉高压导致的肠道细菌移位、机体细胞免疫受损、脾功能亢进有关。糖尿病使机体免疫力下降，可以和肝硬化协同促进感染。在接受肝移植的患者中，合并糖尿病者细菌感染的风险更高。

三、肝硬化对糖尿病及血糖稳态的影响

生理状态下，肝脏在维持葡萄糖稳态方面起着关键作用。在肝硬化患者中，多种机制参与葡萄糖代谢稳态改变，可能的机制总结见图 3-9-1。

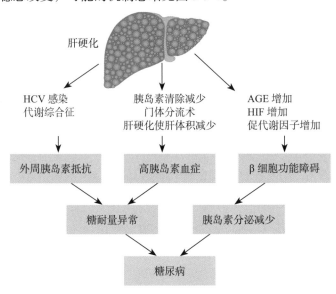

图 3-9-1　肝硬化患者参与葡萄糖代谢稳态的机制图

（一）肝脏清除胰岛素减少

1. 肝实质细胞减少　胰岛素主要经由肝实质细胞分解代谢及清除，在肝硬化患者中，肝实质细胞遭到破坏，肝脏结构发生改变，肝脏对胰岛素的清除率降低，导致全身胰岛素水平升高。此外，高胰岛素血症导致胰岛素与受体的亲和力下降，进一步导致胰岛素抵抗，加重糖尿病及糖代谢稳态失调。

2. 门静脉高压　肝硬化患者持续门静脉高压，导致门静脉侧支循环形成，使门静脉血流通过交通支进入肝静脉，而不经过肝小叶，肝脏胰岛素清除率降低，出现明显的外周高胰岛素血症，从而导致胰岛素抵抗。

（二）低氧及低氧诱导因子

进展期肝硬化患者表现为系统性低氧状态并影响患者的预后。低氧诱导因子

（hypoxia-inducible factor，HIF）是机体组织和细胞应对低氧所产生的转录因子家族。HIF同样在糖代谢调节中起到重要作用，高水平的 HIF-1 直接导致胰岛 β 细胞损伤，肝硬化患者在系统性低氧状态下产生大量 HIF，导致糖尿病的发生发展。

四、肝硬化患者糖尿病的临床表现及诊断

（一）临床表现

临床上肝硬化并发糖尿病与其他 2 型糖尿病有各自的特点：和 2 型糖尿病患者相比，肝硬化并发糖尿病患者典型的"三多一少"症状多不明显，且多数有营养不良表现，而肥胖、血脂异常等并不多见。其血糖特点以血糖波动增加为特征，空腹血糖多正常或轻度升高，餐后血糖升高幅度增大且迅速，并常出现低血糖，可出现尿糖现象，糖尿病病情轻重和肝损害程度成正比。此外，肝硬化并发糖尿病的低血糖发作更为常见，尤其表现为空腹低血糖，这是因为继发于 CLD 的糖尿病，肝功能不全导致糖原分解和糖异生受损。肝硬化并发糖尿病的心血管和视网膜病变风险较低。这种低风险可能与以下因素有关：血脂状况较好、肝硬化相关的出血和血小板减少以及肝硬化患者血压多偏低或正常。肝硬化并发糖尿病不受 2 型糖尿病相关的遗传易感性、肥胖和高脂血症的影响，死亡多由于肝脏相关原因而非糖尿病并发症引起。

（二）诊断

肝硬化并发糖尿病患者空腹血糖和 HbA_{1c} 水平通常正常，表现为餐后高血糖。研究表明，肝硬化早期，23% 的患者空腹血糖正常，难以发现糖尿病的存在，但口服葡萄糖耐量试验（OGTT）提示糖耐量异常或餐后高血糖，因此推荐肝硬化患者常规进行 OGTT 筛查。

在 2 型糖尿病患者中，HbA_{1c} 常用于血糖的常规评估和管理，可以反映过去 8 ~ 12 周的血糖控制状况，却不能准确反映肝硬化患者的血糖状况。40% 的非糖尿病肝硬化患者的 HbA_{1c} 低于非糖尿病参考人群的正常范围，这和肝硬化患者红细胞的半衰期缩短有关，在肝硬化并发糖尿病患者的诊断中更多依靠 OGTT 来判断。

在肝硬化并发糖尿病患者中，肝移植可以改善糖耐量和胰岛素抵抗。然而，移植后糖尿病仍然是一种很常见的疾病，据估计，肝移植后患者约 30% 患有糖尿病。肝移植前后糖尿病的危险因素包括年龄、种族、糖尿病家族史、妊娠糖尿病病史或巨大胎儿史，糖尿病前期、超重 / 肥胖，尤其是移植后免疫抑制剂的应用，以上因素均可增加肝移植后糖尿病的发生风险。因此对肝移植后的患者应该密切监测血糖，定期进行 OGTT，及时诊断肝移植后糖尿病的发生。

五、肝硬化住院患者的血糖管理

在肝硬化患者中，糖尿病是肝硬化患者预后不良的独立危险因素，不仅与肝硬化主要并发症的发生有关，还与患肝细胞癌的风险增加以及肝移植预后相关。因此，肝硬化患者的血糖管理至关重要。由于缺乏降糖药在肝硬化患者中的安全性和有效性的临床研究，肝硬化患者的血糖管理变得更加复杂。首先，肝硬化患者糖代谢紊乱与肝脏疾病的病情轻重相关，需要特别关注血糖监测与管理方案；其次，如果药物被肝脏代谢，肝功能不全患者对标准剂量药物产生不良反应的风险会更高，部分口服降糖药可能加重潜在的肝脏疾病；再次，由肝肾综合征等多种原因引起的急性肾损伤是失代偿性肝硬化的常见并发症，进一步限制了在肝脏代谢的口服降糖药的应用；最后，晚期肝硬化患者使用降糖药（特别是胰岛素和胰岛素促泌剂），需要在血糖监测的基础上及时调整剂量，避免发生低血糖。

（一）生活方式干预

2型糖尿病的一线治疗主要是改变生活方式，包括低热量饮食、控制体重和体育锻炼。但在肝硬化患者中，这样的治疗并不合适。对于肝硬化患者，应避免重体力劳动以及高强度体育锻炼。应严格禁酒，同时避免使用各种可能增加肝脏负担的药物。

（二）药物治疗

CLD患者血糖控制的药物选择，在很大程度上与非CLD患者相似，Child-Pugh评分（表3-9-1）目前用于评估CLD（尤其是肝硬化）的总体预后，在临床中被用来对肝脏损伤（hepatic impairment，HI）的严重程度进行评分，以指导CLD患者的药物使用。各类药物根据Child-Pugh分级进行选择（表3-9-2）。

表 3-9-1　肝功能 Child-Pugh 评分

观察指标	分数		
	1 分	2 分	3 分
胆红素 /(μmol·L^{-1})	< 34	34 ~ 51	> 51
白蛋白 /(g·L^{-1})	> 35	28 ~ 35	< 28
PT/ 秒	< 4	4 ~ 6	> 6
腹水	无	少	多
肝性脑病 / 期	无	I ~ II	III ~ IV

注：Child-Pugh A 级，5 ~ 6 分；Child-Pugh B 级，7 ~ 9 分；Child-Pugh C 级，10 ~ 15 分；PT，凝血酶原时间。

表 3-9-2　口服降糖药根据 Child-Pugh 分级选用

	轻度 （Chlid-Pugh A）	中度 （Chlid-Pugh B）	重度 （Chlid-Pugh C）
胰岛素			
格列本脲			
格列美脲			
格列齐特			
格列吡嗪			
瑞格列奈			
二甲双胍			
吡咯列酮			
西格列汀			
维格列汀			
沙格列汀			
利格列汀			
阿格列汀			
艾塞那肽			
利拉鲁肽			
利西拉肽			
度拉糖肽			
阿卡波糖			
达格列净			
卡格列净			
恩格列净			

注：从 Child-Pugh A 级到 C 级，绿色表示可以安全选用，无须调整剂量；黄色表示慎重选用，必要时调整剂量；红色表示尽量避免使用。

1. 双胍类　目前广泛应用的双胍类药物是二甲双胍，同时也是 2 型糖尿病的一线治疗药物。应用二甲双胍治疗肝硬化理论上是合适的，因为它可以降低胰岛素抵抗，并且由于化学结构属于亲水性碱，其通过肝细胞膜的被动扩散和肝代谢非常有限。二甲双胍对CLD 患者具有潜在的积极作用，包括改善 NAFLD 患者的代谢紊乱，减轻丙型肝炎患者的胰岛素抵抗，降低肝硬化患者的死亡率，降低疾病进展为肝细胞癌的概率。另外，小鼠研究表明，二甲双胍干预能改善肝功能，抑制 HSC 的活化，减少肝纤维化，减少肝细胞中的脂质堆积，阻止失代偿性肝硬化的进展。长期以来，由于理论上增加乳酸酸中毒的风险，肝肾功能不全被认为是二甲双胍使用的禁忌证，通常认为血浆二甲双胍浓度高于 5mg/L 时乳酸酸中毒风险增加。

2. 噻唑烷二酮类（thiazolidindione，TZD） 在动物实验中，吡格列酮和罗格列酮已被证明能减少 HSC 的体外激活，从而减少 ECM 的沉积，阻碍纤维化进程。吡格列酮对脂肪肝有一定改善作用，可显著减轻 NASH 患者的肝脂肪变性和炎症。在大鼠的肝硬化模型中，吡格列酮可显著减少潜在的纤维化和肝硬化，但这些结论缺乏临床研究，是否适用于肝硬化患者仍不可知。

3. 胰岛素促泌剂（insulin secretagogues）

（1）磺脲类（sulfonylurea，SU）：肝功能对第一代 SU 影响不明确，但一般建议对于 CLD 患者应谨慎使用，避免出现低血糖反应。第二代、第三代 SU 作用强度不同，但相同剂量的 SU 降糖效果相似。格列本脲作用强，但容易引起低血糖，肝肾功能不全者慎用，且不用于重度 CLD 患者。格列喹酮在肝脏代谢，不推荐在 CLD 患者中使用。相较于格列本脲，格列美脲的不良反应更少且轻，但由于缺乏临床数据，与其他磺脲类药物一样，不建议对患有严重 CLD 的糖尿病患者使用格列美脲。

（2）格列奈类：在肝硬化合并糖尿病患者中，瑞格列奈的清除率显著降低，因此在 CLD 患者中应谨慎使用，而在严重肝硬化合并糖尿病患者中禁用该降糖药。轻度患者使用那格列奈，其药代动力学无明显改变，因此对轻度至中度肝硬化患者无须调整那格列奈的剂量，而重度肝硬化患者缺乏相应临床数据。总的来说，肝功能受损增加发生低血糖反应的风险，因此不推荐肝硬化患者使用胰岛素促泌剂。

4. α- 葡萄糖苷酶抑制剂（alpha-glucosidase inhibitors，AGI） AGI 可用于肝硬化患者，代表药物主要有阿卡波糖、伏格列波糖和米格列醇。阿卡波糖具有良好的耐受性，在治疗范围内肠道吸收甚微且不经过肝脏代谢，因此对肝脏没有毒性作用。在一项包括 100 名代偿性肝硬化和胰岛素治疗糖尿病患者的随机双盲研究中，使用阿卡波糖可显著改善患者的空腹和餐后血糖水平。在一项对肝性脑病患者的对照试验中，阿卡波糖显著降低了患者的空腹和餐后血糖以及 HbA_{1c}，同时也降低了血氨水平，有益于肝性脑病。米格列醇可被机体吸收，但不被代谢，作为未改变的药物通过肾脏排泄迅速消除，具有较好的安全性，可用于肝硬化患者。

5. 新型降糖药

（1）胰高血糖素样肽 -1（GLP-1）受体激动剂：对于 NAFLD 患者，GLP-1 受体激动剂的使用能改善肝功能，减轻肝脂肪变性。然而，由于绝大多数利拉鲁肽分子能可逆性地与血浆白蛋白结合，而肝硬化患者的白蛋白浓度降低，这将导致利拉鲁肽代谢速率增加。在此基础上，是否能够增加利拉鲁肽用量缺乏临床依据。因此，肝硬化患者使用 GLP-1 受体激动剂应慎重。

（2）二肽基肽酶 -4（DPP-4）抑制剂：目前国内上市的 5 种 DPP-4 抑制剂（西格列汀、沙格列汀、维格列汀、利格列汀及阿格列汀）中，西格列汀已被证实对肝脂肪变性有有利影响，且该影响可能与治疗的持续时间相关，但对纤维化的影响不明确。维格列汀主要通过肾脏排泄，对轻中重度 CLD 患者的研究发现，无须调节维格列汀剂量。总的来说，DPP-4 抑制剂的安全性较好，特别是在大型临床试验中没有关于肝毒性的报道，轻中度 CLD 患者（参照 Child-Pugh 评分）耐受性较好，但由于缺乏肝硬化患者的临床研究，同时需要针对其使用的安全性和有效性进行进一步研究，故目前应谨慎使用。

（3）钠 - 葡萄糖协同转运蛋白 -2（SGLT-2）抑制剂：SGLT-2 抑制剂代表药物有达格列净、卡格列净和恩格列净。从大的 Ⅱ ~ Ⅲ 期临床试验中获得的数据表明，这三种药物均没有明显肝毒性。达格列净是迄今为止临床资料最多的 SGLT-2 抑制剂，对达格列净的研究表明，它可改善 NASH 的组织学特征，包括脂肪变性、小叶炎症、气球样变和纤维化进展，这说明它在预防肝硬化的发展方面有一定作用。但与其他降糖药一样，SGLT-2 抑制剂同样缺乏在肝硬化患者中的临床研究数据，因此肝硬化患者应慎用。

6. 他汀类药物 目前尚无足够有力的证据推荐他汀类药物治疗肝硬化，但近年来，关于他汀类药物对中晚期 CLD 患者有良好疗效的报道越来越多，包括降低门静脉压力、改善肝窦内皮和肝微血管功能障碍、减少纤维化、保护缺血 / 再灌注损伤、预防 / 延缓任何病因的肝硬化进展等。分析他汀类药物对肝硬化动物的影响的临床前数据显示，长期服用他汀类药物可显著改善肝功能、微血管功能和门静脉高压，甚至可逆转肝纤维化。由于 NAFLD 导致的肝硬化越来越多，肝硬化合并糖尿病患者往往同时具有脂质代谢紊乱，如果肝硬化患者同时有代谢或心血管方面的疾病，则应考虑使用他汀类药物。在代偿性肝硬化中，他汀类药物是安全的，当出现血脂异常或心血管疾病时，可按常规剂量使用。但在失代偿性肝硬化患者中，他汀类药物的安全性有待考证。在这类患者中，应避免使用他汀类药物。

7. 胰岛素 胰岛素治疗是控制高血糖的重要手段。根据来源和化学结构不同，胰岛素可分为动物胰岛素、人胰岛素和胰岛素类似物。根据作用特点的不同，胰岛素又可分为超短效胰岛素类似物、常规（短效）胰岛素、中效胰岛素、长效胰岛素、长效胰岛素类似物、预混胰岛素和预混胰岛素类似物。胰岛素治疗经常用于肝硬化患者，尤其是晚期肝硬化患者。但在肝硬化患者中必须谨慎考虑胰岛素的治疗剂量。肝硬化患者的胰岛素需求可能因肝硬化的严重程度而不同。在代偿性肝硬化患者中，由于胰岛素抵抗占主导地位，胰岛素需求可能较大。但在失代偿性肝硬化患者中，肝脏对于胰岛素的代谢降低，对胰岛素的需求也就降低，更容易发生低血糖。因此，住院患者应当在严密的血糖监测下开始胰岛素治疗，降低低血糖的风险，最佳血糖控制所需的胰岛素剂量应根据个人情况和血糖监测结果进行仔细调整。

（三）血糖监测与管理

肝硬化并发糖尿病患者较少发生心血管事件，在原则上应适当降低控制血糖和抗血小板聚集的治疗标准，不要为了控制血糖而明显降低血糖水平。根据血糖管理目标专家共识，肝硬化并发糖尿病患者属于宽松控制人群，需要重新调整控制目标：一般认为空腹血糖范围为 7.8 ~ 10mmol/L，餐后 2h 血糖范围为 7.8 ~ 13.9mmol/L。此外，对 HbA_{1c} 的范围也进行了调整，使其为 7.0% ~ 9.0%。同样，不一定要求患者在短期内降低血糖，也不需要此类患者在住院期间血糖达到标准。另外需要注意的是，降糖过程中要尽可能地防止低血糖事件的发生，同时必须严格注意可能出现的其他并发症，如高血糖、感染等情况。建议根据患者的不同情况，针对性地制订个体化的血糖控制目标。

（臧淑妃）

▶ 参考文献 ◀

[1]　HAMED A E, ELSAHAR M, ELWAN N M, et al.Managing diabetes and liver disease association[J].Arab J Gastroenterol, 2018, 19（4）：166-179.

[2]　SHANKARAIAH R C, CALLEGARI E, GUERRIERO P, et al.Metformin prevents liver tumourigenesis by attenuating fibrosis in a transgenic mouse model of hepatocellular carcinoma[J].Oncogene, 2019, 38（45）：7035-7045.

[3]　ELKRIEF L, RAUTOU P E, SARIN S, et al.Diabetes mellitus in patients with cirrhosis： clinical implications and management[J].Liver Int, 2016, 36（7）：936-948.

[4]　LI S, GHOSHAL S, SOJOODI M, et al.Pioglitazone reduces hepatocellular carcinoma development in two rodent models of cirrhosis[J].J Gastrointest Surg, 2019, 23（1）：101-111.

[5]　GRANCINI V, RESI V, PALMIERI E, et al.Management of diabetes mellitus in patients undergoing liver transplantation[J].Pharmacol Res, 2019, 141：556-573.

[6]　YIN X, ZHANG F, XIAO J, et al.Diabetes mellitus increases the risk of hepatic encephalopathy after a transjugular intrahepatic portosystemic shunt in cirrhotic patients[J].Eur J Gastroenterol Hepatol, 2019, 31（10）：1264-1269.

第十节　肠内或肠外营养住院患者血糖管理

一、概述

高血糖作为住院患者接受人工营养［包括肠内营养（enteral nutrition，EN）和/或肠外营养（parenteral nutrition，PN）］治疗期间出现的常见并发症，严重影响疾病的预后。多项研究表明，住院患者在 EN 和/或 PN 治疗期间出现的高血糖增加其感染等并发症的风险以及死亡风险。目前缺乏相应指南指导人工营养支持期间的血糖管理。本部分聚焦住院患者人工营养过程中出现的高血糖及相关问题的管理。

二、EN/PN 期间住院患者高血糖的原因

EN 和/或 PN 为住院患者补充能量的主要方式，常用于改善不能经口进食住院患者的营养状况，高血糖是住院患者 EN 和/或 PN 期间常见的并发症，一般多发生于既往有过糖尿病诊断、$HbA_{1c} > 5.7\%$ 或血糖水平 > 6.7mmol/L（120mg/dL）的住院患者。据统计，当以 11.1mmol/L（200mg/dL）作为诊断高血糖的临界值时，住院患者在接受 PN 治疗期间发生高血糖的概率为 28% ~ 44%，而以 7.8mmol/L（140mg/dL）作为临界值时，高血糖的发生率高达 51%。对于接受 EN 的住院患者，人工营养期间高血糖的发生率为 34% ~ 50%。有研究发现住院患者接受人工营养治疗期间如若血糖管理过度造成低血糖（< 3.9mmol/L），则由此引发的不良预后较高血糖更为严重，因而不少学者认为接受营养支持的成人住院患者的理想血糖目标范围为 7.8 ~ 10mmol/L（140 ~ 180mg/dL）。尽管人工营养期间理想血糖值较传统有所放松，但住院患者在 EN 和/或 PN 期间出现高血糖仍较常见。近年来，随着研究逐渐深入，住院患者在 EN 和/或 PN 期间出现高血糖的原因大致可以分为以下几类：①炎症、应激和久坐/久卧不动等方式导致胰岛素敏感性降低；②碳水化合物供应增加；③胰岛素分泌不足，在胰岛 β 细胞功能下降的糖尿病患者中，葡萄糖刺激产生的胰岛素分泌不足也可致机体血糖升高；④应用可干扰葡萄糖代谢的药物，如糖皮质激素；⑤完全依赖 PN 支持的患者是通过静脉来完成营养供给的，此时肠道因缺乏葡萄糖的直接刺激使得生理性肠促胰岛素分泌减少，进而升高血糖。

三、EN/PN 对住院患者高血糖的影响

EN 和/或 PN 期间住院患者高血糖是否需要进行干预以及其对改善患者预后是否有意

义等问题引起学者们的广泛关注。来自观察性研究的证据表明，EN 和 PN 期间发生的高血糖与死亡和感染性并发症的风险增加相关，平均血糖值较高的患者死亡率也较高，该相关性在无糖尿病病史的患者中更为明显。EN 和 / 或 PN 期间出现的高血糖症增加了住院患者本身疾病不良预后的发生。在血糖高于阈值水平（6.3mmol/L）时，糖尿病的发生风险随着血糖数值的升高而增加，在此阈值之上，PN 患者的血糖每增加 1mmol/L，其出现预后不良相关并发症的风险增加 1.58 倍，而积极治疗高血糖可改善不良临床结果。此外，严格强化血糖管理虽然可减少 EN 治疗的 2 型糖尿病患者的感染风险，但其低血糖风险也相应增加，同样不利于临床预后。可见，血糖控制过度也会增加住院患者发生低血糖的风险。因此，科学管理 EN 和 / 或 PN 期间住院患者的高血糖至关重要。

四、EN/PN 期间住院患者高血糖的治疗方案

EN 和 / 或 PN 期间住院患者高血糖的管理具有很大的挑战性，血糖过高或过低均不利于疾病的预后。因此，能否保持血糖的稳定对住院患者的预后意义重大。EN 和 / 或 PN 支持的方式有多种，主要包括持续性支持和周期性支持，但无论采取哪种营养支持，通常采用肠道摄入（即 EN）或静脉供给（即 PN）葡萄糖相结合的方式，因此应调整营养方案来维持血糖的稳定。

（一）降糖药

降糖药分为两大类，即口服药和胰岛素。在众多降糖药中，主要围绕血糖升高的病因、程度等选择合适的降糖药。静脉供给作为肠外营养的主要途径，其降糖措施一般首选胰岛素。进行肠道摄入的患者理论上可根据具体情况选择合适的降糖药和胰岛素。

1. 口服降糖药　越来越多的研究关注于 EN 和 / 或 PN 期间使用无低血糖风险的口服降糖药（GLP-1 受体激动剂和 DPP-4 抑制剂等）联合基础胰岛素的降糖方案，然而它们在人工营养患者中的应用效果评价目前没有可靠的数据。此外，由于口服药物常有胃肠道副作用，并且患者通常是由于肠道功能障碍而开始接受人工营养，因此目前 EN 和 / 或 PN 期间患者通常需要胰岛素治疗。

2. 胰岛素　EN 和 / 或 PN 期间住院患者血糖控制主要依赖胰岛素。多项研究表明，通过降低营养供应和 / 或将营养诱导的血糖波动与采用的胰岛素制剂的药代动力学特征相匹配，可以改善患者的血糖状态。虽然目前没有研究评估该类患者的最佳胰岛素治疗方案，但在过去的 20 年里，这两种方法都在一些随机和非随机临床试验和观察性研究进行的评估中取得了初步成效。

（1）胰岛素用法：接受 EN 和 / 或 PN 的高血糖患者，胰岛素治疗包括基础胰岛素、

餐时胰岛素及校正胰岛素。基础胰岛素可为既往长效或中效胰岛素的剂量或根据每日总需求量的百分比（通常30%~50%）计算得出。先前未用胰岛素的患者，从每12h皮下注射5U中性鱼精蛋白锌胰岛素（NPH）或地特胰岛素或每24h皮下注射10U甘精胰岛素起始，后续根据空腹血糖进行滴定调节。对于1型糖尿病患者，即使EN和/或PN暂时停止，也需要注射基础胰岛素。

对于接受肠内分次营养支持的患者，在每次接受前，每10~15g碳水化合物应皮下注射约1U的短效胰岛素或速效胰岛素类似物，如需要校正胰岛素，可在每次接受EN前增加。对于夜间接受胰岛素管饲的患者，可在夜间使用中效胰岛素（如NPH）。

对于持续EN支持的患者，按每日总营养成分每10~15g碳水化合物1U胰岛素计算，应每6h皮下注射一次短效胰岛素，或每4h皮下注射一次速效胰岛素类似物。

对于PN期间患者，不建议在营养液中加用胰岛素，建议使用皮下或者静脉胰岛素单独输注。这是由于胰岛素可被玻璃、聚氯乙烯和滤器吸附，且玻璃和塑料材质的输液容器对胰岛素的吸附具有饱和性，滴注接近尾声时吸附于容器内壁的胰岛素游离而导致浓度突然增大，约为初始浓度的6.5倍。如果营养液中含有较高浓度的胰岛素，输注结束时将增加低血糖的风险。当营养液含有大分子物质时，也容易吸附胰岛素，从而使游离胰岛素浓度降低而影响疗效，往往使胰岛素剂量增加，增加了胰岛素剂量调整的难度，因此胰岛素加入营养液中不利于血糖控制。有指征使用皮下注射胰岛素的患者，尽可能皮下注射。如果人工营养需要静脉输注胰岛素治疗，建议胰岛素溶于葡萄糖或生理盐水溶液，单独一条静脉通路输注。对于无胰岛素吸附作用的EVA材质输液袋，如需要在营养液中加入胰岛素，可按照1g葡萄糖加0.1U胰岛素的起始比例加入。此外，只有静脉用胰岛素注射液才能加入肠外营养液中，而禁止加入预混胰岛素或长效胰岛素。

（2）胰岛素给予方式及剂量选择：胰岛素可直接通过静脉滴注或皮下注射途径输送。根据指尖血糖测量连续调整速率，静脉注射胰岛素有助于将血糖水平维持在比较理想的状态。理论上，静脉持续胰岛素输注为血糖的最佳控制方式，但是这种方法容易出现低血糖，并且由于需要频繁的血糖检测和胰岛素剂量调整，对患者管理来说是一种负担，特别是在非重症监护环境中对护理提出了很高的要求。因此，持续胰岛素输注虽为管理EN和/或PN患者高血糖的有效方法，但对于非危重患者通常不作为长期维持治疗的选择。目前的临床证据表明，在EN和/或PN患者中应用皮下注射胰岛素是一种安全有效管理高血糖的方法。

尽管静脉或皮下应用胰岛素是EN和/或PN期间患者稳定血糖较为快速而理想的方式，但目前关于胰岛素应用的剂量没有统一的推荐标准。ADA基于目前现有的数据虽可提供胰岛素应用方案的剂量建议，但却因缺少额外的随机对照试验而无法提供给药的最佳方案，因此胰岛素的剂量和给药需要根据营养液进行调整。

（二）调整营养液成分，减少血糖生成

糖尿病或高血糖患者接受 EN 和 / 或 PN 时，其营养方案需个体化。研究发现，EN 期间住院患者使用含有较少量碳水化合物和较大量多不饱和脂肪酸的营养配方能获得较低的平均葡萄糖值。此外，向 EN 配方中添加延缓碳水化合物吸收的物质，可通过降低血糖生成的速率来调节血糖。

为了降低接受 PN 治疗的患者的高血糖，可以适当降低配方中的葡萄糖量。尽管葡萄糖是标准 PN 溶液中唯一的碳水化合物来源，但血糖的影响可以通过改变碳水化合物与单不饱和脂肪酸的浓度分布来调节，或者通过使用替代碳水化合物的乳果糖来调节。

EN 和 / 或 PN 期间住院患者的营养液配方可以根据特定的疾病进行选择。糖尿病专用配方主要是降低 EN 配方中碳水化合物含量以减轻其对血糖的影响。这些配方通常具有较多的纤维含量和较低的总碳水化合物含量。降低 EN 期间住院患者营养供应对血糖的影响主要是改变常量营养素的分布（减少碳水化合物的同时增加多不饱和脂肪酸的含量）和使用不含葡萄糖的碳水化合物源以及通过高纤维含量来延迟肠内的营养吸收。研究发现，接受糖尿病专用配方肠内营养液治疗的患者血糖控制得到改善。由于木糖醇和果糖在胃肠外的代谢可能引起肾脏中草酸盐晶体形成和乳酸盐累积，而且潜在的遗传性果糖不耐受高血糖患者在应用果糖制剂后可能出现危及生命的代谢并发症，故目前临床实践中不再推荐果糖或木糖醇等葡萄糖替代品来减少血糖生成。

总之，在患有高血糖的非危重患者中，具有较低的碳水化合物含量并因此具有较高的蛋白质或脂质成分的肠外营养制剂是安全的。对于危重患者，与等能量葡萄糖基相比，以脂质为基础的 PN 配方对人体代谢更有利。

（三）全闭环胰岛素输送系统有助于科学控制血糖

1. 全闭环系统在人工营养中应用的必要性　全闭环系统作为当前研究热点，按人体内胰岛素分泌规律主要可分为基础胰岛素和餐时胰岛素。正常人基础胰岛素与餐后胰岛素的高峰分泌具有同步性，因此，在应用胰岛素时应使胰岛素的作用尽量符合人体的分泌规律。在人工营养患者中，其营养物质的供给较为特殊，因此胰岛素的应用也应根据血糖值动态调整，而多次测量毛细血管或者血浆葡萄糖给临床实际操作带来挑战。胰岛素泵联合动态血糖的连续检测系统不仅可减轻糖尿病患者的护理负担，还可使血糖的控制更加合理、规范化。CGM 系统每隔数分钟测量一次组织液葡萄糖浓度，能够以更高的分辨率描绘葡萄糖曲线，从而便于调整胰岛素剂量。由于胰岛素剂量调节具有灵活性，糖尿病患者可通过皮下胰岛素泵（也称为持续皮下胰岛素输注）的方式给药。便携式胰岛素泵可根据需要改变或预设在固定时间改变速率注射速效胰岛素，该方法对于在预定时间窗内接受大量碳水化合物的循环营养方案的住院患者尤为适用。

2. 全闭环胰岛素输送系统的应用现状和优势　来自 CGM 设备的实时葡萄糖测量与通过胰岛素泵调节胰岛素输送的控制算法的结合构成闭环系统，称为人工胰腺。闭环系统根据实时葡萄糖测量值，每 10～12min 自动调整胰岛素输送。通过闭环系统获得的葡萄糖反馈调节在住院患者于 EN 和 / 或 PN 支持下出现的高血糖中的应用可减轻护理的额外负担，更能有效地控制血糖。CGM 系统还能预测血糖水平的趋势，并提供可定制的低血糖和高血糖警报。鉴于丰富的额外信息可用于指导治疗，全闭环胰岛素输送系统有可能成为安全有效的临床工具，以控制在医院接受 EN 或 PN 支持患者的高血糖，近年来受到广泛关注。

越来越多的证据表明，闭环系统改善了住院患者的血糖控制情况，但在 EN 和 / 或 PN 中，由于缺乏系统的研究，较为规范的血糖管理尚未完成。来自美国的一项随机对照试验表明，在非危重病护理中，对于 EN 和 / 或 PN 期间住院患者，全闭环胰岛素输送系统比常规皮下胰岛素治疗能提供更好的血糖控制，血糖达标率显著大于对照组，平均血糖水平明显低于对照组，且没有增加低血糖风险及每日胰岛素总剂量。全闭环胰岛素输送系统瞬时的胰岛素输送和持续适应性葡萄糖响应的剂量调节，与 EN 和 / 或 PN 相关的血糖波动相适应，如在饲管的意外移位、营养的暂时中断等状况下，均能及时调整或中断胰岛素输注，从而持续适应人体不同时间段胰岛素需求的变化，降低平均葡萄糖浓度，而不增加潜在低血糖风险。此外，常规人胰岛素治疗对人体胰岛素需求变化的反应较慢，且常规人胰岛素治疗可增加低血糖风险和导致相关不良医疗结果。因此，推荐使用起效和代谢更快的胰岛素类似物，以进一步提高全闭环胰岛素输送系统的安全性和有效性。

另有研究表明，接受营养支持治疗的患者夜间血糖普遍偏高，除了与进食和持续时间有关外，还可能与医务人员对夜间低血糖和相关不良后果的恐惧有关。改善该人群血糖管理的方法包括使用可变速度静脉注射胰岛素，然而该方法增加了医务人员的额外工作量，持续监测血糖以及调整胰岛素输注速度在普通病房中难以实现。胰岛素泵治疗与接受肠外营养的患者每日多次胰岛素注射相比，显示出明显益处，降低了平均血糖和血糖变异性的测量次数，但它不能及时提供反馈和适应性信息，并且需要医务人员多点定时关注。与常规治疗相比，使用全闭环胰岛素输送系统降低了夜间传感器感知的葡萄糖变异性，进一步体现了基于传感器葡萄糖浓度瞬时调节胰岛素输送剂量的优势。

3. 全闭环胰岛素输送系统的应用前景　未来是否广泛采用全闭环胰岛素输送系统首先需要确定最佳受益患病人群。住院患者往往需要各种插管及附件来治疗除高血糖以外的其他疾病，未来全闭环胰岛素输送系统的设计需要从以下几方面着手：减少设备负担、简化闭环系统的设置，以及初始化和日常管理的操作设置。另外，通过新型闭环平台的远程监控功能，可以对疗效和安全性进行监控，从而允许在整个医院的系统上对多名患者进行远程监测。

EN 和 / 或 PN 期间住院患者高血糖管理流程见图 3-10-1，目前指导接受 EN 和 / 或 PN

治疗的住院患者血糖规范化管理的数据较少。关于人工营养患者的血糖最佳管理方式需要随机对照试验进一步确定。对接受 EN 和 / 或 PN 治疗的患有高血糖的糖尿病和非糖尿病住院患者进行高血糖管理，对于医务人员来说是独特的临床挑战。解决这一问题对于避免潜在的并发症很重要。在碳水化合物剂量和胰岛素供应之间获得更好的匹配可能会更好地改善血糖控制。优化的营养方案对血糖的影响应被予以更多的关注；同时采用新技术，如 CGM 和全闭环胰岛素输送系统的葡萄糖响应自动化，可以在不增加护理工作量的情况下满足上述需求。

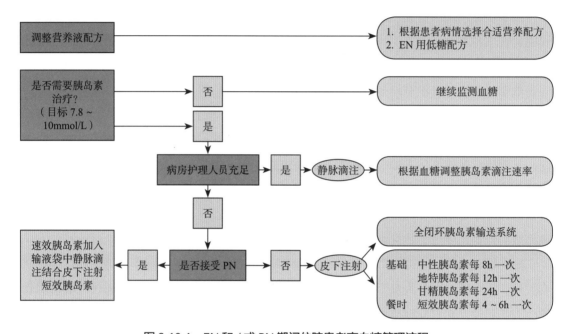

图 3-10-1　EN 和 / 或 PN 期间住院患者高血糖管理流程

（臧淑妃）

▶ 参考文献 ◀

[1] American Diabetes Association.Diabetes care in the hospital：standards of medical care in diabetes-2020[J].Diabetes Care, 2020, 43（Suppl 1）：S193-S202.

[2] BALLY L, THABIT H, HARTNELL S, et al.Closed-loop insulin delivery for glycemic control in noncritical care[J].N Engl J Med, 2018, 379（6）：547-556.

[3] DRINCIC A T, KNEZEVICH J T, AKKIREDDY P.Nutrition and hyperglycemia management in the

inpatient setting（meals on demand, parenteral, or enteral nutrition）[J].Curr Diab Rep, 2017, 17（8）：59.

[4] UMPIERREZ G E, KLONOFF D C.Diabetes technology update： use of insulin pumps and continuous glucose monitoring in the hospital[J].Diabetes Care, 2018, 41（8）：1579-1589.

[5] LI F F, ZHANG W L, LIU B L, et al.Management of glycemic variation in diabetic patients receiving parenteral nutrition by continuous subcutaneous insulin infusion（CSII）therapy[J].Sci Rep, 2018, 8（1）：5888.

[6] RODBARD D.Continuous glucose monitoring： a review of recent studies demonstrating improved glycemic outcomes[J].Diabetes Technol Ther, 2017, 19：S25-S37.

[7] BALLY L, THABIT H, HOVORKA R.Closed-loop for type 1 diabetes - an introduction and appraisal for the generalist[J].BMC Med, 2017, 15（1）：14.

第十一节　糖皮质激素诱导性高血糖住院患者血糖管理

糖皮质激素在许多医学领域得到广泛应用，它发挥治疗作用的同时引起的高血糖是一个常见的医学问题。众所周知，糖皮质激素的使用增加糖尿病高危人群患糖尿病的风险，在已确诊的糖尿病患者中使用糖皮质激素可使高血糖进一步恶化，增加并延长患者的住院时间。住院患者的高血糖水平会增加手术并发症风险，其发生率是血糖正常患者的 4 倍；高血糖患者的死亡率是非高血糖患者的 2～6 倍；高血糖患者住院费用显著高于非高血糖患者。本节内容就糖皮质激素引起的高血糖的病理生理学进行阐述，根据糖皮质激素类型及给药方案，再根据血糖监测结果提供诊断和治疗方案。

一、糖皮质激素的使用概况

自 20 世纪中叶开始使用糖皮质激素治疗以来，糖皮质激素被证明是一种有效的抗炎和免疫抑制药物，目前广泛应用于许多疾病的治疗中。研究表明，在 1996 年至 2000 年间接受肾移植的美国患者中，97% 的患者使用糖皮质激素作为免疫抑制治疗的一部分；约 50% 的风湿病患者使用糖皮质激素长期治疗，新发糖尿病的发病率为 2%～53%。在没有已知糖尿病病史的住院患者和接受糖皮质激素治疗的患者中，以血糖 > 11.1mmol/L 定义高血糖，则高血糖的发生率 > 50%。在没有已知血糖紊乱的神经病变患者中，高达 40% 的患者在服用糖皮质激素后发展为糖尿病，在患有呼吸系统疾病的患者中，糖皮质激素诱导的糖尿病患病率为 14.7%。在糖皮质激素治疗原发性肾病患者中，糖尿病发病率达到

40.5%，其他危险因素包括年龄、体重、体重指数（BMI）。大多数糖皮质激素使用时间 < 5d，但 22% 使用时间 > 6 个月，4.3% 使用时间 > 5 年。对不同疾病中糖皮质激素诱导的糖尿病患病率的研究表明，高血糖的发生不太可能仅与潜在疾病的存在有关，因为在健康受试者的试验研究中也观察到葡萄糖代谢的异常。

并非所有使用糖皮质激素的患者都会患上糖尿病，这表明这种改变只发生在易感人群中。易感因素包括糖耐量异常、胰岛素抵抗、胰岛素分泌受损、糖尿病家族史、种族、糖皮质激素治疗的剂量和持续时间等。A30、B27 和 Bw42 型白细胞抗原可能与糖皮质激素诱导的糖尿病发病风险相关。

不同的糖皮质激素在药理学性质和作用时间上不同，根据治疗适应证的不同，可按不同的时间给药（表 3-11-1）。当以超生理剂量通过任何途径（局部、口服、吸入、肌内注射、静脉注射或关节内注射）给药时，这些药物皆可能导致高血糖。糖皮质激素诱导性高血糖在临床上的风险如下：首先，高血糖的高发率和高血糖本身往往很严重，可能导致患者住院频次提高和住院时间延长。其次，糖皮质激素增加了持续性高血糖引起感染的风险，这对预后有不利影响。此外，在住院期间控制类似情况下的短暂高血糖与降低死亡率和并发症发生率有关。尽管糖皮质激素在临床上的使用率很高，并且与新发的高血糖症有很强的关联，但是关于皮质类固醇的病理生理学、筛选和诊断的信息却是有限的。同样，缺乏前瞻性研究来评估预防以及比较不同治疗方案的效果。

表 3-11-1　常用糖皮质激素制剂的特点

糖皮质激素	等效量 /mg	半衰期 /h	抗炎作用比值	保钠作用比值
短效				
可的松	25	8 ~ 12	0.8	0.8
氢化可的松	20	8 ~ 12	1	1
中效				
泼尼松	5	12 ~ 16	4	0.8
甲泼尼松	4	12 ~ 16	5	0.5
氟氢可的松	2	12 ~ 16	10	125
长效				
地塞米松	0.75	36 ~ 54	25	0
倍他米松	0.75	36 ~ 54	25	0
关节内给药				
曲安奈德	4	36 ~ 72	5	0
醋酸甲泼尼龙	4	36 ~ 72	5	0.5

二、糖皮质激素诱导性高血糖的病理生理学及模式

糖皮质激素对葡萄糖稳态的影响是复杂的，具体机制还不完全清楚。糖皮质激素诱导性高血糖发生的主要机制包括增加胰岛素抵抗、抑制胰岛 β 细胞产生和分泌胰岛素。

糖皮质激素通过激活许多参与碳水化合物肝代谢的基因，直接增加内源性葡萄糖生成；能直接增强磷酸烯醇丙酮酸羧激酶和葡萄糖 -6- 磷酸酶的作用，导致糖异生增加。糖皮质激素通过其对肌肉和脂肪组织的作用增加肝糖异生底物的可利用性，并促进代谢产物穿过线粒体膜的运输，这也增加了糖异生。糖皮质激素可增强其他胰岛素反调节激素的作用，如胰高血糖素和肾上腺素，这些激素可增加葡萄糖的内源性合成；在餐后，糖皮质激素引起的肝脏葡萄糖生成增加更显著。糖皮质激素在肌肉和脂肪组织中减少外周葡萄糖摄取。骨骼肌主要负责胰岛素介导的餐后葡萄糖摄取，糖皮质激素可通过直接干扰胰岛素级联信号来诱导胰岛素抵抗。葡萄糖转运蛋白 4（glucose transporter 4，GLUT4）主要在骨骼肌中表达，外周葡萄糖摄取的第一个决定因素是胰岛素刺激的细胞膜中 GLUT4 的有效性。糖皮质激素可抑制 GLUT4 在胰岛素和其他刺激下向细胞表面的转移，导致葡萄糖摄取减少，糖原合成速度降低，这是通过下调参与糖原代谢的蛋白质实现的。糖皮质激素诱导的肌肉和脂肪组织分解代谢也参与了高血糖的发生，为葡萄糖的产生提供了额外的底物。在肌肉中，糖皮质激素促进蛋白质降解并减少蛋白质合成，导致氨基酸水平升高和肌肉萎缩，进一步减少胰岛素介导的葡萄糖摄取和糖原合成。在脂肪组织中，糖皮质激素增加脂肪分解，导致血浆中非酯化脂肪酸水平升高，脂肪酸在肌肉细胞内积聚，通过干扰胰岛素信号转导减少葡萄糖摄取。

糖皮质激素还抑制胰岛 β 细胞产生和分泌胰岛素，这取决于暴露的剂量和持续时间。静脉注射和 / 或大剂量口服糖皮质激素使空腹胰岛素水平稳定的健康受试者产生胰岛素分泌的急性抑制，进而导致血糖水平升高，提示对胰岛 β 细胞有急性抑制作用。已证实糖皮质激素可导致健康男性胰岛 β 细胞功能障碍。在慢性治疗过程中，糖皮质激素可能通过脂肪毒性间接导致胰岛 β 细胞衰竭。糖皮质激素还可通过抑制胰高血糖素样肽 -1（GLP-1）、葡萄糖依赖性促胰岛素多肽（glucose-dependent insulinotropic ploypeptide，GIP）的作用减少胰岛素的分泌，导致糖代谢紊乱。

糖皮质激素诱导性高血糖的药效学数据很少，而且来自健康志愿者。在人类中，糖皮质激素诱导的胰岛素抵抗基本上是餐后发生的，大约在餐后 4h 内发生。全天血糖的变化将取决于糖皮质激素制剂的类型、剂量和给药方式。泼尼松和甲泼尼龙是中效糖皮质激素（持续 12～16h），给药后 4～6h 出现作用高峰。因此，早晨给药一次会导致下午和晚上的高血糖，对空腹血糖几乎没有影响。一日 2 次中效作用的糖皮质激素，高血糖可以持续一整天，但是以餐后高血糖为主。对于长效糖皮质激素，如地塞米松，高血糖持续更久，

通常超过 24h，仅在夜间禁食期间血糖略有下降。通过关节内途径给予糖皮质激素，如曲安奈德，其高血糖效应对于糖尿病患者而言一般在 2h 后观察到，作用高峰在 2～24h，标准时间为 2～3d，可延长至 5d。了解这些高血糖模式对于确定最适当的诊断和治疗策略至关重要。

三、糖皮质激素诱导性高血糖的筛查、诊断及控制目标

（一）糖皮质激素诱导性高血糖患者高血糖特点

口服糖皮质激素后 4～8h，静脉注射糖皮质激素后 5h 血糖水平升高。每天多次服用糖皮质激素，不管是静脉注射氢化可的松还是口服地塞米松，都可能在 24h 内引起高血糖效应，需要密切监测血糖。毛细血管血糖监测对于指导及时的干预治疗至关重要。在易感人群中，糖皮质激素诱导的血糖升高的特点如下。

1. 起病较快，既往没有糖尿病病史的患者在糖皮质激素治疗后 2～3 周内就可以出现糖耐量异常。

2. 临床表现症状不明显，可以出现饥饿、体重增加和水肿，易被误诊为糖皮质激素不良反应，在常规筛查血糖时才被发现，并发酮症酸中毒少见。

3. 早上给予的糖皮质激素对血糖水平的影响出现在午餐后和 / 或晚餐前，空腹血糖通常正常或轻度升高。

4. 大剂量的糖皮质激素或每天给予 2 次激素治疗会升高次日的空腹血糖。

5. 肾糖阈值降低，尿糖值与血糖值不成比例。

6. 部分患者胰岛素抵抗现象明显，需用较大剂量的胰岛素才能有效控制血糖。

7. 糖皮质激素的长期给药方案常导致血糖控制情况的恶化。

8. 停用糖皮质激素后尿糖可能消失，但隐性糖尿病者可转为显性糖尿病。

（二）糖皮质激素治疗患者的血糖监测

糖皮质激素治疗开始时，应进行毛细血管血糖监测。测试的时间和频率取决于初始测试的结果（表 3-11-2）。有些人在低剂量的类固醇治疗下可能出现高血糖，建议对任何剂量的糖皮质激素治疗均进行血糖监测。

表 3-11-2 **毛细血管血糖监测的时间和频率**

1. 无糖尿病患者

（1）如果糖皮质激素是在早上一次服用,血糖监测应至少每天进行 1 次;最好是在午餐或晚餐后 1 ~ 2h;
如果初始血糖 < 11.1mmol/L,继续每天在同一时间进行血糖监测

（2）如果随后的毛细血管血糖 > 11.1mmol/L,则测试频率应增加到每天 4 次(饭前和睡前)

（3）如果发现毛细血管血糖持续 > 11.1mmol/L,即在 24h 内出现 2 次,应该对患者进行降糖治疗

2. 糖尿病患者

（1）无论患者血糖控制情况如何,均应每天监测午餐后、晚餐后、睡前及空腹血糖

（2）如果发现毛细血管血糖始终大于 11.1mmol/L,即在 24h 内出现 2 次,则需要调整患者的降糖方案

（三）糖皮质激素诱导的糖尿病的筛查与诊断

糖皮质激素诱导的糖尿病与其他类型糖尿病的诊断标准是一样的。目前的标准包括空腹血糖 ≥ 7mmol/L、随机血糖 ≥ 11.1mmol/L、HbA$_{1c}$ ≥ 6.5% 或口服葡萄糖负荷后 2h 血糖 ≥ 11.1mmol/L。鉴于糖皮质激素引起的高血糖的病理生理学特点所建立的诊断标准对大多数糖皮质激素诱导的糖尿病患者的诊断敏感性较低。空腹血糖的测定明显低估了糖皮质激素引起的高血糖,特别是在每日早晨使用中效糖皮质激素治疗的情况下。口服葡萄糖耐量试验不太适合诊断糖皮质激素诱导的糖尿病,因为它是在禁食 8 ~ 12h 后进行的,低估了主要发生在午餐后和晚餐后葡萄糖水平增加的情况。HbA$_{1c}$ 可能是一种适用于糖皮质激素治疗 2 个月以上患者的诊断方法,但对于那些最近几天才开始糖皮质激素治疗的患者,它并不适用。因此,在大多数患者中,诊断糖皮质激素诱导的糖尿病最有效的标准是一天中任何时候的血糖 ≥ 11.1mmol/L。午餐后血糖是最敏感的诊断指标,尤其是在早晨单次使用中效糖皮质激素时。因此,我们认为对于早晨开始使用中效糖皮质激素治疗的患者,应在治疗 2 ~ 3d 后开始监测午餐后血糖或晚餐前血糖。既往有糖尿病或 2 型糖尿病高危因素的患者,即使使用低剂量糖皮质激素,也应进行筛查。

（四）糖皮质激素诱导的糖尿病的控制目标

糖皮质激素诱导的糖尿病患者的血糖控制目标与其他类型糖尿病血糖控制目标一致。我们建议,当餐前和餐后毛细血管血糖分别 ≥ 7.0mmol/L 和 ≥ 11.1mmol/L 时,应给予患者降糖治疗。如果长期使用糖皮质激素且剂量稳定,则大多数糖尿病患者的控制目标推荐为:餐前血糖 < 7.0mmol/L,餐后血糖 < 10mmol/L 和 HbA$_{1c}$ < 7%。

四、糖皮质激素诱导性高血糖的治疗

目前,还没有证据证实哪些降糖药和治疗方案能更有效地控制糖皮质激素诱导性高血

糖患者的血糖。本文根据不同降糖药的作用机制和临床经验提出建议。首先，评估患者高血糖的程度、肝肾功能、心脑血管功能状态以确定个体化血糖控制目标。其次，了解所用糖皮质激素的类型、作用持续时间、使用剂量及服药持续时间（长期服用还是短期使用）。

（一）短期使用糖皮质激素

1. 口服降糖药的选择　短期使用糖皮质激素是最常见的治疗方案之一，其特点是初始剂量高，随着疾病状态的改善激素剂量逐渐减少。这样的激素治疗方案可导致初始治疗时的中重度高血糖，随着糖皮质激素剂量减少，血糖逐渐下降。根据糖皮质激素治疗的持续时间，这种高血糖是暂时的。不同口服降糖药治疗新发糖皮质激素诱导性高血糖的疗效各异。缓释剂型或控释剂型的口服降糖药平稳降糖的作用模式通常与糖皮质激素引起的高血糖曲线不一致，在使用时需要根据血糖监测结果进行剂量调整。在接受早晨一次中效糖皮质激素治疗的患者中，肠促胰岛素类似物和格列奈类疗效优于磺脲类药物，因为磺脲类药物导致夜间低血糖的风险显著增加。DPP-4抑制剂主要降低餐后血糖，其降糖机制是葡萄糖依赖的胰岛素释放作用，不会导致低血糖。格列奈类起效快，降糖作用持续时间短（4～6h），适用于接受早晨一次中效糖皮质激素治疗而引起的午餐、晚餐后高血糖的患者，且不会导致空腹低血糖。二甲双胍和吡格列酮改善胰岛素抵抗的效果显著，因其起效慢，且主要以降低空腹血糖为主，短期使用糖皮质激素诱导的高血糖患者不宜选用。口服降糖药的选择取决于糖皮质激素诱导的高血糖的程度及口服降糖药潜在的优缺点。

使用每日两次或两次以上中效糖皮质激素、地塞米松等长效制剂或关节腔内糖皮质激素引起的高血糖，磺脲类药物因其降糖作用可以持续24h，可以作为患者治疗的选择，但是应监测夜间血糖，因为当夜间糖皮质激素减少时，磺脲类药物可能引起低血糖。需要根据血糖监测情况及时减量或选择半衰期短的磺脲类药物，以避免夜间低血糖的发生。

2. 胰岛素治疗的方案选择　随机血糖 > 11.1mmol/L 或经口服降糖药血糖控制不达标或有口服药物禁忌证的患者，首选胰岛素治疗。初始胰岛素类型、剂量或胰岛素剂量的增加应根据患者的体重和使用糖皮质激素的剂量计算（表3-11-3）。随后，胰岛素剂量将根据毛细血管血糖监测结果来调整。

表 3-11-3　根据糖皮质激素用量估算每日胰岛素剂量

泼尼松用量 / (mg·d^{-1})	中效胰岛素剂量 / (U·kg^{-1})	地塞米松用量 / (mg·d^{-1})	甘精 / 地特胰岛素剂量 / (U·kg^{-1})
≥ 40	0.4	≥ 8	0.4
30	0.3	6	0.3

续表

泼尼松用量 / (mg·d^{-1})	中效胰岛素剂量 / (U·kg^{-1})	地塞米松用量 / (mg·d^{-1})	甘精 / 地特胰岛素剂量 / (U·kg^{-1})
20	0.2	4	0.2
10	0.1	2	0.1

胰岛素类型的选择将由患者血糖升高的特点和糖皮质激素类型、作用时间综合决定。对于在早晨单次服用中效糖皮质激素且未经胰岛素治疗的患者，中效胰岛素或双相胰岛素一天一次，用于早餐前，它们的降糖作用曲线（作用峰值 4～6h，作用持续时间 13～16h）能模拟中效糖皮质激素诱导的高血糖的作用曲线。大多数患者的血糖控制目标是在晚餐前达到毛细血管血糖 < 7.8mmol/L，而午餐前不发生低血糖。

在接受两剂或两剂以上的中效糖皮质激素治疗的患者中，总胰岛素剂量在早餐前分配量为 2/3，晚餐前分配量为 1/3。

当使用长效或关节腔内糖皮质激素时，基础胰岛素类似物（甘精或地特胰岛素）可作为降糖治疗的选择。与中效胰岛素相比，无作用峰值且作用持续时间较长使基础胰岛素类似物最符合长效或关节腔内糖皮质激素引起的高血糖的作用模式，低血糖风险较低。通过关节腔内途径给予糖皮质激素的患者，在最后一次注射糖皮质激素 2～3d 后应停止胰岛素注射或将胰岛素恢复至使用激素前的剂量。

已经使用胰岛素治疗的患者，其胰岛素剂量的调整有两种方法可选。

（1）第一种方法：通常每天胰岛素剂量的增量将根据体重、制剂和糖皮质激素剂量进行估算。将计算出的胰岛素剂量的增量加在患者常用胰岛素总剂量上，根据常用胰岛素方案和糖皮质激素方案重新分配胰岛素的剂量。

（2）第二种方法：①对于只使用基础胰岛素的患者，考虑改为早晨给药，根据毛细血管血糖监测结果，一般每 24～48h 增加基础胰岛素剂量 10%，应密切监测空腹血糖情况进行剂量调整。②对于每天使用两次预混胰岛素的患者，根据血糖监测情况，每 24～48h 增加早晨胰岛素剂量 10%。③对于使用三餐前短效和睡前长效胰岛素的患者，首先增加午餐和晚餐前的短效胰岛素剂量，密切监测血糖情况。

（二）长期使用糖皮质激素

在风湿病、肾脏病和神经系统疾病中，糖皮质激素治疗的适应证是抗炎和免疫抑制，根据疾病特点，往往是长期治疗。这类患者糖皮质激素通常是低剂量且稳定，常与其他免疫抑制剂联合使用。对于这些患者，首先通过血糖监测明确高血糖模式，然后选择不同的治疗方法。患者的血糖控制目标与 2 型糖尿病患者的推荐目标相同，即餐前血糖 < 7.0mmol/L，餐后血糖 < 10mmol/L，HbA$_{1c}$ < 7%。降糖药应从小剂量逐渐增加，首选

低血糖风险低的降糖药。因此，在生活方式干预的基础上优选二甲双胍，如果对二甲双胍不耐受或存在禁忌证，可选择其他降糖药，如格列奈类、DPP-4 抑制剂、GLP-1 受体激动剂、半衰期短的磺脲类降糖药或胰岛素治疗。

五、糖皮质激素诱导性高血糖患者的出院管理

出院时，接受胰岛素治疗的糖尿病患者，如果患者每天的糖皮质激素剂量持续超过泼尼松龙 5mg 或与之为同等剂量，则应每天至少检查一次毛细血管血糖。如果是司机，应该选择在开车前检测毛细血管血糖以确保安全。随着糖皮质激素剂量的减少或停止，应继续监测毛细血管血糖，指导减少降糖药的剂量，以避免低血糖。

如果在出院前停止使用糖皮质激素，并且高血糖持续存在，那么出院后应继续进行血糖监测，直到血糖恢复正常，或在停药 3 个月后进行糖耐量筛查。

（孙田歌）

▶ 参考文献 ◀

[1] ROBERTS A, JAMES J, DHATARIYA K, et al.Management of hyperglycaemia and steroid（glucocorticoid）therapy： a guideline from the Joint British Diabetes Societies（JBDS）for Inpatient Care Group[J].Diabet Med,2018,35（8）：1011-1017.

[2] PAEKWE L, LIN X, GARNHAM A, et al.Glucocorticoid-induced insulin resistance in men is associated with suppressed undercarboxylated osteocalcin[J].J Bone Miner Res,2019,34（1）：49-58.

[3] 中华医学会糖尿病学分会.中国 2 型糖尿病防治指南（2017 年版）[J].中华糖尿病杂志,2018,10（1）：44-64.

第十二节　妊娠期住院患者血糖管理

妊娠期高血糖分为妊娠糖尿病（gestational diabetes mellitus，GDM）、妊娠期显性糖尿病（overt diabetes mellitus，ODM）（也称妊娠期间的糖尿病）和孕前糖尿病（pre-gestational diabetes mellitus，PGDM）三类。母亲血糖控制不良可显著增加母亲和胎儿不良结局的风险。

首先，妊娠期高血糖增加围生期不良妊娠结局的发生，在妊娠最初的数周内，母体高血糖与过高的自然流产率和主要的先天畸形密切相关。妊娠 12 周后，高血糖会通过胎盘刺激胎儿胰腺分泌胰岛素，导致胎儿高胰岛素血症，从而使胎儿脂肪、蛋白质合成增加，胎儿体重增加。对于婴儿，巨大儿会增加肩难产、锁骨骨折和臂丛神经损伤的风险，并增加新生儿低血糖、红细胞增多症和高胆红素血症等的发生率。其次，妊娠期高血糖增加母亲未来发生糖尿病的风险。最后，孕期胎儿暴露在高血糖状态下，增加其儿童期肥胖与代谢综合征的发生风险，而且独立于遗传因素。HbA$_{1c}$ 超过非糖尿病女性妊娠期间平均水平3SD（≥ 6.3%），则随着血糖升高，不良妊娠风险逐渐增高。为了母儿的安全，妊娠期女性出现高血糖时需要进行科学的血糖监测、严格的血糖控制，尽快使血糖达标。目前，对于母儿影响最小的降糖药为胰岛素。国内外指南均将胰岛素作为妊娠期高血糖的一线药物，而对于口服降糖药二甲双胍或格列苯脲只能作为二线药物使用。此外，由于我国尚无二甲双胍孕期应用的适应证，《中国 2 型糖尿病防治指南（2020 年版）》指出，二甲双胍应在知情同意的情况下应用，且不推荐妊娠期单用二甲双胍，需在胰岛素基础上联合应用。事实上，最为安全的控制血糖的措施为生活方式干预（饮食、运动控制），不仅使妊娠女性获得良好的血糖控制，并且可减少胰岛素的使用率及剂量，最大程度降低药物对母儿的影响，因此生活方式干预应该贯穿整个孕期、产后和患者终身。部分妊娠糖尿病（GDM）患者多在分娩后恢复至血糖正常状态，但其仍然是未来发生糖尿病或者处于糖尿病前期的高危人群，所以患者应该在产后 4 ~ 12 周行 75g 口服葡萄糖耐量试验（OGTT）评估糖代谢状态；如果正常，则产后 1 年再评价一次；如果仍然正常，则可每 3 年评价一次。一部分未能恢复正常的 GDM 患者，则需要按照糖尿病诊治原则进行长期管理。

一、妊娠期高血糖的诊断标准

《中国 2 型糖尿病防治指南（2020 年版）》将妊娠期高血糖分为三类，其诊断标准如下：

1. GDM　指妊娠期间发生的糖代谢异常，但血糖未达显性糖尿病的诊断水平，占妊娠期高血糖的 83.6%。诊断标准为：孕期任何时间行 75g OGTT，5.1mmol/L ≤空腹血糖 < 7.0mmol/L，OGTT 1h 血糖≥ 10.0mmol/L，8.5mmol/L ≤ OGTT 2h 血糖 < 11.1mmol/L，任意一点血糖达到上述标准即可诊断为 GDM。由于空腹血糖随孕期进展逐渐下降，孕早期单纯空腹血糖 > 5.1mmol/L 不能诊断为 GDM，需要随访。虽然尚未证实妊娠早期进行糖尿病筛查 / 检测的益处，但若高度怀疑妊娠女性有未确诊的 2 型糖尿病，可在首次产检时检测糖尿病。尤其需要注意的是，有 GDM 既往史的女性复发风险为 48%（95%*CI* 41% ~ 54%），其中一些复发可能是两次妊娠之间发生但未被识别的 2 型糖尿病。若未进行早期检查或早期检查呈阴性，则在孕 24 ~ 28 周时进行普遍性 OGTT 筛查。

2. ODM　　指孕期任何时间发现且达到非孕人群糖尿病诊断标准，约占妊娠期高血糖的 8.5%。

3. PGDM　　指孕前确诊的 1 型糖尿病、2 型糖尿病或特殊类型糖尿病，约占妊娠期高血糖的 7.9%。

二、妊娠期高血糖监测

在整个妊娠期间，血糖控制稳定或不需要胰岛素治疗的 GDM 女性，每周至少测定 1 次全天"4 点"（空腹和三餐后 2h）血糖。其他患者酌情增加测定次数。CGM 适用于血糖控制欠佳的 PGDM 患者，尤其是 1 型糖尿病患者。因孕中晚期红细胞转换速度加快，以及受妊娠期贫血影响，HbA$_{1c}$ 常被低估，对 GDM 的应用价值有限。PGDM 患者的 HbA$_{1c}$ 结果判定需要考虑影响因素。

（一）备孕期间血糖监测

由于 PGDM 患者血糖控制不佳会在妊娠早期即对胎儿造成严重不良影响，故 PGDM 患者需要在备孕期间密切监测血糖，血糖达标后再妊娠，并且在备孕期间就需要停止口服降糖药，改为胰岛素治疗。在转换降糖方案期间，需要密切监测血糖（至少全天"4 点"血糖监测，隔日一次）。

（二）妊娠前期血糖监测

妊娠前期血糖监测指在常规 OGTT 筛查之前（妊娠第 1 ~ 24 周），对于有 GDM 高危因素的人群进行血糖监测。高危因素包括：①静坐；②一级亲属患糖尿病；③高风险种族（拉丁美洲人、美洲土著人、亚裔美国人、太平洋岛民）；④有巨大儿生育史；⑤高血压病史；⑥高密度脂蛋白（HDL）< 0.9mmol/L，三酰甘油（TG）> 2.82mmol/L；⑦多囊卵巢综合征；⑧既往糖尿病前期病史；⑨其他胰岛素抵抗相关状态（BMI ≥ 40kg/m^2、黑棘皮病）；⑩心血管疾病史。存在以上高危因素的妊娠女性应该严格管理体重，并在第一次产科检查时即应使用未孕女性诊断标准评估其血糖状态，如果正常，于妊娠 24 ~ 28 周进行常规 75g OGTT 筛查 GDM。

（三）妊娠后期血糖监测

妊娠后期指妊娠 24 周直到分娩。所有妊娠女性均应在妊娠 24 ~ 28 周常规进行 75g OGTT 筛查 GDM，除非其在妊娠 24 周之前已经被诊断为 GDM、ODM 或者 PGDM。

三、妊娠期血糖控制目标

母体血糖与妊娠结局的关系是一条连续曲线，当母体血糖处于正常范围内又不会过低时，将达到最理想的妊娠结局。

（一）妊娠前后血糖控制目标

对于计划妊娠的糖尿病患者，妊娠前后理想的血糖控制可显著降低妊娠早期流产及胎儿畸形的发生风险，但目前尚无确切降低上述风险的血糖阈值标准。计划妊娠的糖尿病患者应尽量控制血糖，使 $HbA_{1c} < 6.5\%$，使用胰岛素者 HbA_{1c} 可 $< 7\%$。

（二）妊娠期血糖控制目标

GDM 患者妊娠期血糖应控制在餐前及餐后 2h 血糖值分别 $\leqslant 5.3mmol/L$、$6.7mmol/L$，特殊情况下可测餐后 1h 血糖 $\leqslant 7.8mmol/L$；夜间血糖不低于 3.3mmol/L；妊娠期 HbA_{1c} 宜 $< 5.5\%$。糖尿病合并妊娠患者控制应达到下述目标：妊娠早期血糖控制勿过于严格，以防低血糖的发生；妊娠期餐前、夜间血糖及空腹血糖宜控制在 3.3 ~ 5.6mmol/L，餐后峰值血糖 5.6 ~ 7.1mmol/L，$HbA_{1c} < 6.0\%$。

（三）分娩期间血糖控制目标

对于患有 1 型糖尿病、2 型糖尿病和 GDM 的女性，母亲血糖控制不良可显著增加母亲和胎儿不良结局的风险。建议对所有糖尿病女性进行门诊医学和营养治疗，以使产前血糖正常。尽管强化了门诊治疗，但糖尿病女性往往需要在分娩前进行住院糖尿病管理，因为母亲高血糖会显著增加新生儿低血糖的风险。但同时分娩过程中需要消耗大量的葡萄糖提供能量，所以应该控制分娩期血糖在合适的范围内以减少母儿并发症。美国妇产科医师协会（ACOG）和美国临床内分泌医师协会（AACE）支持妊娠期高血糖患者分娩时 3.6 ~ 6.1mmol/L 的血糖控制目标。新生儿低血糖、分娩时母体血糖和产前母体血糖控制目标之间的关系需要进一步研究。

四、妊娠期高血糖患者住院期间血糖管理策略

为促进产前血糖控制达标，减少母儿并发症，如果患者出现以下情况推荐住院治疗：① GDM 患者门诊血糖控制 3 ~ 5d 不能达标，可以考虑住院治疗；②妊娠剧吐患者，需要住院维持能量补充，避免酮症酸中毒的发生；③糖尿病合并妊娠，血糖控制不佳的患者；④伴有糖尿病并发症及产科并发症的患者；⑤临近预产期的妊娠高血糖患者。

（一）住院期间监测

1. 孕妇血糖监测

（1）手指末梢血糖监测：采用微量血糖仪测定毛细血管全血血糖水平。住院期间应每日监测血糖 7 次，包括三餐前 30min、三餐后 2h 和夜间血糖。目前国内的血糖信息化管理系统软件及智能血糖仪可以实现多学科医生同时和实时获得患者血糖信息并及时调整控糖方案，可以为全院患者血糖尽快达标提供有力支持。

（2）CGM：不主张将 CGM 作为临床常规监测糖尿病孕妇血糖的手段，但对于住院患者实施 CGM 有助于发现血糖变异性及可能的低血糖风险，尤其适用于血糖波动大的患者。

（3）HbA$_{1c}$ 水平测定：HbA$_{1c}$ 反映取血前 2～3 个月的平均血糖水平，可作为评估糖尿病长期控制情况的良好指标，住院患者 HbA$_{1c}$ 检测有助于提醒医生警惕临产孕妇可能发生的围生期并发症，还可据此对未临产孕妇的孕期血糖控制方案作出调整。

2. 尿酮体监测　尿酮体有助于及时发现孕妇碳水化合物或能量摄取的不足，也是早期糖尿病酮症酸中毒（DKA）的一项敏感指标。孕妇出现不明原因恶心、呕吐、乏力等不适或者血糖控制不理想时应及时监测尿酮体。

3. 孕妇并发症的监测

（1）妊娠期高血压疾病的监测：合并高血糖的孕妇住院后应及时监测血压及尿蛋白，一旦发现并发子痫前期，按子痫前期原则处理。

（2）羊水过多及其并发症的监测：及时行 B 超检查，了解羊水量。

（3）DKA 症状的监测：妊娠期出现不明原因恶心、呕吐、乏力、头痛甚至昏迷者，注意检查血糖和尿酮体水平，必要时行血气分析以明确诊断。

（4）感染的监测：注意孕妇有无白带增多、外阴瘙痒、尿急、尿频、尿痛等表现，定期行尿常规检测。

（5）甲状腺功能监测：必要时行甲状腺功能检测，了解孕妇的甲状腺功能。

（6）其他并发症的监测：糖尿病伴有微血管病变合并妊娠者应在妊娠早、中、晚期 3 个阶段分别进行肾功能检查、眼底检查和血脂检测。

4. 胎儿监测

（1）胎儿发育的监测：在妊娠中期应用超声对胎儿进行产前筛查。妊娠早期的血糖升高可能导致胎儿畸形，尤其是胎儿中枢神经系统和心脏发育畸形。有条件者应行胎儿超声心动图检查。

（2）胎儿生长速度的监测：进行胎儿超声检查，评估胎儿腹围和羊水量的变化等。

（3）胎儿宫内发育状况评价：住院后行 1 次无应激试验（non stress test，NST），尤其在怀疑胎儿生长受限时应严密监测。

（4）胎儿肺成熟度监测：妊娠期血糖控制不满意以及需要提前终止妊娠者，应在计划终止妊娠前 48h 促胎儿肺成熟。有条件者行羊膜腔穿刺术抽取羊水了解胎儿肺成熟度，同时羊膜腔内注射地塞米松 10mg，或采取肌内注射方式，但后者使用后应监测孕妇血糖变化（详见本章第十一节）。

（二）医学营养治疗

医学营养治疗（medical nutrition therapy，MNT）和运动是 GDM 的一线治疗方法。MNT 的目标是鼓励健康饮食，以达到和维持正常血糖，促进适当的孕期体重增加和胎儿的适当生长。建议经常进行血糖监测和酮体检测，以反馈日常控制和调整治疗，努力减少围生期和产后并发症。孕妇一旦确诊 GDM，应该推荐至熟悉 GDM 血糖管理的专业营养师处制订饮食计划。个体化 MNT 在帮助 GDM 孕妇达到并维持正常血糖水平和适当增加体重的同时，还能满足妊娠所需营养素，在促进积极的母婴结局方面具有重要意义。研究表明，专业营养师提供的 MNT 作为综合营养干预的一部分，对改善 GDM 女性的血糖控制和新生儿及产妇结局是有效的。改善的结果包括降低出生体重和降低巨大儿的发生率，降低胰岛素治疗需求、妊娠高血压的发生率，降低产妇住院率、新生儿 ICU 入院率，降低新生儿死亡、早产、肩难产率以及骨折、神经麻痹等的发生率。

1. 专业营养师在制订膳食计划前需要对患者进行以下评估

（1）评估患有 GDM 女性的既往生活习惯及药物相关情况：①包括但不限于食物、饮料和营养素的摄入，如热量的摄入，碳水化合物（包括膳食纤维）、脂肪、蛋白质的种类和数量；②特别注意高热量、低营养素的食物，如甜点、糖果和含糖饮料；③膳食和零食的类型，包括食用频率和持续时间；④对食物的偏好和过敏情况等；⑤妊娠后对食物味道、气味的反应或变化；⑥文化和宗教因素；⑦药物治疗（包括胰岛素或口服降糖药）；⑧酒精、烟草、咖啡因等使用情况；⑨产前维生素、非处方药的使用情况；⑩体育锻炼的模式和睡眠模式。专业营养师需要对这些因素进行评估，以有效地确定营养诊断并制订营养护理计划。

（2）评估患有 GDM 女性的人体测量结果：包括但不限于身高、当前体重、孕前体重、BMI、怀孕期间体重变化等。GDM 孕妇每日总能量的制订应根据其体重进行相应调整，见表 3-12-1。

表 3-12-1　基于妊娠前 BMI 推荐的孕妇每日能量摄入量及妊娠期体重增长标准

妊娠前 BMI/ $(kg \cdot m^{-2})$	能量系数 /(kcal·kg⁻¹ 理想体重)	平均能量 / $(kcal \cdot d^{-1})$	妊娠期体重增长 /kg	妊娠中晚期每周体重增长 /kg	
				均数	范围
< 18.5	35 ～ 40	2 000 ～ 2 300	12.5 ～ 18.0	0.51	0.44 ～ 0.58
18.5 ～ 24.9	30 ～ 35	1 800 ～ 2 100	11.5 ～ 16.0	0.42	0.35 ～ 0.50
≥ 25.0	25 ～ 30	1 500 ～ 1 800	7.0 ～ 11.5	0.28	0.23 ～ 0.33

注：平均能量（kcal/d）= 能量系数（kcal/kg）× 理想体重（kg）；1 kcal=4.184kJ；对于我国常见身高的孕妇（150～175cm），可以参考：理想体重（kg）= 身高（cm）–105。身材过矮或过高的孕妇需要根据患者的具体状况调整膳食能量推荐。妊娠中晚期每日总能量在上述基础上平均依次再增加约 200kcal；妊娠早期平均体重增加 0.5～2.0kg；多胎妊娠者，应在单胎基础上每日适当增加 200kcal 能量摄入。

（3）评估 GDM 患者的生化等检测数据：包括但不限于糖耐量试验、HbA~1c~、血糖谱和尿酮体；胎儿超声；营养性贫血概况（如血红蛋白、血细胞比容、叶酸、维生素 B_{12} 和铁）；维生素 D 和其他微量营养素水平；甲状腺功能；肾功能。

（4）评估患有 GDM 女性的以营养为中心的体格检查结果和病史：包括但不限于患者疾病史、年龄、单胎或多胎、怀孕周数、估计分娩日期和分娩方法；既往产科病史，包括 GDM、发生 GDM 或糖尿病的危险因素（包含糖尿病家族史）；一般生命体征；相关的医疗和牙科病史、胃肠不适病史；健康素养和计算能力；教育和职业；心理和社会经济因素（如社会支持）。

2. 营养干预　营养师应定期和频繁地对 GDM 患者进行 MNT 检查，以优化治疗效果。访视应包括初次访视（60～90min），然后在 1 周内进行第二次访视（30～45min），在 2～3 周内进行第三次访视（15～45min）。应每 2～3 周或根据怀孕期间的需要安排额外的 MNT 访视。MNT 帮助 GDM 患者达到血糖和体重增加的目标，有助于均衡饮食，促进胎儿和母亲的健康。

3. 营养素处方　专业营养师应该根据前述的评估结果为 GDM 患者制订三大营养素的摄入方案。

（1）碳水化合物处方：有限的证据尚不能明确对所有患有 GDM 女性的碳水化合物理想量（克或总热量的百分比）。营养师应根据营养评估、治疗目标、血糖反应和患者需求，对碳水化合物的数量和类型进行个体化建议。当 GDM 患者餐后血糖继续升高时，营养师可进一步改变其进餐时的碳水化合物数量或类型，以达到血糖目标。

（2）蛋白质处方：尚无足够证据表明 GDM 患者摄入的蛋白质数量或类型（与碳水化

合物或脂肪摄入量无关）对血糖控制、母亲体重增加、胎儿生长或出生体重以及妊娠不良结局有影响。

（3）脂肪处方：脂肪类型对 GDM 患者及其胎儿或新生儿结局影响的证据有限。在一项对 GDM 女性的研究中，与低单不饱和脂肪酸（monounsaturated fatty acid，MUFA）饮食 [1 727kcal/d，50% 碳水化合物和 30% 脂肪（11%MUFA）] 相比，高 MUFA 饮食 [1 982kcal/d，46% 碳水化合物和 37% 脂肪（22%MUFA）] 的 GDM 患者血糖、血脂水平、母亲体重增加或新生儿出生体重没有显著差异。两种饮食都显示出积极的效果：高 MUFA 饮食降低了 GDM 患者的舒张压和夜间脉搏率，低 MUFA 饮食改善了 GDM 患者妊娠晚期的胰岛素敏感性。

（4）膳食维生素和矿物质处方：营养师应鼓励 GDM 患者作出健康的食物选择，并食用多种食物以满足妊娠期微量营养素的需求。患有 GDM 的女性对微量营养素的需求与没有糖尿病的孕妇相同（强调饮食中摄入铁、叶酸、钙、维生素 D、胆碱和碘）。怀孕期间营养素的吸收和利用效率均较孕前明显提高，通常足以满足大多数营养素的需要，只要饮食均衡即可。但对于存在微量营养素摄入不足高风险的孕妇，如有饮酒、吸烟、贫血、严格素食或不良饮食习惯的患者，可能需要服用膳食补充剂。

4. 运动处方 如果条件允许，没有运动禁忌（1 型糖尿病合并妊娠、心脏病、视网膜病变、多胎妊娠、宫颈功能不全、先兆早产或流产、胎儿生长受限、前置胎盘、妊娠期高血压疾病等），建议 GDM 患者每天进行 30min 或 30min 以上的适度运动。运动有助于改善血糖，避免体重增加过快。有氧运动和非负重运动（如伸展、游泳和瑜伽）都显示有利于 GDM 患者血糖水平的控制。对于住院患者，在医院走廊或医院花园快走可能是合适的。

5. 胰岛素治疗 2022 年美国糖尿病协会（ADA）指南及中华医学会妇产科学分会产科学组和中华医学会围产医学分会妊娠合并糖尿病协作组 2022 年制订的《妊娠期高血糖诊治指南》均将胰岛素治疗作为一线推荐。口服降糖药二甲双胍和格列本脲虽然在一些研究中证实其对于 GDM 患者具有较好的安全性，但由于其可通过胎盘，尚缺乏二者对新生儿影响的长期随访研究，故均未纳入我国妊娠期治疗糖尿病的注册适应证。考虑到胰岛素用量较大，或对于拒绝应用胰岛素的孕妇，应用上述口服降糖药的潜在风险远远小于未控制的妊娠期高血糖本身对胎儿的危害，因此在知情同意的基础上，部分 GDM 患者可慎用上述两种药物。

（1）常用的胰岛素制剂及其特点：

1）超短效人胰岛素类似物：门冬胰岛素已被国家药品监督管理局（National Medical Products Administration，NMPA）批准应用于妊娠期。其特点是起效迅速、药效维持时间短，具有最强或最佳的降低餐后血糖的作用，不易发生低血糖，可以用于控制餐后血糖。

2）短效胰岛素：其特点是起效快、剂量易于调整，可皮下、肌内和静脉注射使用。静脉注射胰岛素后能使血糖迅速下降，半衰期为 5～6min，故可用于 DKA 抢救。

3）中效胰岛素：是含有鱼精蛋白、短效胰岛素和锌离子的混悬液，只能皮下注射而不能静脉使用。注射后必须在组织中蛋白酶的分解作用下将胰岛素与鱼精蛋白分离，释放出胰岛素再发挥生物学效应。特点是起效慢、药效持续时间长，其降低血糖的强度弱于短效胰岛素。

4）长效胰岛素类似物：地特胰岛素已经被 NMPA 批准应用于妊娠期，可用于控制夜间血糖和餐前血糖。目前尚无妊娠期间使用甘精胰岛素的临床对照试验资料，但在上市后监测已获得的妊娠期间使用数据（超过 1 000 例妊娠结局）显示，甘精胰岛素对妊娠或对胎儿及新生儿的健康没有不良影响。如果证实临床获益大于潜在风险，也可以考虑使用。

目前尚不推荐高浓度胰岛素用于妊娠期高血糖患者，尽管患者在孕期胰岛素用量超过了 100U。

（2）胰岛素治疗方案：最符合生理要求的胰岛素治疗方案为基础胰岛素联合餐前超短效或短效胰岛素。基础胰岛素的替代作用可持续 12～24h，而餐前胰岛素起效快、持续时间短，有利于控制餐后血糖。应根据血糖监测结果选择个体化的胰岛素治疗方案。

1）基础胰岛素治疗：选择中效胰岛素睡前皮下注射，适用于空腹血糖高的孕妇；睡前注射中效胰岛素后空腹血糖已经达标但晚餐前血糖控制不佳者，可选择早餐前和睡前 2 次注射，或者睡前注射长效胰岛素。

2）餐前超短效或短效胰岛素治疗：餐后血糖升高的孕妇，进餐时或餐前 30min 注射超短效或短效人胰岛素。

3）胰岛素联合治疗：长效胰岛素和超短效或短效胰岛素联合，是目前应用最为普遍的方法，即三餐前注射短效胰岛素，睡前注射长效胰岛素。

4）胰岛素泵持续泵入治疗：可以很好地模拟人体胰岛素分泌模式，但由于价格较高，常用于 1 型糖尿病，胰岛功能丧失殆尽、血糖不容易控制的患者。

（三）分娩期及围手术期住院患者血糖管理

1. 胰岛素使用原则　手术前后、产程中、产后非正常饮食期间应停用所有皮下注射胰岛素，改用胰岛素静脉滴注，以避免出现高血糖或低血糖。应给孕产妇提供足够的葡萄糖，以满足基础代谢需要和应激状态下的能量消耗；供给胰岛素，防止 DKA 的发生，控制高血糖，利于葡萄糖的利用；保持适当血容量和电解质代谢平衡。

2. 产程中或手术前的检查　必须检测血糖、尿酮体水平。择期手术还需检查电解质、进行血气分析和检查肝肾功能。

3. 胰岛素使用方法　每 1～2h 检测 1 次血糖，根据血糖值维持小剂量胰岛素静脉滴注。妊娠期应用胰岛素控制血糖者计划分娩时，引产前 1 天睡前正常使用中效胰岛素或长效胰岛素；引产当日停用早餐前胰岛素，并给予 0.9% 氯化钠注射液静脉滴注；正式临产或血糖水平 < 3.9mmol/L 时，将静脉滴注的 0.9% 氯化钠注射液改为 5% 葡萄糖 / 乳酸林格液，并以 100 ~ 150mL/h 的速度滴注，以维持血糖水平在 5.6mmol/L；如血糖水平 > 5.6mmol/L，则采用 5% 葡萄糖溶液加短效胰岛素，按 1 ~ 4U/h 的速度静脉滴注。采用快速血糖仪每小时检测 1 次血糖，用于调整胰岛素或葡萄糖的输液速度，也可按照表 3-12-2 所示方法调控血糖。

表 3-12-2　产程中或手术中小剂量胰岛素的应用标准

血糖水平 /(mmol·L^{-1})	胰岛素用量 /(U·h^{-1})	静脉输液种类	配伍原则(液体量 + 胰岛素用量)
< 5.6	0	5% 葡萄糖 / 乳酸林格液	不加胰岛素
≥ 5.6 且 < 7.8	1.0	5% 葡萄糖 / 乳酸林格液	500mL+4U
≥ 7.8 且 < 10.0	1.5	0.9% 氯化钠注射液	500mL+6U
≥ 10.0 且 < 12.2	2.0	0.9% 氯化钠注射液	500mL+8U
≥ 12.2	2.5	0.9% 氯化钠注射液	500mL+10U

注：静脉输液速度为 125mL/h。

（四）妊娠合并 DKA 的处理

1. DKA 在妊娠期的发生机制及诱发因素　DKA 的发病率为 2% ~ 3%，仍然是孕产妇发病率和胎儿死亡率的主要原因。DKA 的形成是由于相对胰岛素缺乏、细胞水平葡萄糖利用不足以及由此产生的过度反调节反应所致。

DKA 典型表现为妊娠糖尿病伴中重度高血糖。然而在妊娠期，DKA 可表现出较少的高血糖（葡萄糖 ≤ 11.1mmol/L），这是由于妊娠期热量需求量大，如果热量摄入不足，酮体生成和血清碳酸氢盐浓度减少。在妊娠糖尿病患者中，也有罕见的血糖正常的 DKA 病例报道。Cullen 等人在 1985—1995 年发现了 11 名患有 DKA 的糖尿病孕妇队列，36% 的患者在初次就诊时血糖为 7.2 ~ 11.1mmol/L。Chico 等人报告了他们对一名患有正常血糖的 1 型糖尿病（葡萄糖 4.8mmol/L）女性的治疗经验，该女性因长期延迟胰岛素给药而发生饥饿性酮症酸中毒。许多患有 DKA 的妊娠糖尿病患者体形肥胖，有明显的 2 型糖尿病危险因素，或者有与妊娠相关的独特的应激源作为诱因。虽然感染显著，但可能不是妊娠期 DKA 最常见的诱因。根据文献，妊娠期诱发 DKA 的因素总结如下：①在妊娠期间不依从或停止胰岛素治疗；②难治性呕吐和使用 β- 交感神经类药物进行分娩；③感染和未确诊的糖尿病分别是 20% 和 30% 的 DKA 患者的病因；④使用皮质类固醇促进胎儿肺成熟；⑤血糖控制不良；⑥胰岛素泵衰竭。目前对于母体代谢性酸中毒对胎儿影响仅限于母体治疗期间观察到的胎心率变化和酸中毒动物模型。母体胰岛素不能穿过胎盘。妊娠 20 周后，胎儿胰岛 β 细胞对高血糖反应产生胰岛素。然而，在整个妊娠期间，母体葡萄糖、游离脂肪酸和酮类自由穿过胎盘，增加胎儿高血糖和酸中毒的风险。胎儿对母体 DKA 的反应尚不清楚，但可能受胎儿成熟度、母体酸中毒的严重程度和持续时间以及子宫胎盘血流量的影响。在母亲最初的治疗过程中，由于胎心率的短暂变化而分娩并不表示胎儿状态会随着母亲的治疗而改善。

2. 妊娠合并 DKA 的临床表现及诊断　恶心、呕吐、乏力、口渴、多饮、多尿，少数伴有腹痛；皮肤黏膜干燥、眼球下陷、呼气有酮臭味，病情严重者出现意识障碍或昏迷；实验室检查显示高血糖 > 13.9mmol/L、尿酮体阳性、血 pH < 7.35、二氧化碳结合力 < 13.8mmol/L、血酮体 > 5mmol/L、电解质紊乱。

3. 治疗原则　给予胰岛素降糖，纠正代谢和电解质紊乱，改善循环，去除诱因。

（1）具体治疗步骤：①血糖过高者（> 16.6mmol/L），先予胰岛素 0.2 ~ 0.4U/kg 一次性静脉注射。②胰岛素持续静脉滴注：0.9% 氯化钠注射液 + 胰岛素，按胰岛素 0.1U/（kg·h）或 4 ~ 6 U/h 的速度输入。③监测血糖：从使用胰岛素开始每小时检测血糖 1 次，根据血糖下降情况进行调整，要求平均每小时血糖下降 3.9 ~ 5.6mmol/L 或超过静脉滴注前血糖水平的 30%。达不到此标准者，可能存在胰岛素抵抗，应将胰岛素用量加倍。④当血糖降至 13.9mmol/L 时，将 0.9% 氯化钠注射液改为 5% 葡萄糖溶液或葡萄糖盐水，每 2 ~ 4g 葡萄糖加入 1U 胰岛素，直至血糖降至 11.1mmol/L 以下、尿酮体阴性并可平稳过渡到餐前皮下注射治疗时停止补液。

（2）注意事项：补液原则是先快后慢、先盐后糖；注意出入量平衡。开始静脉胰岛素治疗且患者有尿后要及时补钾，避免出现严重低血钾。当 pH < 7.1、二氧化碳结合力 < 10mmol/L、HCO_3^- < 10mmol/L 时可补碱，一般用 5%NaHCO₃100mL+ 注射用水 400mL，以 200mL/h 的速度静脉滴注，至 pH > 7.2 或二氧化碳结合力 > 15mmol/L 时停止补碱。

（五）妊娠合并低血糖的处理

糖尿病女性有明显的症状性和无症状性低血糖风险。如果血糖过低、持续时间较长，机体储备糖原较低，会引起胎儿低血糖状态，胎儿低血糖状态一般表现为胎动减少，孕妇长期饥饿会导致酮症酸中毒，可引起胎儿严重缺氧，造成胎儿窘迫，危及胎儿生命。妊娠期低血糖的治疗因其定义缺乏共识而变得复杂。ADA 等将低血糖定义为血糖 < 3.9mmol/L。在妊娠期间，ACOG 和其他人报告空腹血糖为 3.3mmol/L 是正常范围的下限，轻度低血糖

定义为血糖 < 3.3mmol/L。妊娠期低血糖的处理方法同非妊娠期低血糖。

（六）产后住院患者血糖管理

1. 产后胰岛素的应用 产后血糖控制目标以及胰岛素应用，可以参照非妊娠期血糖控制标准。①妊娠期应用胰岛素的产妇剖宫产后禁食或未能恢复正常饮食期间，予静脉输液，胰岛素与葡萄糖比例为 1:（4~6），同时监测血糖水平及尿酮体，根据监测结果决定是否应用并调整胰岛素用量。②妊娠期应用胰岛素者，一旦恢复正常饮食，应及时行血糖监测，血糖水平显著异常者，应用胰岛素皮下注射，根据血糖水平调整剂量，所需胰岛素的剂量一般较妊娠期明显减少，妊娠期胰岛素抵抗随着胎盘的分娩而突然终止。孕妇胰岛素需要量减少 1/3 ~ 1/2。与孕期相比，产后禁食和餐后血糖参数不那么严格。在非重症住院患者中，ADA 认为空腹血糖 < 7.8mmol/L 和随机血糖 < 10mmol/L 是可接受的。虽然最有助于剖宫产伤口愈合的目标血糖值尚未得到很好的研究，我们建议空腹血糖 < 6.1mmol/L、餐后血糖 ≤ 8.9mmol/L，特别是对于剖宫产的女性。③妊娠期无须胰岛素治疗的 GDM 产妇，产后可恢复正常饮食，但应避免高糖及高脂饮食。对于孕期需要胰岛素治疗的大部分 GDM 患者，产后也有可能不再需要胰岛素治疗。但对于剖宫产手术者，术后最初的 12 ~ 24h 内碳水化合物的摄入可能无法控制，可以通过皮下注射短效胰岛素控制血糖，直到可以耐受固体饮食为止。

出院前，医生应该指导患者出院后血糖的管理，包括：①建议需要胰岛素治疗的女性继续进行毛细血管血糖监测，直至产后 4 ~ 6 周稳定的胰岛素剂量被确定后，可以进一步简化葡萄糖检测频率。②大多数患有 GDM 的女性在胎盘娩出后将不再有葡萄糖不耐受，应该告知患者产后 4 ~ 6 周复查 OGTT，根据 OGTT 结果决定后续的治疗或随访方案。③妊娠期高血糖患者的后代，尤其是出生体重超标的新生儿，将来患糖尿病的风险显著升高，应该告知患者其后代 10 岁时应该行 OGTT，并根据结果决定后续的治疗或随访方案。

2. 鼓励母乳喂养 产后母乳喂养可减少产妇胰岛素的应用，且可降低子代发生糖尿病的风险。

3. 新生儿处理 ①新生儿出生后易发生低血糖，严密监测其血糖变化可及时发现低血糖。建议新生儿出生后 30min 内行手指末梢血糖检测。②新生儿均按高危儿处理，注意保暖和吸氧等。③产妇应提早喂糖水、开奶，必要时以 10% 葡萄糖溶液缓慢静脉滴注。④常规检查血红蛋白、血钾、血钙及镁、胆红素。⑤密切注意新生儿呼吸窘迫综合征的发生。

五、总结

糖尿病孕妇住院治疗是为了降低母婴不良结局的风险，静脉注射胰岛素和葡萄糖可以在分娩前将孕妇血糖控制在目标范围内。有必要进行进一步的研究，以确定是否可以在不增加孕妇和／或胎儿风险的情况下，将孕妇血糖阈值扩大到较高水平。此外，由于妊娠期母体的特殊生理变化，孕妇 DKA 的发生率及病死率增加。为了降低母婴风险，及时认识疾病，使孕妇摄入足够的水分、热量和及时采用胰岛素治疗是必要的。

（孙田歌）

▶ 参考文献 ◀

[1] American Diabetes Association.Management of diabetes in pregnancy： standards of medical care in diabetes-2019[J].Diabetes Care, 2019,42（Suppl 1）： S165-S172.

[2] SHEN Y, WANG P, WANG L, et al.Gestational diabetes with diabetes and prediabetes risks： a large observational study[J].Eur J Endocrinol, 2018,179（1）：51-58.

[3] BLOTSKY A L, RAHME E, DAHHOU M, et al.Gestational diabetes associated with incident diabetes in childhood and youth： a retrospective cohort study[J].CMAJ, 2019,191（15）： E410-E417.

[4] IKAWASAK M, ARATA N, OGAWA Y, et al.Obesity and abnormal glucose tolerance in the offspring of mothers with diabetes[J].Curr Opin Obstet Gynecol, 2018,30（6）：361-368.

第十三节　院内糖尿病相关低血糖管理

低血糖是由葡萄糖供应、葡萄糖利用率和当前胰岛素水平之间的不平衡引起的。糖尿病患者出现低血糖常常由于使用了胰岛素或磺脲类降糖药，这两类降糖药的常见副作用是低血糖。二甲双胍、噻唑烷二酮类（吡格列酮）、DPP-4 抑制剂（西格列汀／沙格列汀）、阿卡波糖、SGLT-2 抑制剂（达格列净）和 GLP-1 类似物（利拉鲁肽）在未联合使用胰岛素或胰岛素促泌剂（磺酰脲类药物和格列奈类）治疗的情况下不太可能导致低血糖。低血糖是长期血糖控制达标的主要障碍，血糖控制达标的同时避免低血糖的发生依然很困难。糖尿病患者出现乏力、出汗、心悸、昏昏欲睡、无意识、无法合作或癫痫发作均应即刻检测毛细血管血糖，如果无条件检测血糖，应该按低血糖处理，待症状缓解后及时调整降糖药剂量。反复低血糖发作可诱发心脑血管并发症的发生甚至危及生命，因此对糖尿病患者及家属进行低血糖宣教很重要。在血糖控制不佳的糖尿病患者中，相当一部分患者因恐惧低血糖的再次发作而摄入过多碳水化合物，所以调整糖尿病降糖方案时医生需要和患者进行仔细沟通。

一、低血糖的诊断标准

对非糖尿病患者来说，低血糖的诊断标准为血糖水平 < 2.8mmol/L。接受药物治疗的糖尿病患者只要血糖水平 ≤ 3.9mmol/L 就属于低血糖范畴。糖尿病患者常伴有自主神经功能障碍，影响机体对低血糖的反馈调节能力，增加了发生严重低血糖的风险。同时，低血糖也可能诱发或加重患者自主神经功能障碍，形成恶性循环。

二、可引起低血糖的降糖药

胰岛素、磺脲类和非磺脲类胰岛素促泌剂均可引起低血糖，其他种类的降糖药（如二甲双胍、α- 糖苷酶抑制剂、噻唑烷二酮类）单独使用时一般不会引起低血糖。应用 DPP-4 抑制剂、GLP-1 受体激动剂和 SGLT-2 抑制剂的患者低血糖风险较小。

三、低血糖的临床表现

人体组织主要依靠血液中的葡萄糖提供能量，中枢神经系统不能合成葡萄糖，糖原储存极少，短暂的低血糖能引起明显的脑功能紊乱。典型的低血糖具有 Whipple 三联征特点：①与低血糖相一致的症状；②毛细血管血糖测得血糖浓度偏低；③血糖水平升高后上述症状缓解。低血糖症状的出现主要与血糖的下降速度及血糖水平有关，可表现为交感神经兴奋（如心悸、焦虑、出汗、饥饿感等）和中枢神经系统症状（如神志改变、认知障碍、抽搐和昏迷）（表 3-13-1）。但老年患者发生低血糖时常可表现为行为异常或其他非典型症状。夜间低血糖常因难以发现而得不到及时处理。住院期间对于使用长效磺脲类降糖药和 / 或晚餐前使用预混胰岛素、中效胰岛素和长效胰岛素及空腹高血糖患者，应监测凌晨 3 点左右血糖，以及时发现和处理夜间低血糖。有些患者屡次发生低血糖后，可表现为无先兆症状的低血糖昏迷。ACCORD 和 ADVANCE 等临床研究显示，严格的血糖控制会增加低血糖的风险，严重低血糖可能与患者死亡风险升高有关，因而对糖尿病患者需要制订个体化血糖控制目标。多数指南建议住院患者血糖控制目标为 6 ~ 10mmol/L。

表 3-13-1 低血糖的临床表现

自主神经系统有关的症状	神经低血糖症状	全身不适
出汗、心悸	行为改变	头痛
焦虑、饥饿	言语困难	恶心
震颤	癫痫发作	
感觉异常	昏迷	
	不协调	

四、低血糖的住院发生率

住院患者低血糖发作的潜在原因见表 3-13-2。在几项大型研究中，严重低血糖的年患病率报告为 30% ~ 40%。超过 1/3 的患者低血糖反复发作，需要接受治疗的患者占 85%，中位年龄为 67 岁。住院患者发生一次或多次低血糖（< 3.0mmol/L）的百分比：1 型糖尿病为 26.9%；接受胰岛素治疗的 2 型糖尿病为 14%；接受口服降糖药治疗的 2 型糖尿病为 3.9%；接受单纯饮食控制的 2 型糖尿病为 1.5%。美国和英国的研究表明，住院患者最有可能在夜间和早晨发生显著的低血糖（葡萄糖 < 2.9mmol/L）。磺脲类药物治疗的患者夜间低血糖（葡萄糖 < 3.9mmol/L）的发生率高于胰岛素治疗的患者（分别为 75.3% 和 59.3%）。晚餐和早餐之间的时间间隔长是导致低血糖的原因之一。

表 3-13-2 住院患者低血糖的潜在原因

医疗问题	碳水化合物摄入问题
速效 / 短效胰岛素使用不当	错过或延迟进餐
长期糖皮质激素治疗突然停止	碳水化合物摄入较平时减少
急性疾病恢复期	食欲下降
病后动员	无法在餐间或睡前获得加餐
严重截肢	频繁呕吐
胰岛素类型错误或口服降糖药错误	
肠内营养与胰岛素作用峰值不匹配	
口服降糖药时间安排不当	
静脉胰岛素输注与葡萄糖比例不当	

五、低血糖的可能诱因及预防对策

葡萄糖是大脑的主要能量来源，由于大脑不能合成和储存葡萄糖，需要持续从循环中摄取充足的葡萄糖以维持正常的脑功能和生存需要。低血糖发生时，脑细胞内的葡萄糖仅能维持脑部活动对能量的需求数分钟，所以较长时间的重度低血糖可严重损害脑组织。生理情况下，血浆葡萄糖降低，胰岛素分泌随之减少，当血糖 < 1.67mmol/L 时胰岛素分泌停止。升糖机制启动，肠高血糖素分泌增加以应对低血糖的发生，当低血糖进行性降低时，肾上腺素、糖皮质激素和生长激素分泌增加以维持正常的血糖水平。当这些防御因素仍然不能有效维持血糖水平时，则出现低血糖症状和体征。疾病状态时，如胰岛素异常分泌增多，糖皮质激素、生长激素和甲状腺激素缺乏，都可能导致低血糖的发生。导致糖尿病患者低血糖的主要原因是降糖药，包括胰岛素和胰岛素促泌剂。

应对低血糖的预防策略：①胰岛素或胰岛素促泌剂应从小剂量开始，逐渐增加剂量，谨慎调整剂量。②对治疗前患者仅表现为餐后 2h 血糖升高而餐前血糖正常或轻度升高者，不宜选择磺脲类降糖药，而应选择 α 糖苷酶抑制剂。③未按时进食，或进食过少。患者应定时定量进餐，如果进餐量减少，则相应减少降糖药的剂量，有可能误餐时应提前备好糖果或饼干等碳水化合物。④运动量增加，有计划地实施运动，运动前减少口服降糖药或胰岛素剂量，运动前应检测血糖，如血糖正常偏低时增加额外的碳水化合物摄入，降低运动诱发低血糖的风险。注意运动持续时间为 20 ~ 30min，以感觉一身轻松为宜。过度运动不利于血糖控制，增加低血糖的发生概率。运动期间随身携带糖果和饼干，一旦出现心悸、出汗症状即可进食，直到低血糖症状消失。运动结束后检测毛细血管血糖。应该根据自己的喜好及各脏器功能情况与内分泌科医生共同选择适合的运动方式。⑤酒精摄入，尤其是空腹饮酒。酒精能直接导致低血糖，应避免酗酒和空腹饮酒；每日饮酒量大约为白酒 < 50mL、黄酒 < 100mL、啤酒 < 150mL。⑥严重低血糖或低血糖反复发生时，应调整糖尿病的治疗方案，并适当调整血糖控制目标。⑦使用胰岛素的患者出现低血糖时，应积极寻找原因，精心调整胰岛素治疗方案和用量。⑧糖尿病患者应常规随身备用可快速吸收的碳水化合物类食品，一旦发生低血糖，应该立即食用。常见的低血糖危险因素见表 3-13-3。

表 3-13-3 低血糖的常见危险因素

医疗问题	生活方式问题
血糖控制过于严格	运动量增加（与平时相比）
既往严重低血糖病史	日常生活方式改变
1 型糖尿病病程长	饮酒量增加

医疗问题	生活方式问题
2 型糖尿病胰岛素治疗持续时间长	年龄增加
认知功能障碍 / 痴呆	血糖监测不足
低血糖感知功能受损	进食量减少
严重肝功能障碍	碳水化合物摄入 / 吸收减少
肾功能损害（包括需要透析治疗的患者）	吸收不良，如胃肠道疾病
败血症	肠切除的减重手术
之前低血糖治疗不足	

六、低血糖的治疗

糖尿病患者血糖 ≤ 3.9mmol/L 时，即需要补充葡萄糖或含糖食物。严重的低血糖需要根据患者的意识和血糖情况给予相应的治疗和监护。低血糖是糖尿病患者长期维持正常血糖水平的制约因素，严重低血糖发作会给患者带来巨大危害。预防和及时治疗低血糖可以帮助患者达到最合适的血糖水平，延缓并减少并发症的发生。使用高渗溶液如 50% 葡萄糖，会增加外渗损伤的风险，5% 葡萄糖溶液纠正低血糖速度慢。因此，10% 或 20% 葡萄糖溶液是纠正低血糖的首选。

低血糖发作时，应该快速给予糖水、饼干等吸收较快的碳水化合物使血糖水平在最短时间内恢复到正常范围。为了避免低血糖短时间内再次发生，可以少量加餐一次。长期胰岛素或磺脲类药物治疗导致的低血糖快速纠正后，可能需要持续输注葡萄糖以维持血糖水平，血糖监测延长至 36 ~ 72h。

关于成功治疗低血糖发作所需的能快速吸收的碳水化合物的数量，目前证据有限。有研究者将 15g 与 20g 进行了比较，发现一次使用 15g 碳水化合物治疗后 32% ~ 63% 的低血糖发作得到解决，而使用 20g 碳水化合物治疗后 55% ~ 89% 的低血糖发作得到解决。巧克力含有脂肪和快速吸收的碳水化合物，脂肪会减缓碳水化合物的吸收，故低血糖急性发作时，不建议选择巧克力。

治疗后和再次测试血糖的时间间隔至少为 10min，以判断低血糖是否已解决。当用 20g 碳水化合物治疗低血糖时，5min 后 55% 的患者低血糖得到纠正，10min 后 89% 的患者低血糖得到纠正。5min 检测一次血糖，约 40% 的患者低血糖纠正过度，导致一过性高血糖。

胰高血糖素几乎与静脉注射葡萄糖一样有效，但胰高血糖素的血糖水平恢复较慢，首选静脉注射葡萄糖。10% 葡萄糖溶液的渗透压为 506mOsm/L，而 50% 葡萄糖溶液的渗透压为 2 522mOsm/L。10% 葡萄糖溶液的高渗性明显低于 50% 葡萄糖溶液，对静脉内皮的破坏较小，因此，10% 或 20% 葡萄糖溶液是首选。

对于有意识且能够吞咽的患者，可选择 15～20g 碳水化合物口服。对于血糖控制不佳的患者，血糖在 4.0～5.0mmol/L 就可能开始出现低血糖症状。对于有低血糖症状但血糖水平 > 4.0mmol/L 的患者，只需进食少量碳水化合物即可，如 1 根中等大小的香蕉、4 片饼干或 1 片面包。《中国 2 型糖尿病防治指南（2017 年版）》建议，多数住院患者血糖控制目标为 6～10mmol/L；对于糖尿病患者，血糖低于 3.9mmol/L 视为低血糖。治疗建议如下。

1. 意识清醒、能正常进食的患者

（1）给患者 15～20g 可快速吸收的碳水化合物：①口服 50% 葡萄糖溶液 40mL 或 25% 葡萄糖溶液 60mL 或 150～200mL 纯果汁，如橙汁；②3～4 茶匙白砂糖溶解在水中；③因为橙汁含有钾，故慢性肾脏病患者低血糖发作时不应使用；④联合使用阿卡波糖降糖的患者出现低血糖，不宜使用蔗糖，阿卡波糖是 α 糖苷酶抑制剂，能够延缓蔗糖的吸收。

（2）10～15min 后复测毛细血管血糖，直至血糖恢复正常。

（3）患者血糖 > 3.9mmol/L，意识恢复，能正常进食后，尽可能给予患者一次加餐，如两块饼干、一片面包 / 吐司、200～300mL 牛奶或含有碳水化合物的正常膳食。

（4）如果低血糖是由于磺脲类药物或长效胰岛素治疗引起的，则应注意低血糖的风险可能在最后一次给药后持续 24～36h，特别是当同时出现肾损害时，应确保定期毛细血管血糖监测持续 24～48h。

2. 有意识、无法合作但能吞咽的患者

（1）如果患者不能合作，但是可以吞咽，给予 20mL 50% 的葡萄糖溶液口服，10～15min 后复测毛细血管血糖水平。如果血糖仍然低于 3.9mmol/L，可再次给予口服葡萄糖溶液，或者直接使用 150～200mL 10%～20% 葡萄糖溶液在 15min 内静脉输注治疗。

（2）患者血糖 > 3.9mmol/L，意识恢复，能合作，能正常进食后，尽可能给予患者一次加餐，如两块饼干、一片面包 / 吐司、200～300mL 牛奶或含有碳水化合物的正常膳食。

（3）使用胰岛素泵的患者评估低血糖发作原因后进行胰岛素剂量调整。

（4）如果低血糖是由于磺脲类药物或长效胰岛素治疗引起的，由于药效持续时间为 24～36h，肾功能减退的患者低血糖持续时间可能会更长，毛细血管血糖监测应该持续 24～48h，以防低血糖再次发生。

3. 无意识和 / 或癫痫发作和 / 或攻击性很强的患者

（1）立即检测毛细血管血糖，证实为低血糖后，即刻 10～200mL 10%～20% 葡萄糖溶液在 15min 内静脉输注治疗。10min 后重复毛细血管血糖测量。如果血糖仍 < 3.9mmol/L，

重复同样剂量葡萄糖溶液静脉注射。

（2）保持气道通畅，维持正常循环，防止癫痫发作和 / 或攻击性很强的患者受伤。

（3）如果患者输注胰岛素的过程中出现低血糖，应立即停止输注。

（4）患者血糖 > 3.9mmol/L，意识恢复，可正常交流与进食时，尽可能给予患者一次加餐，如两块饼干、一片面包 / 吐司、200 ~ 300mL 牛奶或含有碳水化合物的正常膳食。

（5）如果低血糖是由于磺脲类药物或长效胰岛素治疗引起的，由于药效持续时间为 24 ~ 36h，肾功能减退的患者低血糖持续时间可能会更长，毛细血管血糖监测应该持续 24 ~ 48h，以防低血糖再次发生。

4. 插胃管的患者

（1）条件许可的情况下，胃管内注入 15 ~ 20g 可快速吸收的碳水化合物。15min 后复测毛细血管血糖，如果血糖仍 < 3.9mmol/L，重复给予一次。

（2）如果 30 ~ 45min（或连续 3 个周期）后血糖仍 < 3.9mmol/L，在 15min 内静脉注射 150 ~ 200mL 10% 葡萄糖溶液。

（3）一旦血糖 > 3.9mmol/L 且患者已经恢复，可以额外给予 20g 碳水化合物。

（4）如果低血糖是由于磺脲类药物或长效胰岛素治疗引起的，由于药效持续时间为 24 ~ 36h，毛细血管血糖监测应该持续 24 ~ 48h，以防低血糖再次发生。

（孙田歌）

▶ 参考文献 ◀

[1] 中华医学会糖尿病学分会 . 中国 2 型糖尿病防治指南（2017 年版）[J]. 中华糖尿病杂志 , 2018,10（1）: 44-64.

[2] BORZI V, FRASSON S, GUSSONI G, et al.Risk factors for hypoglycemia in patients with type 2 diabetes, hospitalized in internal medicine wards: findings from the FADOI-DIAMOND study[J].Diabetes Res Clin Pract, 2016,115: 24-30.

第四章

住院患者血糖
管理模式

第一节　内分泌科会诊管理模式

住院患者会诊已经成为综合医院的一项常规诊疗活动，是医疗核心制度之一，是各个专科必须认真面对的临床工作之一。随着人口老龄化，综合医院的会诊量有逐渐增加的趋势。就拿内分泌科来说，随着糖尿病患病率的增加，院内会诊已经成为一项繁重的临床工作，其中将近 80% 的会诊是调整血糖问题。随着医学技术的进步及社会信息化的高速发展，传统的住院患者会诊管理模式已无法适应医院信息化的发展要求。

一、传统住院患者的会诊模式

会诊就是几个医生一起来讨论患者的病情，给出各自的诊断治疗意见。会诊类型主要有以下几种，按照会诊发生地点可分为院内会诊、院外会诊；按照会诊的处理时限范围可分为急诊会诊和普通会诊。传统会诊流程均由手工完成，申请科室手工填写会诊单，然后由人工传递到受邀科室，会诊医生接到会诊单后去申请科室会诊。这种模式主要存在以下一些问题。

1. 会诊处理不及时　按照要求普通会诊应在 48h 内完成，急诊会诊则要求会诊医生在收到会诊申请后 10min 内到达申请科室。传统院内会诊的纸质申请单是由人工在科室间传递，从申请科室填写好申请单，到人工开始运送，再递送到受邀科室会诊医生手中，往往已耽搁了数小时时间。会诊单交接过程中还存在丢失的可能，极大地影响了院内会诊的及时性。

2. 会诊文书填写不规范　传统会诊模式下手工填写的会诊单普遍存在申请单填写缺项问题，申请科室对特殊化验报告检查结果的填写和患者病情描述往往比较简单，甚至缺如，如只简单表述为患者患有糖尿病，具体血糖整体偏高还是血糖波动大，有没有低血糖发作，口服药物有没有副作用等，均没有进一步阐明；会诊单经常丢失一些重要信息，如通过会诊单无法显示患者的血糖谱；有的会诊单字迹潦草，无法辨认。总之，手工填写的会诊单的规范程度与医生个人习惯关系较大，往往不能统一文书格式和内容，经常发生遗漏、错误等现象。会诊单的书写质量将直接影响到受邀科室的病情诊断及处理，从而影响会诊的效果及质量。

3. 会诊质量管理困难　传统会诊通常采用纸质会诊单申请形式，各科室会诊工作量的统计基于对会诊单的数量统计。统计的准确性受到多种因素的影响，如会诊单丢失、数据统计过程中的人为偶然差错等。另外，纸质会诊单由于未借助信息化手段，存在无法准确管理会诊质量的问题，如会诊的及时性、会诊书写的规范性、会诊是否达到目的，亦无法了解会诊全流程，导致无法利用科学有效的数据统计来制订监管制度，最终限制了会诊质量和效率的提高。

4. 缺乏延续性 传统会诊通常以纸质会诊单填写完成预示会诊结束。会诊医生无法跟踪患者按会诊意见处理后的转归，也不能做到适时调整。如果还需要调整，只能再次申请会诊，过程非常烦琐。这种弊端在血糖调整会诊方面尤其突出，一次会诊往往解决不了血糖调整的问题，需要会诊医生进行持续跟踪及后续调整，而这种问题传统会诊很难解决。

二、信息化的住院患者会诊模式

针对以上问题，许多新型住院患者会诊管理系统应运而生，它们均以信息化技术为载体，旨在解决传统会诊模式中存在的诸多问题，提高会诊的质量及效率。传统会诊模式导致会诊单流通环节众多、时间较长，有时还会发生会诊单遗失等情况，从而引发一些不必要的医疗纠纷和科室矛盾。信息化的住院患者会诊模式在一定程度上完善了会诊制度、规范了会诊流程，对于内分泌科医生进行科外血糖管理的会诊具有一定的优越性，所以推荐使用信息化的住院患者会诊模式进行科外血糖管理。信息化的内分泌科住院患者会诊模式版本较多，但核心无非是"让信息多互动，让人少走动"。"让人少走动"是指会诊模式简化了会诊流程，提高了会诊效率。除此以外，信息化的住院患者会诊模式还具有便于提高会诊质量及管理会诊过程的优势。

医疗信息化，即医疗服务的数字化、网络化、信息化，是指通过计算机科学、现代网络通信技术及数据库技术，为各医院之间以及医院所属各部门之间提供患者信息资料和管理信息的收集、存储、处理、提取和数据交换，并满足所有授权用户的功能需求。根据国际统一的医疗系统信息化水平划分，医疗信息化的建设分为三个层次，即医院信息管理系统、临床信息管理系统和公共卫生信息化。

信息化是国际发展趋势，其中医疗系统信息化尤为明显。随着信息技术的快速发展，国内越来越多的医院正在加速实施基于信息化平台、医院信息系统（HIS）的整体建设，以提高医院的服务水平与核心竞争力。信息化不仅提升了医生的工作效率，使医生有更多的时间为患者服务，更提高了患者满意度和信任度，无形之中树立了医院的科技形象。如采用这种会诊模式进行血糖管理，会诊医生可以看到患者整个血糖谱，实现跟踪随访，极大提高了会诊的效率及质量。因此，医疗业务应用与基础网络平台的逐步融合正成为国内医院，尤其是大中型医院信息化发展的新方向。

在过去几年里，全球医疗信息化有了飞速发展，如 Google 与美国的医疗中心合作，为几百万名社区患者建立了电子档案，医生可以对其进行远程监控。微软也推出了一个新的医疗信息化服务平台，帮助医生、患者和患者家属实时了解患者的最新状况。英特尔公司在几年前推出了数字化医疗平台，通过 IT 手段帮助医生与患者建立互动。医疗信息化在国内也有所发展，但国内大部分医院信息化建设还处于 HIS 建设阶段，即以挂号 / 收费系统、财务系统为中心。国家《卫生事业发展"十二五"规划》即明确提出卫生信息化是深化医疗改革的重要任务。信息化在医疗行业的应用具有重要意义，既能提高服务质量、挖掘医疗潜能，又能方便调配资源，更为重要的是对于保障医疗安全具有重要意义。目前我国医疗信息化建设正如火如荼，医疗信息化行业处于发展以来的高峰时期。信息化的内分泌科住院患者会诊模式就是这几年发展出来的临床管理信息化典型成果，这种会诊模式极大地提高了内分泌科临床会诊的工作效率。

目前比较常用的信息化的住院患者会诊模式有两种，非常适用于内分泌科会诊。一种是基于 HIS 的住院患者会诊管理模式，另一种是医院内部移动住院患者会诊管理模式。这两种模式比传统会诊模式更加信息化、简便化、制度化、规范化。

（一）基于 HIS 的住院患者会诊管理模式

基于 HIS 的住院患者会诊信息化流程见图 4-1-1。请会诊科室开立会诊医嘱，选择会诊类型、会诊科室、会诊医生，并填写完整的会诊目的和要求。在会诊医嘱开立确认后会诊申请才生效。同时，会诊申请将以企业微信平台、手机 App、HIS 工作站提醒等方式进

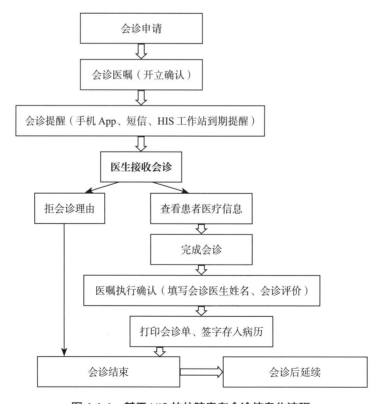

图 4-1-1　基于 HIS 的住院患者会诊信息化流程

行相关提醒，无须再人工递送纸质会诊单，但会诊系统仅起到会诊通信的作用，电子病历中仍需填写会诊单以保证病历的完整。会诊结束后，需要在申请科室的 HIS 工作站中对会诊医嘱进行执行确认，输入会诊医生的工号或姓名，并对本次会诊进行评价等，完成会诊医嘱。采取规范的信息化会诊流程，避免了传统会诊流程中较多的人工环节，且会诊医生可在信息系统中随时查看有关患者病情的所有信息，及时了解患者的会诊目的和病情，从而完善会诊前的相关准备工作，在很大程度上规避了会诊的盲目性。

1. 会诊申请及类型的选择　由经治医生决定并开出申请会诊的医嘱。会诊类型主要分为院外会诊、普通院内会诊、急诊院内会诊、抢救院内会诊、院内点名会诊。申请院外会诊后，弹出提示框"请申请会诊单后至对方医院邀请会诊"；申请院内抢救会诊后，弹出提示框"请您立即电话通知会诊医师"，确认后弹出相关会诊申请单；申请院内会诊后，HIS 直接弹出相关会诊单，请医生完善会诊信息。会诊单是按照国家卫生部 2010 年发布的《病历书写基本规范》中的要求格式生成的。

2. 会诊提醒功能　在医生的手机 App（或者企业微信）中增加会诊模块，会诊相关信息填写完整并确认后，HIS 将会诊相关信息以短信形式发送至会诊医生手机，同时将会诊信息发送至手机 App 会诊模块，呈现在待会诊列表中。被邀请医生接到会诊信息后通过 HIS 平台可以查看相关信息，相关信息中包括患者的病史、实验室检查报告、血糖谱、影像学检查报告。当然有些会诊管理模式可以通过手机 App 查看患者信息，但这种形式有泄露患者信息的可能，所以一般不建议开通该种功能。会诊医生至申请科室完成会诊后，在 HIS 工作站中输入会诊意见，完成会诊。完成会诊后，在手机 App 中，此条会诊信息将从待会诊列表中转入已会诊列表中。在 HIS 工作站中设置提醒功能，每半小时在科室所有人员的 HIS 工作站弹出"即将到期会诊列表"（包括普通院内会诊逾 24h 的、院内急诊会诊逾 12h 的）。系统所记录的会诊行为的处理时效将纳入各科室医疗质量考核，以全方位保证会诊申请的及时传递。

3. 统计查询功能　为了对住院患者的会诊质量进行有效管控，医院管理部门要有效、及时地统计和查看会诊数据。系统中增加"会诊统计"功能模块，医务科、病历质量监管部门可选择日期，统计按时完成的会诊和超时未完成的会诊，使相关质量管理部门及时了解会诊响应时间、会诊完成质量等情况，对提升会诊效率和会诊质量有很大的促进作用。

4. 会诊后的延续性　会诊结束后会诊医生可以通过 HIS 工作站进一步跟踪随访患者的情况，对于会诊建议的方案，会诊医生可以通过建议医嘱功能框，建议对方医生进一步调整治疗的方案。一旦会诊医生发出建议医嘱，HIS 工作站就会弹出建议医嘱框，对方医生可以根据建议再次调整治疗方案，这特别适合内分泌科外的血糖管理。

基于信息化技术支撑的会诊管理系统，对提升会诊质量和实效十分重要。特别是在医院会诊量不断上升的情况下，非常有必要采用高效的信息化会诊流程。基于 HIS 的住院患者会诊管理系统按照国家卫生部 2010 年发布的《电子病历系统功能规范（试行）》中关于保密、权限、时效、规范等方面的要求进行功能设计，一定程度上改变了传统会诊行为流于形式、质量不高、会诊管理困难等问题，使医院的科室会诊质量得到很大提升。会诊质量的提高还需要医院从以上各方面积极配合和支撑，采用多维度、多方面措施，借助信息化手段，保证会诊渠道通畅，明确会诊责任，保证医疗安全，才能更好地维护患者、医生和医院的合法权益。

（二）医院内部移动住院患者会诊管理模式

移动会诊的主要特点是应用程序安装在智能手机终端上，具体操作过程与基于 HIS 的住院患者会诊管理模式相似。临床医生可随时随地使用手机中移动医生工作站中的会诊管理功能进行会诊的申请、会诊意见的填写、会诊邀请的响应等。操作很便捷，减少了医生往返办公室的时间，突破了空间限制。在会诊管理的设计上，手机端与电脑端的每一个环节均能保持数据的双向实时同步，即在手机端或是电脑端对会诊流程所做的任何一项操作，在两端都能及时查看。

医院内部移动住院患者会诊管理对设备要求更高，这是因为移动端会诊流程与电脑端会诊流程的发起入口不一样，系统结构也不同。为了方便医生在移动端或电脑端都能及时接收最新的会诊消息，基于 Ensemble 集成平台，采用移动端数据服务层、集成平台消息层、电脑端数据服务层三层数据架构模式，对交互信息进行双向数据处理。移动端数据服务层、电脑端数据服务层都能提供最新消息给集成平台消息层，或是从集成平台消息层获取最新消息，集成平台消息层主要负责消息的传递。

医院内部移动住院患者会诊管理模式主要包括会诊申请的提交、会诊申请的接收、会诊意见的填写、会诊流程的评价、会诊流程的监控、统计分析管理等功能。此外，还提供了移动医疗应用统一入口、会诊消息即时提醒、专科会诊指定到人、会诊后的延续性等功能。

1. 会诊申请的提交　申请科室医生进入会诊管理模块，点击"新建会诊"按键，即可出现会诊类型、会诊患者、会诊时间、会诊科室、患者病情、诊疗情况、会诊原因、会诊目的等选项。其中，患者病情、诊疗情况可以自动导入该患者的病史及检查结果，减少数据的录入环节。填写完毕后，可以先点击保存，待检查无误后提交到受邀科室。受邀科室响应之前，会诊申请可多次修改再提交，也可以删除。受邀科室响应之后，则不能再修改或删除会诊申请，若确实有修改或删除操作，则由受邀科室直接关闭该会诊流程。

2. 会诊申请的接收　申请科室提交会诊申请之后，受邀科室的手机移动医生工作站与电脑端医生工作站均会接收该信息，并进行提示。由于会诊申请并没有确定到个人，因此具有该科室权限的每一位临床医生都会接收提示信息。双击手机提示信息，会诊医生即可直接进入查看会诊申请的详情界面，能够查询申请科室、申请医生、患者基本信息、患者病情、诊疗情况、会诊原因、会诊目的等。点击"接收会诊申请"按键，受邀科室即已完成移动会诊申请的接收，系统会自动记录接收会诊申请的医生信息，方便申请科室联系。

3. 会诊意见的填写 受邀科室的医生在实际到场会诊患者之前，可以通过移动平台查看患者的详细资料，然后到场对患者进行会诊。在会诊完成后，医生可以通过移动会诊管理功能填写会诊意见，供申请科室参考。会诊意见填写无误后再点击提交按键，系统自动生成会诊时间与会诊医生信息，即可完成会诊流程。申请科室移动医生工作站将收到会诊完成的提示信息，临床医生双击提示信息，即可直接打开该患者的会诊意见进行查看，电脑端医生工作站也能收到会诊完成的提示信息，并能实时查看该会诊意见与会诊医生，形成会诊流程的闭环管理。

4. 会诊流程的评价 同基于 HIS 的住院患者会诊管理模式一样，医院内部移动住院患者会诊管理模式为了提高会诊质量，在会诊完成之后会利用会诊流程评价功能对本次会诊进行评价，申请科室与受邀科室的医生可以双向互评。

5. 会诊流程的监控 流程监控是会诊质量管理的重要环节。无论是移动会诊流程，还是电脑端会诊流程，医务科对会诊管理的流程监控标准是一致的。医务科不定时、不定期地对各个会诊环节进行抽查。通过对会诊申请提交、会诊申请接收、会诊意见填写等环节的监控管理，可以过滤会诊资料不全、会诊意见不明确、会诊时间不及时、会诊医生能力不足等低质量的会诊流程。通过监控管理，使患者得到及时有效的救治，提高了医疗服务质量，避免了科室间的误会，也减少了因耽误会诊而引发的医疗纠纷。

6. 统计分析管理 利用移动住院患者会诊管理模式中会诊统计分析管理模块，可以实现多维度、多角度地自动生成统计分析报表，对科室会诊申请例数、会诊完成情况、超时会诊情况、医生参与会诊率等进行分析，并及时反馈给科室。不同权限的管理者进入系统，看到的统计查询范围有所不同，如医务科角色进入可以看到全院会诊管理的统计查询情况；科主任角色进入只能看到自己管辖科室的会诊情况。对于医生，会诊完成情况直接与其工作绩效关联，能够起到督促医生及时完成会诊的作用。

信息化的住院患者会诊模式极大地提高了会诊效率，通过信息化技术对会诊进行监控及管理，可以显著提高会诊的质量，这是关系到医疗质量的根本。借助医疗信息化的政策推动，医院信息化会诊管理模式确实有推广应用的前景，不仅能提高医院会诊管理的质量，增加患者对医疗质量的满意度，还能加强科室之间的沟通交流，提升临床科室的工作效率。但信息化的住院患者会诊模式也会受制于移动智能终端电子签名的合法性、有效性、技术实现等问题的影响，这在一定程度上制约了临床医生使用信息化住院患者会诊管理模式的积极性。相信在未来，信息化的住院患者会诊模式将会更加完善。

（吴跃跃）

▶ 参考文献 ◀

[1] 中国医师协会内分泌代谢科医师分会，中国住院患者血糖管理专家组 . 中国住院患者血糖管理专家共识 [J]. 中华内分泌代谢杂志 ,2017,33（1）：1-10.

[2] 蒋薇，肖倩，蓉沈洁，等 . 信息整合化院内血糖管理模式的临床应用现状 [J]. 中国糖尿病杂志 ,2016,24（12）：1123-1125.

[3] 孙勤，徐新 . 基于闭环管理的院内会诊流程优化设计与实现 [J]. 中国数字医学，2017, 12（12）：15-17.

[4] 皇娜，皇甫明放 . 医院会诊管理信息系统研究与应用 [J]. 中国卫生质量管理，2017, 24（3）：86-88.

第二节　住院患者血糖科室自我管理模式

患者所在科室医护人员进行的科室管理模式是住院患者血糖管理模式的最初级，主要建立于患者所在科室医护人员、健康教育工作者、营养师的指导及治疗基础上，以他们对患者的教育帮助为主，而患者自身的积极能动性不强。对尚未建立信息化血糖管理的医院，这种模式对控制住院患者血糖、改善预后和节约医疗费用具有一定的现实意义。

一、科室自我管理模式的定义

科室自我管理模式是指由患者所在科室的医护人员、健康教育工作者、营养师、患者等共同参与的血糖管理模式。

二、科室自我管理模式的适用人群

1. 收治在内分泌科的患者。

2. 收治在非内分泌科的患者

（1）入院前血糖控制尚可，住院期间可继续入院前降糖方案者。

（2）住院期间按照临床指南给予基础 - 餐时胰岛素方案，血糖容易达标者。

（3）收治在重症病区，病区医生能够按照临床指南规范使用并合理调整胰岛素方案者。

（4）既往无糖尿病病史，在住院期间出现高血糖者。

三、科室自我管理模式的内容及形式

可以运用信息化管理、健康教育讲座、同伴教育、美食沙龙、"三人行"等多种多样的管理方法对糖尿病住院患者提供个性化服务。

1. 住院患者管理流程

（1）入院时病情评估

1）内分泌科：血糖、HbA$_{1c}$、胰岛功能、糖尿病自身抗体、常规检查、生化检查，急慢性并发症、合并症的情况，相关代谢指标控制情况，入院时病情分类。

2）非内分泌科：①既往无糖尿病病史患者，入院后血糖水平持续 > 7.8mmol/L，HbA$_{1c}$ ≥ 6.5%，提示入院前已经存在高血糖状态；②既往有糖尿病病史者，近 3 个月内如未检测 HbA$_{1c}$，入院后则需进行 HbA$_{1c}$ 检测；③原发疾病的病情评估，包括年龄、预期寿命、是否存在器官功能不全、是否需要重症监护、是否需要进行手术以及手术类型（急诊、择期、整形等精细手术或器官移植手术）、评估手术风险，患者营养状况、进食情况（正常摄食、禁食、流质或肠外营养）等。

（2）制订血糖管理目标：根据 2013 年《中国成人住院患者高血糖管理目标专家共识》血糖控制目标分层如下。

一般控制：空腹血糖（fasting blood glucose，FBG）或餐前血糖（premeal blood glucose，PMBG）6 ~ 8mmol/L；餐后 2h 血糖（2-hour postprandial blood glucose，2hPBG）或不能进食时任意时间点血糖 8 ~ 10mmol/L。

宽松控制：FBG 或 PMBG 8 ~ 10mmol/L；2hPBG 或不能进食时任意时间点血糖 8 ~ 12mmol/L，特殊情况可放宽至 13.9mmol/L。

严格控制：FBG 或 PMBG 4.4 ~ 6.0mmol/L；2hPBG 或不能进食时任意时间点血糖 6 ~ 8mmol/L。

根据不同病情，患者血糖控制目标建议不同（包括非手术住院患者、ICU 患者、围手术期高血糖患者、妊娠期高血糖患者等）。

（3）血糖管理措施：包括合并严重急性并发症（糖尿病酮症酸中毒、高渗高血糖综合征、乳酸酸中毒伴高血糖、低血糖昏迷、糖尿病足合并感染、非内分泌科急危重症等）、血糖控制差但未伴发急危重症者的处理。

（4）特殊情况处理：包括肠内或肠外营养、糖皮质激素的应用、心脑肝肾功能不全、高龄、预期寿命 < 5 年，癌症、精神或智力障碍、独居、妊娠期高血糖等。

（5）出院随访：完整详细的出院小结可以方便患者门诊随访和至当地或基层医疗机构就诊。建议所有糖尿病或高血糖患者在出院后 1 个月内接受内分泌专科医生的再评估以决定下一步的诊疗方案。此外，还可以通过定期电话随访追踪患者的遵医嘱行为并解决患者的日常困惑，提醒患者门诊复诊时间、药物剂量的调整等。同时，可以通过微信等联络平台上传患者在家的血糖监测数据，由医生及专科护士在线答疑，推送有针对性的糖尿病相关知识。

（6）管理平台：护士根据患者不同特点纳入 QQ 群、微信群、糖尿病患者管理 App、"三人行"平台及慢性病管理系统。开启移动健康管理模式，利用移动 App 记录和监测患者数据，用以辅助临床实践，借助新技术实现慢病管理的数字化、智能化和人性化管理。

2. 免费健康教育讲座　医院相关科室可以在每年年底收集患者的知识需求，制订次年健康教育计划。健康教育的内容可以在 QQ 群、微信群等进行发布，纸质材料还可以在患者住院期间进行发放。定期举行健康教育讲座（包括各种与糖尿病相关的慢性病内容），可以将慢性病随访、健康教育、康复指导、心理访谈等基本公共卫生服务落到实处，调动患者的积极性，加强自我管理意识。

3. 同伴教育　开展糖尿病患者健康分享会，加强慢性病患者间互帮互动及经验分享，有针对性地进行相应的糖尿病知识培训。为了使有限的健康教育资源发挥最大的效力，建议寻找依从性好的患者作为榜样，这样做更能贴近糖尿病患者的生活，对其进行糖尿病自我管理教育的效果会更好，他们能够更为自觉地管理自己的血糖，形成良性循环。

4. 病友美食沙龙　组织糖尿病患者开展"美食搭配大比拼"活动，运用"体验式患者教育"的新颖形式，将抽象的理论知识转化为实物展示，通过亲身体验使患者更加深刻、直观地掌握饮食搭配知识。

5. 血糖管理"三人行"项目　医生负责筛选患者，制订治疗计划及阶段目标；针对起始胰岛素治疗的 2 型糖尿病患者，护士负责护理专科门诊，在专科门诊完成首日教育并进行 3 个月跟踪随访和教育，通过自动化提醒和医护人员教育指导，及时解决患者在使用胰岛素时遇到的问题、指导患者正确使用胰岛素，提升患者对糖尿病自我管理技能和相关知识的掌握，最终帮助患者血糖达标。

6. 双向转诊　通过不同级别的医疗卫生机构的分工合作，建立双向转诊平台，同时将慢性病患者相关信息通过平台转交，节省患者的等待时间，保障慢性病患者管理的连续性及协调性。

四、科室自我管理模式的优势和不足及解决方案

1. 优势　患者能第一时间得到所在科室医护人员、健康教育工作者、营养师的指导

及治疗。

2. 不足　由于非内分泌科医护人员糖尿病知识的非专业性及患者健康教育不到位，导致非内分泌科住院患者血糖达标率低。

3. 解决方案　可以通过定期举行研讨会或者内分泌专科医生到非内分泌科室进行相关知识的宣教，争取获得非内分泌科医护人员的配合，及时有效地调整患者的降糖方案。

（杨孟雪）

▶ 参考文献 ◀

[1] 中华医学会内分泌学分会.中国成人住院患者高血糖管理目标专家共识 [J]. 中华内分泌代谢杂志,2013,29（3）：189-194.

[2] 凌雁,阴忆青,高鑫.中山医院非内分泌科住院患者糖代谢紊乱情况调查 [J].复旦学报（医学版）,2008,35（3）：376-379.

[3] 中国医师协会内分泌代谢科医师分会，中国住院患者血糖管理专家组.中国住院患者血糖管理专家共识 [J]. 中华内分泌代谢杂志,2017,33（1）：1-10.

[4] 母义明.住院患者的一体化血糖管理方案 [J]. 中国糖尿病杂志,2013,21（1）：93-96.

第三节　住院患者血糖互联网系统管理模式

互联网技术是在计算机技术的基础上开发建立的一种信息技术。随着互联网技术的发展、医疗软件的开发利用，以及智能手机、电脑等移动终端的普及，基于互联网的系统管理模式逐渐用于糖尿病患者的血糖管理，通过信息技术合理配置医疗资源，提高医疗资源的利用率。

一、互联网系统血糖管理模式的定义及特点

住院患者互联网管理系统与患者血糖监测数据管理系统相结合，使院内任一科室的医护人员及糖尿病患者都能及时接受有关的远程管理，包括糖尿病教育、监测及治疗方案的制订与调整，是利用互联网将患者、家属、责任医生及护理人员联系在一起的新型管理模式。这种新型管理模式最主要的特点是高效性、可及性与质量可控性。

二、互联网系统血糖管理模式的内容及形式

（一）互联网糖尿病教育

目前糖尿病呈全球化趋势，其患病率将进一步增加，作为当前威胁人类健康最重要的非传染性疾病，其慢性、不可治愈性以及终身伴随的特点决定了患者是管理和控制糖尿病的主体。对糖尿病患者的健康教育是使其能够更好地进行自我管理的重要因素。糖尿病患者需要高质量的健康教育支持其通过自我保健、遵守医疗方案、改善生活方式来促进健康。对于内分泌科医护人员来说，在患者住院期间对其进行糖尿病教育是不成问题的，但是对于非内分泌科医护人员，在患者住院期间对其进行糖尿病教育可能会存在一定难度。为此，现阶段，基于院内血糖管理，采用互联网平台对非内分泌科医护人员进行必要的糖尿病教育，再由这些非内分泌科医护人员在患者住院期间对其进行必要的糖尿病教育，教育过程中遇到问题可以再反馈至互联网平台。这种住院患者互联网教育模式因其具有专业性、成本较低、便捷等优点而越来越受到欢迎。建立好互联网系统管理模式的医院可以开展互联网系统血糖管理，适合该系统的患者为已纳入系统管理且录入信息准确、能配合医护执行治疗方案的患者。

针对医护人员的住院患者互联网糖尿病教育内容包括如何计算及安排糖尿病患者的饮食、如何监测患者的血糖、分享医药研发新成果及如何对糖尿病患者进行心理疏导等。①非内分泌科医生对如何合理计算及安排糖尿病患者饮食感到非常困扰，饮食控制作为糖尿病血糖管理的基础，已被证实在改善患者的脂代谢、控制血糖中起着重要作用。通过住院患者互联网系统血糖管理平台，在糖尿病患者的疾病教育中，可增加住院患者的饮食健康教育。该平台可以面向医务人员推出针对不同科室的住院患者的饮食教育及饮食计算和安排方法。②住院患者血糖测定是糖尿病治疗及管理中的重要环节，能使医生准确知晓目前患者的血糖控制状态。但有好多医生不知如何为患者正确地监测血糖。通过住院患者互联网系统血糖管理平台可以告知医护人员监测血糖的必要性、自测血糖的方法以及如何使用带有互联网功能的血糖仪等。③目前医药技术蓬勃发展，很多新药及新技术被证明有很好的疗效，住院患者互联网系统血糖管理平台加强了对该类研究成果的分享，既有利于糖尿病患者的疾病转归，也有利于新药及新技术的推广，有研究显示，很多非内分泌科医护人员对于目前的研究新成果感兴趣。④糖尿病患者伴发情绪障碍的风险高于普通人群，其中抑郁症患病风险甚至高达 50%。当两者共同存在时将使治疗难度大大增加，致残率明显升高。伴有负性情绪的患者糖尿病并发症发生风险高，病情不易控制，情绪障碍与糖尿病相互影响，极大地影响了患者的生活质量。目前，住院患者互联网系统血糖管理平台加强了非内分泌科医护人员对该类患者的心理疏导内容，关注糖尿病患者的心理教育，具有明确的改善作用。

住院患者互联网系统血糖管理模式的糖尿病教育虽然针对医务人员，但是同样体现了个体化。研究结果显示，个体化的健康教育不仅体现了对患者的尊重，也满足了患者的需求。个体化的健康教育方式能更好地改善 2 型糖尿病患者的血糖控制效果，不仅可以提高服务满意度、降低不良事件发生率，还可以良好地控制患者的血糖水平，值得在临床中推广应用。住院患者互联网系统血糖管理模式的糖尿病教育应以患者为中心，并以此来指导临床决策，在个体化教育过程中，目标制订时需要重视患者的参与、医务人员的协调，在方案实施过程中需要细化行为改变的目标，重视患者的回馈，随时对方案作出调整。可以借助信息化平台针对医护人员开展个体化健康教育，逐步实现"医生 - 患者 - 医生"管理诊疗模式，有效降低糖尿病患者的空腹血糖、餐后 2h 血糖、HbA$_{1c}$、血脂、BMI 等代谢指标，同时提高患者的自我管理能力。

（二）互联网系统血糖监测

近年来，POCT 血糖仪因其具备快捷、灵敏、不受场所限制、可以明显缩短检验周期等特点得到了广泛使用。为满足新的血糖管理模式的要求，研发者在原有基础上利用信息化技术，使 POCT 血糖仪进一步互联网化。具有互联网特性的智能血糖监测设备得以广泛使用，通过智能血糖仪可以实现数据互联互通、实时追踪，这些数据包括患者信息、基础数据、医嘱、质控、血糖记录和就诊记录等。各科室会将检测到的患者血糖数据瞬间上传，医院内分泌科据此对其血糖控制达标率以及是否及时、合理监测血糖等方面进行统计分析，并给出专业建议。同时，还可对血糖变化趋势进行横向、纵向分析和大数据分析，予以前瞻性研究治疗。

（三）互联网系统血糖管理过程

1. **入院后血糖管理**　护士或医生为患者建立血糖档案，也可以由患者自行建立血糖档案，档案内容包括患者个人信息、家族史、既往史、个人生活史、糖尿病起病时的症状、目前的治疗方案。专科医生对患者进行评估、查体，制订个性化诊疗计划。

2. **糖尿病专科护士**　负责制订护理计划、监测血糖（空腹血糖、餐后 2h 血糖、随机血糖、HbA$_{1c}$）、督促各项计划的落实。

3. **专科医生**　其根据患者基本情况设定血糖及 HbA$_{1c}$ 目标值；患者使用互联网化血糖仪检测血糖后，血糖数据会同步传输到医院系统及互联网管理平台，出现高血糖或低血糖时，血糖管理平台会提示预警，医护人员能及时发现患者异常的血糖值并进行及时处理。出院后患者继续使用互联网化血糖仪检测血糖，血糖数据自动上传互联网系统血糖管理平台。患者可以通过手机 App 登录互联网系统血糖管理平台查看相关信息。

4. **营养师**　其根据患者的标准体重、劳动强度、营养状况计算出每天摄入热量，合理分配三餐；根据患者的 BMI 计算出每天需要消耗的热量，分配到相应时间段，制订运动项目，督促患者完成运动并做好详细记录。足部治疗师检查患者双下肢血管情况，并进行相关危险因素的评估及指导。

5. 培训与考核　针对非内分泌科医护人员进行糖尿病教育相关知识培训，实施问卷考核，包括营养、运动、心理、相关药物临床应用、血糖管理培训、模具等课程。

6. 在线咨询　在平台上非内分泌科医务人员可以通过语言、文字、图片等各种形式与内分泌科医护人员进行在线沟通交流，咨询相关问题，内分泌科医护人员会根据患者的个人情况给出有针对性的指导。

7. 自动化测评分析　平台会根据患者的血糖及相关检验结果进行自动化测评，生成个性化血糖报告，主要包括血糖统计表、血糖分布、血糖趋势、血糖范围、相关检验分析。

（四）互联网系统血糖管理模式的效果及改善空间

当前，我国医疗机构对糖尿病患者的血糖管理存在碎片化及低效率的现象，相对于传统的血糖管理，基于互联网的血糖管理有其特殊优势。首先，互联网的发展为医疗资源的整合提供了平台，有利于不同层级医疗机构间的协作，从而扩大了服务人群的范围。其次，互联网可以使医务人员及时、动态、全程了解患者的血糖状况，增强了医疗服务的即时性。再次，当前一些网络平台、在线学习软件、公众号等为广大医务人员、科研工作者或医学生相互交流、学习提供了平台，在一定程度上可以提高其专业知识水平。研究发现，互联网系统血糖管理在 HbA_{1c}、空腹血糖、餐后 2h 血糖、糖尿病自我管理行为量表、糖尿病生存质量特异性量表以及 BMI 6 项结局指标上较传统血糖管理更利于 2 型糖尿病患者。另外，有研究结果显示，互联网系统血糖管理使患者的焦虑、抑郁情绪有所改善；患者的遵医嘱率提高；糖尿病足患者不良事件的发生率有所下降，伤口愈合率提高。复旦大学附属上海市第五人民医院的互联网系统血糖管理模式的使用经验表明，借助内分泌科专业医生的主动干预，实现对全院患者中血糖异常人群的动态管理，筛选出糖尿病血糖控制不佳人群，配合医院各相关科室的诊疗，给予专业指导，能够有效控制患者血糖，减少患者住院期间相关并发症及合并症出现的概率，最大程度降低血糖异常对疾病诊疗、手术、预后的影响，规范流程，缩短患者住院时间、降低患者住院费用、提高患者满意度。

对于采用互联网在线互动形式进行干预的研究，可能需要医护人员时刻为患者答疑而存在医护人员将工作带入生活中的情况，对于其如何平衡工作和生活，了解医务人员对基于互联网的血糖管理的认知、态度、意见和建议，并制订相应的对策，有待在未来的研究中做进一步探讨。基于互联网的血糖管理比常规血糖管理能够更好地控制 2 型糖尿病患者的 HbA_{1c}、空腹血糖、餐后 2h 血糖、BMI，并提高患者的自我管理能力和改善生活质量。

但由于不同研究的具体干预措施有所不同，具体哪种干预措施更具有实用性和推广价值，在未来的研究中有待长期、大样本和高质量的研究进行完善和验证。

三、互联网系统管理模式的优势和不足

1. 优势 国内外互联网系统管理模式有所不同，对住院患者血糖控制改善率不一，但均能提高住院患者的血糖达标率，降低低血糖发生率及减少平均住院日，改善预后；提高患者糖尿病知识的知晓率，提高医护人员的工作效率，同时提升患者的满意度；管理系统通过对患者连续的、主动的个性化服务与管理，实现了"医生-患者-医生"的闭环式血糖管理模式。

2. 不足 护理人员的工作繁重、交互界面操作困难、内置提醒设置不充足及对错误的关注不足是互联网系统管理模式实施的主要困难；低血糖的发生在系统中被过分关注，导致护士为避免低血糖发生而不完全执行系统推荐的胰岛素注射剂量，增加血糖达标难度；互联网系统管理模式所有信息建立在电子病历基础上，不能完全替代面对面的内分泌科医生会诊评估。

四、互联网系统管理模式的前景

互联网系统血糖管理模式是未来极具前景和应用推广价值的院内院外血糖管理模式，但涉及住院患者管理系统、终端末梢血糖监测系统、血糖管理系统及网络服务器的整合，需一定财力、物力的投入及医院多部门协作。随着信息技术和互联网技术的发展，互联网系统管理模式需不断更新、改进，其安全性、有效性及性价比有待进一步提高。随着我国糖尿病患病人群的不断扩大，糖尿病患者并不局限在内分泌专科就诊，其他专科的住院患者常可发现合并高血糖的情况；院内血糖控制为这些非内分泌专科的医生带来了新的挑战，这并不只是内分泌专科医生的任务，需要糖尿病专科医生和其他专科医生的通力合作。医院如能重视互联网系统血糖管理，则能站在更高的层面上，合理调配医疗资源，组织人员培训以及制订系统的互联网血糖控制计划。根据我国的实践情况，还需要国家卫生行政部门制定相关政策，对各级医院加以引导。院外血糖管理是院内血糖管理的延续，在未来必定大有可为。通过自动对接糖尿病智能管理网络终端、App端、微信端、智能血糖仪、可穿戴设备等，甚至可与医院及社区居民健康档案系统对接，形成区域性院外血糖管理云平台，由专业医护人员实现对院外糖尿病患者的全面管理，最大程度地提升院外糖尿病教育管理的效益，从而保持院内血糖管理取得的成果。

（吴跃跃）

▶ 参考文献 ◀

[1] 成诚,曾凡,黄昊.院内会诊系统在医院信息化建设的几点思考[J].中国数字医学,2015,10(5):92-94.

[2] 朱佳,陈捷,冷锴,等.基于HIS的会诊管理系统开发及应用[J].中国数字医学,2017,12(2):22-23,73.

[3] 刘晶,罗进城,左秀然.医院内部移动会诊管理模式应用研究[J].中国卫生信息管理杂志,2018,15(6):691-693.

[4] KWOK J, OLAYIWOLA J N, KNOX M, et al.Electronic consultation system demonstrates educational benefit for primary care providers[J].J Telemed Telecare, 2018, 24(7): 465-472.

第四节　住院患者血糖护理管理模式

随着糖尿病发病率的上升,住院患者糖尿病的比例逐渐升高。住院患者的血糖控制不佳会导致患者的不良结局和住院时间延长,给患者和社会带来极大的经济负担。目前,受医院制度与培训等多种因素影响,非内分泌科血糖监测与管理仍存在不足之处,护理人员本身的血糖管理水平有限,血糖管理意识不强,需要进行院内血糖管理的标准化培训与考核。2017年1月复旦大学附属中山医院组建院内血糖管理护理团队,从护理角度出发,以临床需求为基础,以规范化管理为导向,以患者血糖控制为目的,实现院内血糖管理的最优化,弥补非内分泌科护士血糖管理知识和技能的不足,避免非内分泌科血糖异常的住院患者得不到专业的血糖管理指导和护理,有助于患者的临床康复。

一、院内血糖管理护理团队构成

（一）科室与成员构成

1. 核心成员　包括护理部主任（副主任）、内分泌科护士长、糖尿病专科护士,还有心脏内科、神经内科、肾脏内科、消化内科、呼吸内科、肝脏外科、心脏外科、普外科、老年科、ICU、急诊科等科室护士长或骨干护士。

2. 非内分泌科糖尿病联络护士　从全院各病房各选拔1名护士。

3. 联络护士选拔条件

（1）从事临床护理工作5年以上。

（2）大专及以上学历。

（3）护师及以上职称。

（4）自愿参与院内血糖管理护理工作。

（5）具备扎实的护理专业知识和技能，有一定教学和科研能力。

（6）有良好的职业素质、责任心强。

（7）具备良好的沟通和交流能力。

（二）职责

1. 团队职责

（1）负责院内糖尿病患者的护理及健康生活行为的建立。

（2）承担院内糖尿病教育。

（3）对全院各护理单元进行糖尿病相关知识的培训。

（4）建立院内血糖监测规范操作流程及胰岛素规范注射流程。

（5）进行全院糖尿病护理会诊。

（6）进行科研及数据管理。

（7）推进医院血糖信息化管理。

（8）对全院护理单元进行质控检查。

（9）配合检验科进行院内血糖生化比对。

（10）配合参与院内血糖管理小组活动。

2. 人员职责

（1）团队负责人：负责活动计划的制订；定期组织各项活动；负责与各相关科室之间的联络；负责定期向护理部及院内血糖管理小组汇报活动进展等。

（2）糖尿病专科护士：负责对患者、照顾者及其他科室护士的糖尿病教育；负责院内糖尿病知识培训；参与护理会诊；参与特殊病例的共同会诊和护理治疗方案制订；参与院内与糖尿病有关的工作质控。

（3）核心成员：参与院内与糖尿病有关的工作质控；与各科护士长进行沟通，传达团队的活动与会议精神；监督所管辖的联络护士工作。

（4）联络护士：经过培训后具备扎实的糖尿病及本科室的护理专业知识；为患者提供糖尿病专业知识宣教；对科室成员进行糖尿病知识培训；是科室血糖仪质控的负责人。

二、院内血糖管理护理人员培训

成立院内血糖管理护理团队后，开始对非内分泌科糖尿病联络护士进行院内血糖管理专科培训（图 4-4-1）。内容包括启动会、糖尿病专科知识理论与操作培训、临床实训与考核。培训前后分别采用糖尿病相关知识评估试卷、血糖管理能力调查问卷对糖尿病联络护士进行评估。通过培训实现糖尿病联络护士血糖管理能力的提升和病区血糖管理质量的改进。

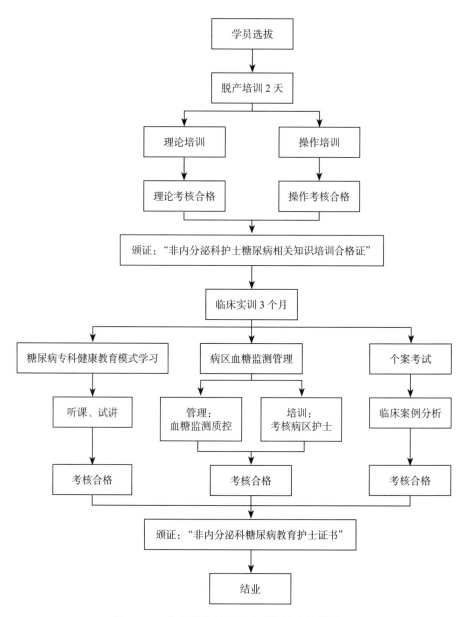

图 4-4-1　非内分泌科糖尿病联络护士培训流程

（一）现场培训

联络护士脱产 2 天进行现场培训（表 4-4-1）。培训内容包括理论与操作，完成全部课程后进行理论操作考核，合格者获得"非内分泌科护士糖尿病相关知识培训合格证"。

表 4-4-1 非内分泌科护士糖尿病相关知识培训班授课表

时间	课程内容	授课老师	授课地点
	XXXX 年 X 月 X 日		
8:30—9:30	学员准备,介绍课程		XXXX
9:30—10:00	开学典礼	院内血糖小组	XXXX
10:00—11:00	院内血糖管理实践与探索	XXX	XXXX
11:00—11:45	《便携式血糖仪临床操作和质量管理规范中国专家共识》	XXX	XXXX
13:15—14:00	胰岛素使用及血糖监测	XXX	XXXX
14:00—14:45	围手术期血糖监测管理	XXX	XXXX
14:45—15:00	休息		
15:00—15:45	便携式血糖仪规范操作及质量控制	XXX	XXXX
15:45—16:30	考核一	院内血糖小组	XXXX
	XXXX 年 X 月 X 日		
9:15—10:00	糖尿病低血糖管理	XXX	XXXX
10:00—10:45	糖尿病酮症酸中毒抢救	XXX	XXXX
10:45—11:30	糖尿病慢性并发症筛查与管理	XXX	XXXX
13:15—14:00	糖尿病足教育管理	XXX	XXXX
14:00—14:30	糖尿病患者自我管理	XXX	XXXX
14:30—14:45	休息		
14:45—15:30	成人糖尿病患者膳食指导	XXX	XXXX
15:30—16:00	考核二	院内血糖小组	XXXX
16:00—16:30	结业典礼	院内血糖小组	XXXX

1. **糖尿病专科知识理论培训** 依据非内分泌科护士血糖管理的知识需求以及相关指南、共识及院内血糖信息化管理工作机制设计专科培训课程。内容详见表 4-4-1。

2. **操作考核** 培训现场依据规范化便携式血糖仪临床操作流程和评分标准,对糖尿病联络护士互联网化血糖仪的使用情况进行培训与考核。

(二)实训

实训时间为 3 个月,包括三项内容,即糖尿病专科健康教育模式学习、病区血糖监测管理和个案考试。三项内容均完成后,获得"非内分泌科糖尿病教育护士证书"。

1. 糖尿病专科健康教育模式学习　复旦大学附属中山医院现行的糖尿病患者健康教育模式为糖尿病专科护士以授课的形式对患者进行糖尿病自我管理知识讲解，内容包括糖尿病患者自我血糖监测、饮食管理、胰岛素规范注射、运动治疗及足部护理，形式包括传统多媒体演示、实物展示和操作示范。糖尿病联络护士将学习糖尿病专科护士的健康教育模式，并完成备课、试讲，由院内血糖管理小组统一评分考核。

2. 病区血糖监测管理　由糖尿病联络护士在本病区开展病区护士的糖尿病相关专科知识和血糖仪的规范化使用培训、考核，实施病区血糖仪的质控工作，由院内血糖管理小组统一评分考核。

3. 个案考试　由糖尿病联络护士所在科室提供案例，案例由病房护士长与学员共同商讨选择，院内血糖管理小组组织进行床旁实地考核。

（三）评价

1. 糖尿病相关知识评估试卷　共计 50 道题，题目考察范围为本次培训涵盖的糖尿病相关知识和技能的重点内容，反映培训前后糖尿病联络护士的糖尿病相关知识的掌握情况。

2. 血糖管理能力调查问卷　依据文献和专家咨询自行设计，由糖尿病联络护士对糖尿病基础知识、糖尿病饮食治疗、糖尿病运动治疗、口服降糖药、胰岛素使用、血糖监测、高/低血糖处理和并发症处理的掌握程度进行自我评价，反映糖尿病联络护士的规范化血糖监测及血糖管理自评能力。

3. 病区血糖管理相关指标　培训前后进行统计以反映病区血糖管理质量改进情况。

（1）病区患者餐前血糖不达标率、餐后血糖不达标率、糖尿病知识知晓率。

（2）病区护士血糖仪操作规范率、单次血糖仪操作时间、血糖仪操作考核。

（3）病区血糖仪质量监控规范率。

三、组建院内血糖管理护理团队的实践经验

基于多学科团队的院内血糖管理护理实践是糖尿病联络护士培训与专科护士培养的有益探索。对糖尿病联络护士进行系统、全面的专科培训，能够有效提升其糖尿病相关知识的储备，提高糖尿病联络护士对异常血糖的应对能力。培训方案以糖尿病自我管理的"五架马车"（即糖尿病教育、营养治疗、运动治疗、降糖药使用以及血糖监测）为基础，结合临床最新指南与专家共识，整合院内血糖管理多学科团队人力资源，以培训授课与病区实训相结合的形式实现了糖尿病联络护士糖尿病相关知识水平和规范化血糖监测及血糖管理自评能力的提高，同时对提升糖尿病专科护士专业能力和教学水平具有促进作用。

基于多学科团队的院内血糖管理护理实践有助于病区血糖管理质量的改进。培训后对病区血糖管理相关指标进行统计发现，病区餐前、餐后血糖不达标率有所降低，患者的糖尿病知识知晓率得到提高，说明以院内血糖管理为基础的护理实践有助于改进病区血糖管理、优化患者健康教育。另外，由糖尿病联络护士在病区护士培训中发挥作用，实现了病区100%的血糖仪质量监控规范率，达到了病区护士血糖仪操作速度快、标准高的培训效果，体现了培训对于病区护士临床操作技能的积极影响。同时，血糖信息化管理在患者身份识别、落实临床危急值管理制度等方面的可操作性和便捷性，能够帮助糖尿病患者血糖安全达标，减少临床差错。

（黄慧群）

▶ 参考文献 ◀

[1] 梁玮, 赵慧华. 住院患者院内血糖管理现状与模式探讨 [J]. 护士进修杂志,2017,32（23）：2132-2135.

[2] 梁玮, 赵慧华, 黄慧群, 等. 基于多学科团队的院内血糖信息化管理的护理实践 [J]. 护士进修杂志,2018,33（20）：1869-1872.

第五章

区域性血糖
管理探索

第一节　区域性信息化住院患者血糖管理模式

目前，随着医疗卫生改革的推进，社区医疗卫生服务中心在公共卫生和基本医疗服务中发挥着越来越重要的作用，已成为糖尿病预防和诊疗的重要机构。ADA发布的最新专家共识也再次强调，应将医院-社区-家庭三级干预模式应用于糖尿病管理和防治。我国已经下发《关于做好高血压、糖尿病分级诊疗试点工作的通知》（国卫办医函〔2015〕1026号），《"健康中国2030"规划纲要》及《健康中国行动（2019—2030年）》也已经提出依托区域全民健康信息平台推进"互联网＋公共卫生"服务，利用信息技术丰富糖尿病健康管理手段，创新健康服务模式，提高管理效果。复旦大学附属上海市第五人民医院的研究显示，"院内信息化血糖管理"使院内血糖总达标率从传统糖尿病会诊模式下的23.78%提高到了41.87%，住院期间平均血糖从11.7mmol/L下降至9mmol/L；围手术期患者血糖总达标率从14.88%提高到52.52%（明显高于国内大型研究中23.3%的达标率），平均血糖从12.46mmol/L下降至8.59mmol/L，围手术期感染率从58.8%下降至41.2%；伴随着全院糖尿病患者平均住院日从18d减少至11d，住院费用从20 921元减少至14 114元。此外，糖尿病是终身疾病，患者不可能一直通过在综合医院住院来管理血糖，更多的患者需要回到社区或者家里自行监测血糖。因此，探索基于区域医疗联合体的信息化住院糖尿病患者血糖管理，是为患者提供及时、有效、准确、规范的治疗以减少糖尿病相关不良结局的关键。

一、区域性信息化住院血糖管理产生的背景及概念

在国务院关于分级诊疗政策的引导下，我国已有270个城市开展了分级诊疗制度，各省（自治区、直辖市）均广泛开展分级诊疗建设，但尚处于起步阶段，部分工作仍处于试点探索过程中。在施行"区域性信息化住院血糖管理"之前，包括南方医科大学第三附属医院、复旦大学附属中山医院、复旦大学附属上海市第五人民医院在内的多家医院先进行了"院内信息化血糖管理"模式的尝试，发现其不仅提高了工作效率、增加了血糖监测准确度，更是缩短了血糖达标时间、提高了各时间段血糖达标率、降低了平均住院日及围手术期感染率。此后，为了更好地落实分级诊疗政策、控制区域内住院糖尿病患者血糖，引进了"区域性信息化住院患者血糖管理"概念，其是通过血糖信息化管理系统，实现由三级医院向社区辐射的远程管理。主要是由三级中心医院牵头，纳入社区等基层医院，通过血糖区域管理平台与社区医疗卫生服务中心的医院信息系统（HIS）对接整合，三级医院内分泌科专科医生成立糖尿病管理小组，管理平台内设置个体化的"血糖危急值"警报，执行统一的血糖管理标准，实现中心医院专科医生远程主动管理社区医疗卫生服务中心糖

尿病住院患者的目的，如果社区医疗卫生机构无法处理患者病情，可以申请远程会诊或将患者转诊至三级医院。目前，虽然多家医院对此项分级诊疗工作进行了积极探索，但在以糖尿病为代表的慢性病管理下沉推进过程中还是遇到了一系列问题，主要问题如下。

（一）基层医护人员专业诊疗水平欠缺

基层医护人员多为全科医生、护士、预防保健人员，糖尿病的规范化诊疗能力有欠缺。糖尿病患者在三级医院调整确定的降糖方案，可能在社区医疗卫生服务机构因药物种类不全而不能继续维持原降糖方案，导致治疗方案更换，同时基层医护人员未对患者主动介绍糖尿病相关健康教育知识，如更换药物后需要定期监测血糖以调整药物剂量，高血糖、低血糖的处理，不能给予患者系统、有效的饮食、运动指导，致使很多患者血糖不能得到理想的控制。此外，首诊于社区医疗卫生服务中心的患者往往合并多种疾病，基层医护人员对高血糖所带来的危害认识不足，导致来自区域内三级医院所给予的远程血糖管理结果未能实时采纳，从而使患者一直处于高血糖状态。

（二）医联体内分级诊疗转诊流程不畅

医联体分级诊疗的发展仍处于起步阶段，其内部的系统化管理体系不健全，具体的转诊标准、流程及指标方面未形成共识，无专人负责转诊相关事宜。在社区医疗卫生服务中心就诊的患者若血糖控制差，超出社区医疗卫生服务中心的处理能力，社区医生建议患者至上级医院就诊，无法对患者后续的就诊情况进行追踪随访，患者在三级医院就诊后是否按医嘱定期至社区医疗卫生服务中心随诊也无从知晓。管理层面对分级诊疗没有相应的激励政策。

（三）各医疗机构信息化程度参差不齐

信息系统是实现分级诊疗的重要支撑，有助于医疗服务的供方和需方开展高效疾病诊治，帮助不同级别、不同类别医疗卫生机构实现纵横交错的信息传递与共享。建立区域内基层医疗卫生机构与三级医院互联互通的信息化管理平台，是远程血糖管理医嘱及时传达、检验结果及时互通、患者血糖情况及既往健康档案共享的关键。

二、区域性信息化住院患者血糖管理模式及应用实践

（一）区域性信息化住院患者血糖管理模式

区域性信息化住院患者血糖管理模式，指糖尿病患者在区域内任何社区医疗卫生服务中心住院治疗时，采用统一的临床智能血糖仪监测患者血糖，监测信息不仅可以同步到HIS，更可以实时同步到三级中心医院内分泌科的区域性信息化血糖管理平台，并可对所

有上传的数据进行存储、归档和分析。在区域性信息化血糖管理平台（regional information glucose management platform，RIGMP）中，医生可查阅患者的基本病史信息、用药记录、疾病性质及进展、饮食状况、生化结果、住院期间各个时间段的血糖波动图形、血糖大事件及糖尿病并发症发生情况。RIGMP中设有个体化的"血糖警戒值和危急值"警报器，提醒专科医生每日主动、及时、远程调控社区医疗卫生服务中心住院糖尿病患者的血糖，并借助系统进行远程交流反馈。通过该模式，可解决传统血糖会诊管理模式受众人群少、管理不及时、管理不全面、血糖达标率低及所需时间长等问题，实现区域内糖尿病患者及时、有效、准确、规范的治疗以达到减少糖尿病相关不良结局的目标。

该模式主要由血糖分析仪、条形码系统、系统工作站（含软件包）、HIS、接口软件、实验室信息系统和医护人员终端构成。血糖分析仪含有二维码扫描和配套基座，由护士在患者床旁扫描患者的身份信息后测量相应血糖，所有信息被血糖分析仪自动记录并保存，无须人工记录。在完成所有需要血糖测试的患者后，所有信息将立即传输到系统工作站。条形码系统由条形码打印机和相应软件、腕带、标签等组成，患者信息由条形码系统打印并佩戴和识别。系统工作站是实现区域性信息化住院患者血糖管理的重要组成部分，实现对整个流程的管理、所有硬件的监测评估、血糖数据的分析反馈。建立系统工作站，首先要对操作者进行培训，才能实现同质化管理。HIS接口软件是连接系统与HIS的桥梁与纽带，以实现区域内信息联网、数据共享和全要素整合；HIS是医院的信息平台，为临床工作提供便利和精准的数据信息，实验室信息系统和医护人员终端可对血糖警戒值和危急值进行设定，对血糖数据进行分析、整理、归档，与区域内基层医院HIS对接后可及时查阅全院患者的血糖数据，并根据专业知识和相关指南及时调整治疗方案。基于信息化的区域内血糖管理模式实现了区域内"综合医院 - 基层医院"无缝隙血糖管理，真正实现让糖尿病患者"在家门口就把血糖管理好"。

（二）区域性信息化住院患者血糖管理实践

1. 探索建立区域性信息化住院患者血糖管理模式　复旦大学附属上海市第五人民医院结合前期"院内血糖管理"遇到的问题，在慢性病管理下沉、分级诊疗、信息化建设实践过程中，反复实践、总结经验并进行有效探索，针对分级诊疗实施过程中路径不通等难题，借助信息化手段，将区域内社区医疗卫生服务中心纳入其中，探索建立区域性信息化住院患者血糖管理模式，对糖尿病患者进行信息化、个体化、规范化、连续性的管理，形成符合管辖范围内糖尿病患者需求的医联体内一体化慢性病管理模式。

（1）管理过程：复旦大学附属上海市第五人民医院是国内较早实现上海市闵行区域内住院患者信息化血糖管理的三级综合医院，对于区域性信息化住院糖尿病患者的血糖管理积累了经验。2016年该院内分泌科开始使用"医院信息化血糖管理系统"，并在系统中加入

"建议医嘱"及"病情互动交流"功能对话框后优化形成新的信息化血糖管理系统,该系统设于医院内分泌科,建立"信息化血糖管理中心"。专科成立糖尿病信息化血糖管理小组,运用优化后的信息化血糖管理系统,每日主动给出对应科室个体化的"建议医嘱",并通过"病情互动交流"对话框进行远程交流反馈,建设过程中,管理范围首先是住院围手术期糖尿病患者,然后过渡到全院患者,后续借助"华山-五院-闵行"医联体建设,区域内糖尿病信息管理平台正式上线,"信息化血糖管理"从院内扩展到院外,成功辐射至闵行区周边6家社区医疗卫生服务中心近20 000例糖尿病患者,形成信息化血糖管理的标准化操作规范,构建了"信息化血糖管理的闵行模式",搭建了糖尿病患者上下联动的慢性病防治网络。

(2)管理成效:经过应用,发现"信息化血糖管理"使院内血糖各项指标具有不同程度的改善(见上文数据),并且高血糖事件发生率从84%下降至45%;糖尿病合并恶性肿瘤、糖尿病合并肝功能不全患者的血糖总达标率亦分别提高19%、9%;妊娠糖尿病患者住院期间平均空腹血糖、三餐后血糖分别从5.86mmol/L、7.96mmol/L、7.32mmol/L、7.93mmol/L下降至5.14mmol/L、6.47mmol/L、6.50mmol/L、6.89mmol/L,空腹血糖达标时间从2.5d缩短至1d,餐后血糖达标时间从4.8d下降至1.8d。

2. 探索建立"四位一体"的糖尿病一体化管理模式 山东省立第三医院作为医联体建设及互联网医院的试点单位,实施了"四位一体"的糖尿病一体化管理模式。该模式不仅包含了"区域性信息化住院患者血糖管理",亦实现了区域内"家庭糖尿病"管理。在该模式下,山东省立第三医院成立糖尿病诊疗中心,确立"糖尿病诊疗中心+区级医院+基层医疗卫生服务机构+家庭"糖尿病一体化管理模式("四位一体"模式),运用互联网+技术对糖尿病患者进行个体化、规范化管理。在该模式下,基层医疗卫生服务机构-区级医院-三级医院协同一致,充分利用各自资源发挥各自的作用,根据诊治需要实现双向转诊;专业技术上,上级医院对下级医院医务人员给予指导、培训。

为了更好地助力"四位一体"管理模式的运用及发展,山东省立第三医院糖尿病诊疗中心充分利用信息化手段,建立远程血糖管理系统,使血糖的管理更加灵活、便捷。具体包括院内血糖管理系统、院外家庭血糖管理系统、社区血糖管理系统、医生App、患者App。山东省立第三医院在院内血糖管理系统的基础上进行了优化,实现了院内外血糖管理系统的互通,对患者血糖进行远程管理,为患者提供个性化的用药及健康指导,提升了辖区内糖尿病患者的血糖达标率。

"四位一体"的血糖管理模式尚处于探索阶段,随着互联网技术的发展,各级医护人员对糖尿病相关知识的掌握和能力逐步提升,不久的将来会达到全生命周期的糖尿病患者血糖管理。

(黄新梅)

▶ **参考文献** ◀

[1] NCD Risk Factor Collaboration（NCD-RisC）.Worldwide trends in diabetes since 1980：a pooled analysis of 751 population-based studies with 4.4 million participants[J].Lancet, 2016, 387（10027）：1513-1530.

[2] 黄新梅, 刘军, 吕飞舟, 等 . "医院信息化血糖管理" 对围手术期糖尿病患者的影响 [J]. 中华内分泌代谢杂志 , 2018, 34（9）：768-772.

[3] 中华人民共和国国务院 . 国务院办公厅印发《关于推进分级诊疗制度建设的指导意见》[EB/OL]. （2015-09-08）[2018-09-01].http://www.gov.cn/xinwen/2015-09/11/content_2929789.htm.

第二节　区域性信息化居家患者血糖管理方案

一、区域性信息化管理糖尿病居家患者的重要性与意义

（一）糖尿病居家患者管理现状

一方面，血糖监测手段落后。目前常用的血糖监测手段主要有 HbA_{1c}、SMBG 和 CGM 等。医院的血糖管理大多仍采用单一模式，医务人员采用血糖仪与血糖试纸对患者进行血糖检测，然后将结果誊抄或手动录入电脑内，这一过程既耗时又费力，步骤烦琐且易出错；同时这种传统的记录方法很难让内分泌科医生及时获得翔实的数据支持以对患者进行精确诊疗，总之，检测技术的落后，既消耗时间，又浪费资源。

另一方面，居家血糖监控不足。调查发现只有约 1/6 的糖尿病患者在内分泌科就诊，由于医院非内分泌科室的血糖异常患者比例增多，而很多非内分泌科医护人员缺乏足够的专业糖尿病知识，使得这部分住院患者血糖管理最突出的特点是以内分泌科室被动会诊的模式为主，造成血糖难以得到及时调整，患者血糖达标率较低。

更加重要的是，糖尿病的治疗不能仅靠住院治疗，患者更多时间是在院外，然而，由于各种因素，如部分患者出院后的自我管理水平较低，不能做好血糖检测、饮食运动管理、药物管理等，部分患者还是会因为严重血糖异常再次入院。

（二）糖尿病居家患者区域性信息化管理的重要性

糖尿病作为终身难以治愈的慢性病，其治疗原则包括 "五驾马车"，即饮食控制、运动治疗、糖尿病知识健康教育、血糖监测和药物治疗。长期的血糖监测、血糖变化情况是糖尿病治疗方案的制订依据和治疗效果的直观体现。糖尿病居家患者可以根据血糖值的高低来反馈干预措施的效果，及时调整饮食、运动，也为临床医生制订糖尿病的药物治疗方

法提供了参考。与此同时，2 型糖尿病与心血管疾病的高发病率和死亡率有关，且有研究发现农村和城郊患者中可通过控制危险因素（如血糖、高血压、血脂异常、肥胖和蛋白尿等）来适当控制 2 型糖尿病发展进程。

区域性信息化糖尿病居家患者管理模式可改善院外患者监管不力或无人监管的现状，实现糖尿病患者在院内、院外的全病程跟踪管理，同时保证了血糖数据的连续性和完整性。实时互动将有助于医生及时调整治疗方案，避免及降低院外糖尿病患者不良事件的发生率，从而实现远程医疗服务，节省人力资源。由于糖尿病的治疗巩固加强期主要是在患者居家期间，因此糖尿病居家患者的区域性信息化管理显得尤为重要。

二、传统的糖尿病居家患者血糖监测存在缺陷

糖尿病患者的血糖管理一直是临床关注的话题，然而在糖尿病居家患者血糖管理实施后仍有多方面问题有待解决。

1. 管理方面　传统的糖尿病居家患者血糖管理主要通过电话随访、上门随访等给予患者指导，周期性长且不可预知情况多。

2. 血糖监测方法方面　传统监测方法包括 SMBG、HbA$_{1c}$ 等，但前者反映的是瞬间血糖变化，存在监测"盲区"；后者反映的是中长期（2~3 个月）血糖控制情况，对于调整治疗方案后的评估存在"延迟效应"，且不能反映低血糖的风险和血糖波动的特征，同时还可能受到贫血等疾病的影响。

三、基于不同信息化管理系统下的区域性糖尿病居家患者管理方案

目前，国内外常见的区域性信息化糖尿病居家患者管理模式主要包括扫描式葡萄糖监测（FGM）系统、基于云平台的信息化管理系统以及 i-GMS 系统。

（一）基于 FGM 系统下的区域性糖尿病居家患者管理方案

近年来持续葡萄糖监测（CGM）广受关注，其能帮助了解人体血糖谱的变化规律及饮食、运动、药物等因素对血糖变化的影响，了解血糖波动的规律和趋势，发现不易被传统监测方法探测的高血糖。CGM 多采用电化学反应原理，通过将固定在传感器上的生物酶植入皮下组织中，持续测量组织间液中的葡萄糖浓度来间接反映血糖水平的变化。传感器上的生物酶与组织间液中的葡萄糖反应产生的电信号经过算法处理，将电信号转化为葡萄糖浓度，并最终形成 CGM 监测数据和图谱。随着科技的飞速发展，CGM 技术将更加精准、更加便捷、更加人性化。

新近发展的 FGM 实现了血糖监测技术人性化的迭代。其传感器具有信号稳定、低电位启动、抗干扰能力强、葡萄糖反应不依赖于氧气等特点；同时传感器使用的限制性外膜能改善传感器 - 组织界面的生物相容性、增强传感器的生物 - 力学特性，因此传感器探针不易引发机体的炎症反应，确保传感器长时间稳定工作。这两大核心技术使得 FGM 可实现传感器工厂校准这一升级校准方式，维持 FGM 产品在整个佩戴期间以及保质期内的准确性，避免了传统 CGM 需要患者频繁采集指尖血校准带来的痛苦和偏差。

1. FGM 的核心技术及优势

（1）传感器外膜技术：FGM 传感器最外层有一层限制性外膜，外膜包裹着连线酶，防止潜在的干扰物与酶接触和反应。

（2）连线酶技术：连线酶被固定在电极表面，避免在长时间使用过程中发生连线酶的流失。

（3）工厂校准技术：不需要指血校准的工厂校准技术保证了监测的准确性。

2. FGM 的核心技术原理

（1）传感器外膜技术：传感器的限制性外膜技术是指在传感器表面依次涂覆多层不同功能的膜，包括限制膜、亲水膜、绝缘膜等，这些功能膜是以生物相容性较高的聚合物或有机物为主体，CGM 传感器能否投入使用，膜技术至关重要。

主要功能有：①限制葡萄糖通过速度；②加速氧的传递；③改善传感器 - 组织界面的生物相容性；④保护传感器，增强传感器的生物力学特性。

组织间液中的溶解氧与葡萄糖通过外膜进入酶层，葡萄糖分子与酶反应，产生电活性的反应产物，向内扩散到达电极表面，形成电极电流；若溶液中存在电化学干扰物质（或对酶有反应的干扰物），也能扩散进入电极表面产生干扰信号。

（2）连线酶技术：酶技术的运用是精准检测葡萄糖的重要前提，所谓"连线酶"，其实就是将一系列参与葡萄糖反应的酶、辅酶、介质连接在一起的特殊的酶复合物。

FGM 的连线酶是由葡萄糖氧化酶、黄素腺嘌呤核苷酸（flavin adenine dinucleotide，FAD）、锇介质、过氧化物酶等组成的酶复合物。FGM 传感器监测的是机体皮下组织间液的葡萄糖水平，每分钟检测 1 次，每 15min 记录 1 次葡萄糖检测结果，并给予当下血糖变化趋势的提示。FGM 采用的连线酶技术主要有三大特征，即信号稳定、不依赖于氧气和电位低。

（3）工厂校准：目前 CGM 大多仍需要每天进行 1 ~ 4 次指尖毛细血管血糖值的校准，以确保传感器葡萄糖读数的准确性。这种用户校准方式有时会存在一定局限性：①采用指血校准的方式会给测试者带来不便和痛苦；②校准时操作不当（如未及时输入校准的血糖值或输入错误）会影响传感器系统的精准性；③如果在校准时血糖正处于快速变化时段或传感器信号暂时出现错误（如接触干扰物质），经校准后的传感器电信号传输也会出现问题，进而影响葡萄糖监测的数值。

FGM 采用的是工厂校准传感器，无须测试者参与校准，而是将这一过程交于传感器制造商，制造商在校准过程中将传感器相关信号及信息以传感器代码的形式预编程到传感器设备中，不再需要用户参与校准，避免操作错误等人为风险的存在。

其包括以下五个步骤：①控制批次一致性，即同一个批次不同传感器之间的差异小，这样可以保证每个批次中经过测试的传感器可以代表其余的传感器准确度；②从一个批次中取多个传感器，在体外环境中测试它们对葡萄糖的反应并确定它们的准确度；③将测试得到的准确度经算法转换为代码，代码信息为同一批次中每个传感器提供必要的校准因子；④将该代码编程到传感器电子存储器中；⑤证实最初确定的准确度在传感器保质期内不会发生变化。

2.0 FGM 系统是在儿童和成人人群中管理 1 型糖尿病的有效工具，可帮助患者改善代谢控制和生活质量。在 2 型糖尿病患者中不改变降糖药、仅应用 14d 的 FGM 即能有效降低预估 HbA_{1c} 水平，改善血糖波动，减少低血糖的发生。FGM 可通过足够的扫描次数，发现更多的血糖异常，继而促使患者改变行为习惯，最终改善血糖。

3. 管理方案

（1）选择人群：1 型糖尿病、2 型糖尿病以及妊娠期糖尿病患者。

（2）采取方案：①门诊护士帮助患者佩戴，告知注意事项（如不能沾水）；②患者记录，蓝牙上传数据；③医生进行数据分析，告知血糖调整方案。

（3）优点：允许患者直接观察血糖波动和每日概况，提供评估葡萄糖变异性和识别低血糖与高血糖模式的能力，告知血糖方案的调整计划和 / 或生活方式改变。

（4）缺点：不能及时直接对患者血糖情况进行处理；可能有准确性的限制，特别是在动态情况下记录血糖变化会有延迟；可能引起过敏；重症患者的血糖数值准确性下降。

（二）基于云平台的信息化管理系统

近年来，随着数字化医学的不断发展，基于云平台的信息化管理系统在糖尿病居家患者血糖管理中日益受到人们的关注。研究表明，将血糖信息化管理系统应用于糖尿病居家患者血糖管理，可有效降低患者的低血糖发生率，同时有效提高糖尿病居家患者的血糖控制效果。

血糖信息化管理系统由血糖仪和网络终端组成，将患者血糖监测值实时同步至电脑终端，医护人员通过传输数据即可掌握患者的血糖变化情况，必要时主动进行随访，进而实现全病程的跟踪管理。

1. 分类 居家系统一般分为居家个人智能血糖仪、血糖管理 App（医生端）、个性化糖尿病管理 App（患者端）与云端服务器等。

（1）患者：通过个人智能血糖仪可实现血糖等指标的自我检测，相关检测结果可以经互联网自动上传至云端。

（2）医护人员：可以在血糖管理 App（医生端）观察到居家患者的血糖检测与波动情况，并与患者进行实时远程互动，居家个人智能血糖仪由血糖仪厂家工程师在血糖管理 App（医生端）、个性化糖尿病管理 App（患者端）进行绑定。对糖尿病患者实施基于云平台的信息化管理系统的延续护理，可以提升患者治疗依从性，有益于居家血糖的控制，减少并发症的发生率，提高患者对居家血糖监测管理的满意度。

（3）个性化糖尿病管理 App：包括用户注册、信息采集（如血糖、饮食、运动、用药等）、朋友圈、问卷调查等功能模块。患者可以及时收到医护人员根据患者血糖波动情况推送的个性化生活方式指导、用药指导、血糖监测提醒服务、并发症控制措施等信息，更好地帮助患者控制自身病情。

2. 实施步骤

（1）出院前：患者出院前护理人员给予用药指导、常规知识教育、相关注意事项，以及帮助患者下载个性化糖尿病管理 App，指导并教会患者智能血糖仪操作步骤等。

（2）出院后：①患者根据 App 中饮食推荐和运动管理进行合理饮食和适当运动锻炼；记录用药情况；检测及上传血糖情况；按时填写日志、在线咨询医生。②糖尿病专科护士通过电话或微信监督其血糖监测、数据上传的落实情况。③医生每日查看并及时指出问题，指导治疗方案的调整、优化。

（三）i-GMS 系统

i-GMS 系统是国内企业开发的血糖信息化管理系统，能使患者在住院、居家的血糖数据得以整合，实现了患者病情发展的全病程跟踪管理（图 5-2-1）。

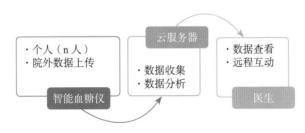

图 5-2-1 全病程跟踪管理模式图

1. i-GMS 系统结构 住院、居家是两套独立的系统，居家系统由智能血糖仪（个人版）（以下简称"个人智能血糖仪"）、血糖管理 App（医生端）、云端服务器三部分组成。

（1）个人智能血糖仪：采用安卓操作系统，可实现患者血糖检测、数据查看、数据统计、数据上传、远程互动及患者教育网站访问等功能。检测结果通过 WiFi 上传至云端，医生可在血糖管理 App 中登录自己账号查看所管理的居家患者的血糖情况。

（2）血糖管理 App：支持 iOS 和安卓系统的智能手机及硬件下载安装、自动升级。医生账号及其名下对应患者使用的个人智能血糖仪由厂家 IT 工程师绑定。除此之外，患者亲属也可以通过关注该系统的企业微信公众号登录患者账号，查看其 1d、7d 和 14d 的血糖监测情况。

血糖管理 App 可实现居家患者的批量管理，自动统计、分析居家患者大样本的性别、年龄、血糖高低频率分布等，支持单个患者血糖数据、血糖报告、血糖曲线及图表的查看，支持患者备注饮食、运动及用药等情况，有助于血糖异常时的综合分析。居家血糖管理便于患者再次入院时形成居家血糖数据整合的闭环管理，减少病程回顾时间，避免由于患者对自身血糖控制情况描述不清导致的治疗方案不精准。

注：具体操作同上文基于云平台的信息化管理系统实施步骤。

（3）云端服务器：负责数据的存储及服务的搭建，采用分步式架构，即血糖数据库和终端应用服务器分开设计，所有的应用终端都是通过应用服务器最终访问到数据服务器，网站架设在应用服务器之上，而其他安卓、微信等的客户端都是基于应用服务器后台的 Web Service 服务进行访问及数据交互。

2. i-GMS 系统特点

（1）患者出院后使用个人智能血糖仪进行自我血糖监测，其检测数据自动上传至云端。个人智能血糖仪具有数据管理和远程咨询功能，可实现患者与医生的实时互动沟通。

（2）医生可在血糖管理 App 上随时随地查看居家患者的血糖监测及波动情况，及时调整治疗方案并进行血糖监测方案提醒，与患者进行实时远程互动，有效提高患者的依从性及血糖达标率。研究表明，应用居家血糖信息化管理系统在患者血糖控制方面无论短期还是长期均优于传统的自我血糖监测管理方式。

3. 管理方案

（1）选择人群：1 型糖尿病、2 型糖尿病以及妊娠糖尿病患者。

（2）采取方案：①门诊护士告知检测血糖的注意事项、上传方式；②患者记录内容；③医生进行数据分析，告知血糖调整方案。

（3）优点：医生可以根据实时数据在线给予患者生活方式指导，调整药物治疗方案。

（4）缺点：缺少临床数据、检查报告、就诊经历、治疗方案、主观临床表现等翔实信息；可能引起过敏；重症患者的血糖数值准确性下降。

（四）基于物联网的糖尿病居家患者监护系统

物联网（internet of things，IoT）区别于互联网，其通过二维码识读设备、射频识别装置、红外感应器等传感装置，通过相同的协议连接各种物体和互联网，达到信息交流的目的，实现智能化识别、定位、跟踪、监控和管理。

基于物联网的远程糖尿病监护系统结合了患者自我管理和医护人员的远程监控，对象不局限于已经患病的人（也可以是正常的老人、儿童、青年等），起到防患于未然的作用。

1. 作用特点

（1）在感知层实现生理信息的采集，主要监测指标是血糖水平、温度参数，通过网络层传输数据。

（2）在应用层为决策者提供支持服务，实现了有效、及时的医患沟通，控制了患病率的增长趋势，防范了潜在的健康威胁。

（3）该系统不仅能解决实时监测问题，还给医疗研究提供了充足、可靠的基础数据，便于构建完整的居民健康档案，健全现有的社会保健系统，有利于糖尿病教育管理机制的优化。

2. 远程健康监护平台 由数据采集装置、无线医生终端、医生工作站及计算机控制中心组成。

（1）数据采集装置：包括心电监护设备、动态血压计、无线血糖仪、血氧仪和尿动力检测设备等。

（2）计算机控制中心：包括数据管理平台、存储中心、数据智能分析系统以及网络通信系统等。

随着远程健康监护平台的建立，未来可建立区域群体健康大数据信息中心，并可建立动态健康信息化个人档案，为疾病治疗提供更多的数据。健康监护平台能够实现将患者监护从医院病区内延伸到居家，体现医院"以患者为中心"的服务理念，同时可为患者提供个性化的健康咨询和指导等。

3. 管理方案

（1）签订协议书。

（2）糖尿病居家患者健康监测：整合数据，包括医疗数据、诊疗消费数据、医疗物品使用情况数据。

（3）实施健康评估。

（4）开展健康干预、实施健康教育、开展健康跟踪及随访：①医疗机构主管部门可调控医疗消费标准和医生收入；②医生可根据患者临床数据调整临床治疗方案。

（5）优点：医疗机构主管部门可根据区域居民整体疾病状况调配医疗资金投入；系统可以准确反映患者的翔实信息及临床表现。

（五）家庭 - 社区 - 医院三位一体信息化管理模式

1. 家庭 - 社区 - 医院三位一体信息化管理模式组成

（1）医疗团队：负责解决糖尿病相关问题及制订指导方案。

（2）社区护理人员：负责健康宣教、出院后访视及转诊等相关工作。

（3）家庭成员：负责监视及记录患者的健康状况，及时和医疗团队成员及社区护理人员沟通。

所谓"区域性信息化管理糖尿病居家患者"，即以社区医疗卫生服务中心所管辖地为区域，以家庭为单位，通过契约模式，组建家庭医生团队，提供医疗卫生服务，目的是进行全面的健康管理。

2. 建立互联网平台 利用互联网技术建立家庭成员、社区护理人员、医疗团队信息平台，主要由医疗信息模板、患者信息模板、健康管理模板组成，可共享每位患者的健康信息及档案，提示护理人员及时对患者健康情况进行监测与干预，根据患者具体情况制订针对性治疗计划，并可通过平台监督患者实施计划的情况。

"三位一体"的管理模式利用三级医院医疗技术优势，发挥社区医疗卫生服务中心的人群资源优势，充分利用和整合资源，提升糖尿病预防、诊疗及管理水平，构建包含信息共享、培训、转诊及健康管理在内的家庭联络员健康管理模式。研究表明，以信息化为基础的家庭 - 社区 - 医院三位一体糖尿病管理模式实现了对糖尿病患者的全程、动态管理，各级糖尿病管理团队可随时掌握患者的病情变化，根据个体情况相应地给予健康教育，进行个性化管理，并通过家庭联络员的督促及帮助促使其采取健康的生活方式，从而使病情得到控制，减缓疾病发展，提高患者的生存质量。

国内外多项研究均证明，通过对生活方式的干预，如坚持合理饮食和长期规律性运动锻炼，能够有效控制糖尿病患者的血糖和 HbA_{1c}，减缓糖尿病及并发症的发生和发展。

四、区域性一体化糖尿病患者血糖管理展望

糖尿病是一种可防可治的慢性病，早期良好的血糖控制对降低慢性并发症风险的益处持续存在。随着现代医学理念的转变，人们已经意识到，传统的糖尿病防治模式难以达到理想的效果。因此，加强糖尿病的社区综合防治和管理势在必行。探索适合我国国情的糖尿病规范化管理模式，是当前糖尿病防治领域关注的热点话题。区域性一体化糖尿病管理则是适应糖尿病患者对医疗卫生服务的需要而产生的，体现了现代医疗改革的内涵，是符合人口老龄化、卫生资源合理利用客观要求的一种管理模式。随着患者需求的增加，区域性一体化管理模式作为一种新兴的工作方式，在实践中将得到不断完善。

区域性一体化血糖管理是符合国家政策和人民需求的理想模式，但其在实施中仍存在一定障碍，主要体现在以下两个方面。一方面，三级综合医院医务人员的工作量大，与患者沟通的时间有限；另一方面，糖尿病发病呈现低龄化趋势，快节奏的工作和生活方式使得年轻人无法定期就诊，部分糖尿病患者经常变更就诊医院和医生，治疗缺乏连贯性。此外，

我国社区糖尿病防治的效果不太理想，主要表现为：①血糖控制达标率低；②社区居民糖尿病知晓率低；③慢性并发症筛查率极低；④基层医疗单位缺乏糖尿病综合管理人才。

1. 建立和完善实施团队 区域性一体化糖尿病管理的团队应该由医生、护士、管理者和社会工作者共同组成。政府及其基层组织的工作人员在团队中起到监管作用。近年来，随着管理模式的改变，且因为饮食治疗是糖尿病防治的"五架马车"之一，故营养师、健康教育师也加入到团队中。糖尿病健康管理的一级管理团队，由社区医生、护士组成，负责为患者进行健康评估、制订及实施健康管理计划，每月对患者进行随访，了解患者生活方式改变情况及血糖管理情况，督促患者及时浏览网络管理平台，检查患者糖尿病知识掌握情况，与医院、糖尿病患者保持密切联系，在线回答患者的问题，实现上下联动，对患者健康管理效果进行追踪及评价。二级管理团队则作为糖尿病健康管理的拓展团队，由内分泌科专科医生及专科护士、心内科医生、神经内科医生、眼科医生、临床药师、营养师、康复医生、心理咨询师组成，对糖尿病一级管理团队提供指导及技术支持。近年来，逐渐重视动员患者及家属的力量，家庭健康联络员由患者选择一位具有一定文化程度、能熟练应用网络、愿意参与患者健康管理的家属担任。家庭健康联络员通过网络管理平台及一级管理团队的培训，学习糖尿病预防的基本知识、自我管理对糖尿病控制的意义、糖尿病相关知识、饮食疗法对糖尿病患者的意义、行为疗法、糖尿病患者自我管理方法、家属干预技巧、自我管理的困境与对策、社会支持原理、针对患者的情绪疏导方法等知识，对患者进行指导、监督，督促患者改变不良生活方式，及时记录并反馈患者的健康状况。家庭健康联络员的有效参与有利于糖尿病管理的组织、联系和信息反馈。

2. 建立和完善糖尿病管理网络平台 构建糖尿病管理网络平台，包括综合医院、社区医疗卫生服务中心、患者及患者家属 4 个端口，患者的个人诊疗记录可以在不同的端口查询；通过在线平台对社区医护人员进行培训，对患者进行健康教育；动态分析患者的健康数据，为患者推送有针对性的指导、建议和注意事项等。随着科技的发展，新的监测技术、互联网及物联网技术越来越多地进入医院管理领域，为基于信息化的新时代血糖管理模式提供了更多可能，院内联网系统是最近几年在医院开展较多的项目。改进后的手持式设备对传统的毛细血管血糖检测数据进行上传和记录，将科室或者全院的血糖记录进行统一管理。FGM 系统作为近年来新型血糖监测手段，可提供连续长达 14d 的葡萄糖监测，既能提供患者即时的血糖水平，也能更全面地反映一段时间的血糖水平，弥补了当前其他血糖监测方式的不足。血糖管理网络平台借助了云平台、手机终端、i-GMS 系统以及嵌入式运动传感器和其他传感器的商用智能家居可穿戴仪器，使居家血糖监测变得更加方便。

3. 探索一体化管理绩效评价指标的进展 卫生绩效评价是指运用一定的评价指标和量化标准，对各级卫生机构实现既定目标的程度及结果进行综合性评价。区域性一体化管理模式是一种适应医疗卫生需要的管理模式，在应用于医疗实践的过程中，应对其实施效果进行评价，及时发现问题，予以调整。目前国内多采用主观和客观评价指标对区域性一体化管理模式进行评价。

（查兵兵）

▶ 参考文献 ◀

[1] 中华医学会糖尿病学分会糖尿病教育与管理学组.中国2型糖尿病自我管理处方专家共识（2017年版）[J].中华糖尿病杂志,2017,9（12）：740-750.

[2] BATTELINO T, DANNE T, BERGENSTAL R M, et al.Clinical targets for continuous glucose monitoring data interpretation： recommendations from the international consensus on time in range[J].Diabetes Care,2019，42（8）：1593-1603.

[3] MCCOY R G, LIPSKA K J, HERRIN J, et al.Hospital readmissions among commercially insured and medicare advantage beneficiaries with diabetes and the impact of severe hypoglycemic and hyperglycemic events[J].J Gen Intern Med, 2017，32（10）：1097-1105.

[4] SIM I.Mobile devices and health[J].N Engl J Med, 2019,381（10）：956-968.

第六章

血糖管理未来
发展方向

目前我国院内血糖监测管理现状不尽如人意，很多医院或科室停留在纸质记录和纸质申请会诊阶段，还不能做到信息化管理。现有血糖管理过程中还存在一些制约条件，如在部分地区智能手机没有普及、缺乏移动互联网络覆盖、不具备使用移动医疗设备的条件；部分患者由于年龄、文化程度等各方面的限制，无法操作智能手机程序；移动医疗的建立、运行及人员培训需要大量资金，部分地区不具备条件。对伴有各种并发症的糖尿病患者，除了血糖控制，能否对各种心血管危险因素和各种并发症进行全面有效的管理，是未来将要面对的一个重要问题。但是血糖管理走向信息化是必然的趋势。对于不同患者，应该采用不同的信息化血糖管理方法。在人工智能和信息技术的支撑下，越来越多的智能化设备，如智能血糖检测仪器、血压监测仪、智能秤、智能可穿戴设备等进入我们的日常生活，糖尿病逐渐进入自我管理时代（图 6-0-1），甚至未来可能出现一些智能药物，如智能胰岛素，将根据血糖监测结果和人体生理指标自动给予患者相应的胰岛素剂量，稳定血糖水平。

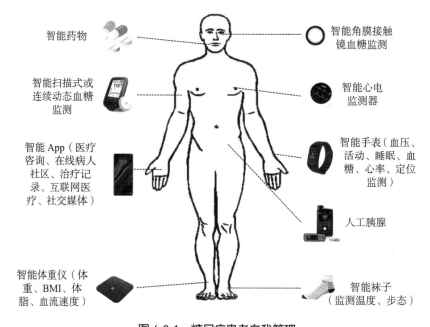

图 6-0-1　糖尿病患者自我管理

一、不同人群的血糖管理方法

1. 妊娠糖尿病患者　妊娠糖尿病患者更适合居家血糖管理，下载 App 软件，通过家中 WiFi 将数据实时无线传输，交互式管理模式提醒患者每天按时测量血糖，及时调整药物治疗方案，减少了孕妇来回就诊带来的不便。

2. 青少年 1 型或 2 型糖尿病患者　青少年 1 型或 2 型糖尿病患者佩戴血糖自动监测系统，将血糖信息实时上传手机，父母及专科医生能够实时接收患者的血糖信息，并予以准确干预。

3. 成人糖尿病患者　对于成人糖尿病患者，建立慢性病管理大数据平台，结合人工智能及大数据分析处理技术，根据糖尿病患者就诊记录、生理及血糖监测数据，给予用药方案调整，并预测心血管事件发生的风险，对心血管危险因素进行综合管理，进行长期的用药监测和各种并发症筛查提醒。偏远山区缺少医疗资源和条件，可以通过远程人工智能筛查糖尿病的各种并发症，目前很多医院已经开始应用糖尿病眼底并发症筛查技术。

二、血糖检测仪器未来发展趋势

1941 年，有创血糖仪开始出现，尤其便携式血糖仪的发明对糖尿病的治疗控制起了根本性改变，未来 30 年血糖检测在糖尿病管理过程中还是非常重要的。为减少糖尿病患者低血糖风险，智能设备可能给出准确的血糖范围及血糖趋势，而不是测量某个点的血糖，当血浆葡萄糖水平超过预计的范围，设备会给出警戒或警示信号，这些警示信号会通过手机自动提醒糖尿病患者及时采取积极的治疗行为以扭转低血糖趋势。无生活自理能力的糖尿病患者，最终由机器人完成治疗。目前有两种便携式血糖仪，一种是有创便携式血糖仪，测量指尖毛细血管中的血糖。另外一种是无创血糖，无法通过与血液直接产生化学反应来测量血糖，而是通过间接的方式计算出血糖数据。1982 年，首个手腕式无创血糖仪出现，截至目前，只有一款无创血糖仪通过了美国食品药品管理局的认证，这是由于保证无创血糖仪的准确性非常困难，血糖在可见光波段是没有颜色的，不容易分辨；糖在体内的分布并不集中于血管中，其分布在细胞内外、血管内，并且不同组织中葡萄糖含量都不同。血糖和体内的许多其他化合物的化学结构类似，某些化合物在血液中还会与血糖结合，如白蛋白，这将会干扰血糖检测结果。CGM 和 FGM 已经广泛应用于临床，近年的研究技术主要如下。

（一）近红外、中红外光谱技术

葡萄糖在近红外（600～2 500nm）和中红外（2 500～16 000nm）照射下的光谱特征最为明显，而这两个波段下的光波是无法穿透人体大部分组织的，因此，我们通常通过测量组织反射回来的光波光谱，而不是穿透组织的光波光谱来测量人体内的血糖。缺点是葡萄糖对近红外光谱的特异性没有中红外好，中红外被誉为光谱中的"指纹"，特异性强，但由于中红外对发射装置要求高，而且基本不能穿透人体组织，所以中红外技术目前在无创血糖监测领域没有过多进展。近红外的血糖测量结果很难与现有标准进行比较，人体中毛细血管、组织间隙、静脉中的葡萄糖都会对近红外产生特异性吸收光谱，由于组织间隙中的葡萄糖浓度更高，其近红外光谱的信号最强，所以目前用近红外技术测量出的血糖浓度大部分是组织间隙中的血糖贡献的。目前已经有产品获得了欧洲统一认证（CE 认证），某产品在2008—2012 年间进行了临床试验，设备通过 4 个 LED 光源发送波长 600～1 150nm 的光谱。

（二）拉曼光谱技术

通过可见光及近红外光照射组织，获取与入射光频率不同的散射光谱，从而进行分析以得到分子振动、转动方面的信息。一款 C8 血糖仪采用拉曼光谱法连续测量血糖，于2012 年成功获得 CE 认证，该设备用一根腰带紧贴皮肤束在腰间，工作时仪器将一束单色光照射在皮肤上，检测返回的频谱。

（三）经皮透析技术

截至目前，仅有一款采用经皮透析技术的无创血糖检测仪通过美国食品药品管理局认证。该产品是一款手表式检测设备，通过给皮肤施加微弱的电流，将葡萄糖从皮下提取出来进行检测。血糖仪的背面通过一层凝胶垫与人体皮肤接触，凝胶中有两个电极，使用时电路接通，产生一股微电流通过人体的皮肤。皮肤中的带电离子在电流作用下分别向正负两个电极运动，而组织液中的葡萄糖分子会被带电离子"裹挟"着一起运动，进入凝胶。手表式血糖仪通过测量葡萄糖分子与凝胶中一种酶（葡萄糖氧化酶）的反应程度，就可以计算出当前的血糖水平，测量结果在手表屏幕上显示出来。经皮透析技术存在以下问题：①电流强度足以对皮肤造成损伤；②设备检测准确度并不高，美国食品药品管理局仅批准其为血糖监测的辅助设备，建议和其他主流血糖仪一起使用，该设备对低血糖患者并不能起到实质性的预警作用。

（四）通过眼部测量技术

1. 偏振光光谱　偏振光光谱是利用葡萄糖对偏振光的旋转效应，测量葡萄糖的浓度，通过测量人眼中角膜与虹膜之间房水葡萄糖浓度来测量血糖。这种技术的缺点是房水中的葡萄糖含量对偏振光的旋转角度是非常微弱的；房水中的血糖浓度相比血液中的血糖浓度变化要延迟 45min，这对于低血糖发生的检测是很难适用的。

2. 测量视网膜血管的葡萄糖含量　这种技术的缺点是为了保护眼睛，只有非常有限的光能被射入眼睛；为了测量视网膜血管的葡萄糖含量，光必须穿过房水和其他眼部结构，房水中的葡萄糖含量将影响最终的测量结果，而其他眼部结构将形成对光的散射作用，影响测量结果。

3. 通过角膜接触镜测量眼泪中葡萄糖含量　研究显示，眼泪生成、蒸发的不稳定性都会影响测量的准确度，这种技术还会受到眨眼的干扰。

（五）小型可穿戴无创血糖监测系统或长期安全植入连续葡萄糖传感器

检测的血糖数据可自动上传至移动设备或者计算机云端，在嵌入式芯片上储存、分析数据。最终数据分类如下。

1. 特定的标签数据 协助可以自我管理的糖尿病人群，并作出治疗决断。

2. 数据可以被应用程序吸收 基于各种治疗指南和治疗逻辑计算方法，设备自动给出治疗建议。

3. 血糖检测数据自动链接到另外一个效应器 根据预先编程的处理计算办法，使得效应器自动产生功能而发挥作用。

（六）人工智能、机器学习和虚拟现实

机器学习是人工智能的一个子集，是基于过去的数据或现在的大数据，识别新模式，以及在没有明确编程的情况下预测未来事件。可以通过同样的办法，对糖尿病，尤其是对低血糖事件进行预测，计算机可以基于已建立的低血糖危险因素提早预测和干预低血糖的发生。人工智能的核心就是自然语言处理，基于计算机的智能语言分析（通常是书面语言）包括意义、语境和情感。在不久的将来，机器人将成为糖尿病护理的重要组成部分。聊天机器人已经进入我们的日常生活，利用文本通信收集糖尿病相关知识，糖尿病患者可以在任何时间向以人工智能驱动的机器人询问相关问题。另外，机器人通过自我学习，能够前瞻性地提出问题、分析数据并给出糖尿病护理建议。

虚拟现实是一种快速发展的技术，它让糖尿病患者在模拟的、多传感器的、真实的环境中，使用交互式三维方法，实现疾病评估和 / 或治疗。对于所有类型的糖尿病自我管理和治疗方式，虚拟现实都将产生很大的影响。未来虚拟现实技术将可能广泛应用于糖尿病教育领域，从而改善糖尿病患者的饮食习惯，帮助减重，督促患者进行体育锻炼和改变其他生活方式，也可用于胰岛素或胰岛素泵治疗以及血糖监测设备的使用培训。

三、未来的治疗发展方向

（一）"人工胰腺"是未来最可能普遍性实现的目标

"人工胰腺"即通过 CGM 系统与持续胰岛素输注系统的结合，借助精密算法控制系统，达到血糖的智能调控，模仿人类胰岛细胞感知血糖水平，自动调节各种激素的分泌而将血糖维持在一个适当的范围。其控制中心就像大脑一样，接收 CGM 系统的信息，经过演算，将处理方式反馈给胰岛素持续输注系统，从而控制血糖。理想的控制中心应该是全自动的、灵活的、灵敏的，具有根据具体情况及时制订个体化胰岛素输注方案的能力。胰岛素的输注剂量与个体的胰岛功能、胰岛素敏感性、摄入食物的成分组成、食物吸收消化及运动量都有关，为此，控制中心需要具备处理复杂数据并且能精确演算的能力。2016年 9 月获批上市的半闭环系统目前适用人群为 14 岁及以上的 1 型糖尿病患者，实现了在非进食状态下根据实时 CGM 数值进行胰岛素注射量的自动调节；但在进食前使用者仍需

手动输入大剂量胰岛素，且每12h需要校正一次装置，每周需要调整一次葡萄糖传感器，每3d需要向胰岛素储药器中加一次药。

（二）基因或干细胞治疗1型糖尿病

基因治疗1型糖尿病是通过恢复被免疫系统破坏的胰腺β细胞的功能来实现的。研究显示，注入了携带伴随 *Pdx1* 和 *MafA* 表达的腺病毒，通过胰管将α细胞重编程为功能性β细胞，并在β细胞-毒素诱导的糖尿病小鼠和自身免疫性非肥胖糖尿病（nonobese diabetic，NOD）小鼠中恢复它们的血糖调节能力。该基因治疗策略还诱导毒素处理的人类胰岛中的α细胞向β细胞转化，其在移植后恢复了NOD/SCID（severe combined immunodeficiency，重症联合免疫缺陷）小鼠的血糖调节能力。这些研究结果可能代表了未来新的治疗方向，可用于补充免疫抑制，以增强内源性胰岛素的产生。另外，诱导多能干细胞在器官再生、修复和疾病治疗方面具有巨大的潜在应用价值，但是将干细胞真正用于糖尿病的临床治疗还有很长的路要走，因为存在潜在的安全性问题，如小鼠体内移植了人胚胎干细胞来源的胰腺细胞后生成畸胎瘤或其他组织成分的概率超过15%。另有研究表明，体外扩增的骨髓间充质干细胞会增加肿瘤形成或转移的风险。

（刘　军）

▶ 参考文献 ◀

[1]　HEINEMANN L.Future of diabetes technology[J].J Diabetes Sci Technol, 2017,11（5）：863-869.

[2]　KERR D, AXELROD C, HOPPE C, et al.Diabetes and technology in 2030： a utopian or dystopian future?[J]. Diabet Med, 2018,35（4）：498-503.

[3]　FAGHERAZZI G, RAVAUD P.Digital diabetes：perspectives for diabetes prevention, management and research[J].Diabetes Metab, 2019, 45（4）：322-329.

[4]　PFUTZNER A.Diabetes technology[J].Endocr Dev, 2016, 31：57-83.

[5]　MURPHY H R.21st Century diabetes care： a marriage between humans and technology[J].Trends Endocrinol Metab, 2013, 24（5）：219-221.

[6]　KROPFF J, DEVRIES J H.Continuous glucose monitoring, future products, and update on worldwide artificial pancreas projects[J].Diabetes Technol Ther, 2016,18（Suppl 2）：S253-S263.

[7]　DANKWA-MULLAN I, RIVO M, SEPULVEDA M, et al.Transforming diabetes care through artificial intelligence：the future is here[J].Popul Health Manag, 2019, 22（3）：229-242.